"博学而笃志，切问而近思。"

《论语》

博晓古今，可立一家之说；
学贯中西，或成经国之才。

复旦博学·复旦博学·复旦博学·复旦博学·复旦博学·复旦博学

基础医学本科核心课程系列教材

总主编：汤其群

系统解剖学

Systematic Anatomy

主　编　张红旗

副主编　马丽香　李文生

编　者（按姓氏笔画排序）

马丽香　马晓萍　王　劼　孙　燕

余沪荣　吴彩琴　张红旗　李文生

秦　杰　高静琰　高　璐

复旦大学出版社

基础医学本科核心课程系列教材
编写委员会名单

总主编　汤其群

顾　问　郭慕依　查锡良　鲁映青　左　伋　钱睿哲

编　委（按姓氏笔画排序）

　　　　王　锦　左　伋　孙凤艳　朱虹光　汤其群　张红旗

　　　　张志刚　李文生　沈忆文　陆利民　陈　红　陈思锋

　　　　周国民　袁正宏　钱睿哲　黄志力　储以微　程训佳

秘　书　曾文姣

序 言

　　医学是人类繁衍与社会发展的曙光，在社会发展的各个阶段具有重要的意义，尤其是在科学鼎新、重视公民生活质量和生存价值的今天，更能体现她的尊严与崇高。

　　医学的世界博大而精深，学科广泛，学理严谨；技术精致，关系密切。　大凡医学院校必有基础医学的传承而显现特色。　复旦大学基础医学院的前身分别为上海第一医学院基础医学部和上海医科大学基础医学院，诞生至今已整60年。　沐浴历史沧桑，无论校名更迭，复旦大学基础医学素以"师资雄厚，基础扎实"的风范在国内外医学界树有声望，尤其是基础医学各二级学科自编重视基础理论和实验操作、密切联系临床医学的本科生教材，一直是基础医学院的特色传统。　每当校友返校或相聚之时，回忆起在基础医学院所使用的教材及教师严谨、认真授课的情景，都印象深刻。　这一传统为培养一批又一批视野开阔、基础理论扎实和实验技能过硬的医学本科生起到关键作用。

　　21世纪是一个知识爆炸、高度信息化的时代，互联网技术日益丰富，如何改革和精简课程，以适应新时代知识传授的特点和当代大学生学习模式的转变，日益成为当代医学教育关注的核心问题之一。　复旦大学基础医学院自2014年起在全院范围内，通过聘请具有丰富教学经验和教材编写经验的全国知名教授为顾问、以各学科带头人和骨干教师为主编和编写人员，在全面审视和分析当代医学本科学生基础阶段必备的知识点、知识面的基础上，实施基础医学"主干课程建设"项目，其目的是传承和发扬基础医学院的特色传统，进一步提高基础医学教学的质量。

　　在保持传统特色、协调好基础医学各二级学科和部分临床学科的基础上，在全院范围内组织编写涵盖临床医学、基础医学、公共卫生、药学、护理学等专业学习的医学基础知识的教材，这在基础医学院历史上还是首次。　我们对教材编写提出统一要求，即做到内容新颖、语言简练、结合临床；编写格式规范化，图表力求创新；去除陈旧的知识和概念，凡涉及临床学科的教材，如《系统解剖学》《病理学》《生理学》《病理生理学》《药理学》《法医学》等，须聘请相关临床专家进行审阅等。

　　由于编写时间匆促，这套系列教材一定会存在一些不足和遗憾，希望同道们不吝指教和批评，在使用过程中多提宝贵意见，以便再版时完善提高。

2015 年 8 月

前　言

人体解剖学是医学生最重要的基础课之一。它主要包括系统解剖学与局部解剖学两门课程。系统解剖学是按人体的器官功能系统阐述正常人体器官的形态、结构、生理功能及其生长发育规律的科学。局部解剖学是按照人体的局部分区来研究器官和结构的位置、形态、体表标志与投影、层次和毗邻关系等的科学。由于涉及人体复杂的形态和结构，解剖学的内容杂、名词多、难学难记，学生常常是花了大量的精力，但事倍功半。拥有一本好教好学的解剖学教材是每一位师生的共同心愿。上海医科大学是国内一流的医科大学，其2001年与原复旦大学合并而成新的复旦大学。本书是复旦大学基础医学院组织编写的基础本科核心课程系列教材之一，具有以下特色。

1. **简明扼要**：在全面系统的前提下，本书精简篇幅，大大减轻了学生的负担，版面视觉效果好。

2. **编排合理**：打破常规，在绪论中除常规的学习方法、解剖学术语等，还增加了标本的固定、处理、保存及标本的种类。章节的顺序尽可能与教学安排相一致，如在运动系统中，通常是按骨、骨连结和骨骼肌顺序编排，而在平时教学中一般是骨和骨连结一同讲授，鉴于此，本书将骨与骨连结放在同一章内介绍；在神经系统中，将周围神经放在中枢神经之前；附录中还附有复旦大学基础医学院解剖学与组织胚胎学系简介、人体博物馆介绍、国内外著名的解剖学书籍及解剖学相关杂志、国内外较好的解剖学网站及精品课程等介绍。

3. **内容新颖**：编者查阅了大量文献，把与解剖学理论和临床相关的新知识、新理论收入本教材，如2015年7月刚刚公布的人体解剖学的重大发现——脑内发现淋巴系统的内容也及时写进了教材。

4. **联系临床**：本书由长期从事解剖学教学的教师与不同专业的临床专家共同编著，每一章节均由临床相关专家审阅和修订。以心血管系统为例，哪些血管可以用于冠状动脉搭桥，但静脉用于搭桥时需要注意瓣膜开口的方向；对与冠脉支架植入、心内注射、瓣膜置换、球囊扩张、射频消融、血管造影、起搏器应用、心脏移植、先天性心脏病、心肌桥相关的概念，以及孕妇为什么右下肢易发生水肿、大隐静脉剥脱术的注意事项、面部的疖肿为什么不能触压、肿瘤的淋巴结转移等与解剖学相关的问题均做了介绍，为学习临床课程奠定了基础。

5. **全彩插图**：本书共 400 多幅全新彩图，图片清晰、形象逼真、立体感强、图文并茂，增加了直观性，有助于学生的理解，达到事半功倍的效果。

6. **全新的记忆方法**：全书贯穿了顺口溜、联想记忆法、形象记忆法等多种有趣的记忆方法。 例如，顺口溜中既有大家耳熟能详的，如脑神经名称"一嗅二视三动眼，四滑五叉六外展，七面八听九舌咽，十迷一副舌下全"，又有许多新编的，如脑神经连脑的部位"一端二间三四中，五桥八沟后四延"、大腿肌肉名称"大腿三群缺乏外，股内外直中缝挨，内耻长短薄大收，后半腱膜股二头"。 联想记忆法：食管 3 个狭窄距门齿距离分别是 15 cm、25 cm 和 40 cm，可以通过"15＋25＝40"的方法进行记忆；食管 3 个狭窄的位置分别平第 6、第 4 和第 10 胸椎水平，可以通过"$C_6＋T_4＝T_{10}$"来记忆；子宫的功能可以通过"胎儿的宫殿，月经的故乡，生命的摇篮"加以记忆。 又如，把双侧的颏舌肌的功能比喻成"小轿车的两个前轮"，当一侧舌下神经损伤所导致的同侧舌肌瘫痪后，舌尖偏向瘫痪侧，可以比喻为一侧的汽车前轮爆胎所导致的方向偏斜。 颈动脉窦是压力感受器，颈动脉体是化学感受器，学生很容易混淆，可以通过"喜欢吃豆（窦）芽（压）菜"联想记忆，把窦和压力联系起来。 再如，下丘脑的视上核主要分泌加压素，室旁核主要分泌催产素，也容易混淆，可以把室旁核中的"室"字联想成"产房"，产房是需要催产素的地方；膈有腔静脉孔、食管裂孔和主动脉 3 个裂孔，它们分别平第 8、第 10 和第 12 胸椎水平，记忆时可以提示学生食管裂孔的"食"与第 10 胸椎的"十"，两字发音相同，而最高水平的腔静脉裂孔，可以通过"高处比较安静"联想记忆；眼的英文"eye"是典型的象形文字，其中两个"e"即两只眼，"y"为鼻子，使同学终生难忘。

7. **描述准确**：传统教材中许多描述不够准确，给学生的学习带来困难，如对上消化道的描述多是指从口腔到十二指肠。 大家知道，十二指肠长约 25 cm，有 4 个部，是到十二指肠的上端、中部还是下端，描述不够不确切，本教材把对上消化道的描述改为"上消化道是指从口腔到十二指肠末端的部分"。 传统教材中把鼻、咽、喉称上呼吸道，本教材改为"从鼻至环状软骨下缘之间的部分"。 这些准确的描述，减少了学习中的歧义。

8. **英语词汇**：书末附有索引，列出了需要重点掌握的英文单词，方便同学们学习和记忆。

此外，非常感谢复旦大学附属中山医院的王国民教授、王克强教授、姚康博士、杨兆华博士、邵长周博士、涂传涛博士；妇产科医院的尧良清博士；眼耳鼻喉科医院的戴培东研究员及徐汇区中心医院席刚明教授对本教材临床相关内容进行了审阅。

张红旗

2015 年 8 月

目　录

◆ 第四篇　感　觉　器 ◆

◆ 第五篇　神　经　系　统 ◆

绪　　论

一、 解剖学的任务及其在医学中的地位

（一） 概述

人体解剖学（human anatomy）是研究正常人体形态和结构的科学，是生物科学中形态学的一个分科。 医学生学习这门课程的目的是理解和掌握人体各器官的正常形态、结构、位置及其相互关系等，为学习其他基础医学、预防医学和临床医学等课程奠定基础。 所以，在医学教育中，人体解剖学是最重要的医学基础课程之一，它与生理学、病理学和药理学一起被称为"三理一剖"。 人体解剖学与生理学、病理学关系非常密切，只有了解正常人体的形态和结构，才能充分理解人的生理过程和病理现象。 临床上，对疾病的诊断、处理、手术、护理和康复医疗等都需医务工作者熟悉人体解剖学知识；普通大众学习解剖学知识，对预防疾病、促进身心健康、提高劳动能力和延年益寿等也同样有所裨益。

人体解剖学是人类在与疾病长期斗争中发展起来的。 最初人们对人体的形态、结构只有粗浅的了解，有的是根据动物解剖的知识推测的，有的是在战争伤亡时发现的。 后来克服了种种阻碍，在人死亡后进行了解剖观察，人们对人体的构造才有了正确的认识。 显微镜的发明和切片技术的应用推动了形态学研究的微观化，从而使组织学和胚胎学从解剖学中独立出来，形成微观的显微解剖学。 近数十年来，电子显微镜、荧光技术、放射性核素示踪及酶化学等技术的发展和应用使形态学的研究进入了超微结构和分子生物学水平。 所以，解剖学虽是一门较古老的科学，但随着科学技术的发展，尤其是随着医学的发展而在不断地发展着。 如应用 X 线观察、研究人体的形态及结构而建立的 X 线解剖学就是配合临床 X 线诊断疾病的需要。 计算机断层摄影（CT）、超声和磁共振成像（MRI）等在临床上的应用又促使以研究各局部或器官的断面形态向断面解剖学的发展。 又如显微外科的发展，有力地推动了显微外科解剖学的发展。

（二） 解剖学分科

由于研究对象和研究方法的不同，人体解剖学逐渐形成了一些分科。 例如，按功能系统阐述人体各器官的形态、结构和各器官系统之间的联系，称为**系统解剖学**（systematic anatomy）；研究人体各局部的层次结构，以及各器官在该局部的位置、毗邻和联属等关系，称为**局部解剖学**（regional anatomy）。 这两门课主要是通过肉眼观察来描述人体的形态、结构，是临床医学专业的必修课。 此外，密切联系外科手术的解剖学称为**外科解剖**

学（surgical anatomy）；联系临床应用，研究人体表面形态特征的解剖学称为**表面解剖学**（surface anatomy）；应用 X 线摄影技术研究人体形态、结构的解剖学称为 **X 线解剖学**（X-ray anatomy）；研究人体各局部或器官的断面形态、结构的解剖学称为**断层解剖学**（sectional anatomy）；研究人体器官的形态、结构及其与运动的关系，以提高体能和竞技水平的解剖学称为**运动解剖学**（locomotive anatomy）。 随着人体奥秘不断被揭示，将来还会有一些新的分支不断从解剖学中脱颖而出，形成新型的边缘学科，如**数字解剖学**（digital anatomy），但在广义上它们仍然属于解剖学范畴。

二、 学习人体解剖学的基本观点和方法

由于人体解剖学是一门形态科学，人体的构造又很复杂，涉及众多的器官结构，虽然教材在文字叙述上力求简明易懂，并配以大量插图，但仍易使初学者感到枯燥无味、难懂难记。 这里有个方法学的问题，必须先加以解决。 人体解剖学的教学注重讲授与标本、模型、挂图、板图的观察和活体触摸相结合，并配以多媒体手段，帮助学生对有关的形态、结构建立初步印象。 被用于医学生解剖和观察的尸体也是我们的"大体老师"或无语良师（silent mentor），他们/她们也是医学生的第 1 个患者。 我们对他们/她们的奉献应怀有感恩之心。 在复习时，还要再看实物，画一些简图，才能抓住各器官结构的特征，建立起较深的印象。 学生自己也是一个活的标本，如观察瞳孔的大小、虹膜的颜色、舌的形态、牙齿的排列，触摸动脉的搏动、骨性标志和肌性标志等。 识别各器官的形态、结构后，还要运用辩证唯物主义的观点和方法去理解人体形态、结构，弄懂其所以然，掌握其变化规律，把形态学活。 学生在学习的过程中必须付出辛勤的努力，才能牢固掌握解剖学的相关知识，即只有现在多流汗，将来患者才能少流血。

辩证唯物主义的观点在人体解剖学的学习中体现为用进化发展的观点、形态与功能相适应的观点、局部与整体统一的观点和理论联系实际的观点来观察与研究人体的形态构造。

（一）发展进化的观点

人类是由低等动物发展而来的，是亿万年来种系发生的结果，而人体个体发生的过程也反映了种系发生过程。 在人体形态上有时出现一些变异或畸形，如从种系发生或个体发生的过程来探讨，常可发现其为返祖现象或胚胎发育异常。 人出生以后也是在不断发展与变化着的，不同年龄、不同社会生活、劳动条件，均可影响人体形态的发展。 不同性别、不同地区、不同种族的人，以至于每一个体均可有差异，这是生物界的普遍现象。 了解了这些发展和变化的道理，就能更好地认识人体。 在研究分析个体差异和种族差异时，要分清自然因素的影响和社会因素的影响。

（二）形态与功能相适应的观点

形态与功能是相互影响、相互依存的，形态、结构是功能的物质基础；反之，功能的变化可逐渐引起形态、结构的改变。 例如，四足动物的前、后肢功能和结构相似。 但是

经过古猿到人的长期进化过程中，随着前、后肢功能的分化，它们的结构也发生了变化。从幼年到老年，人体的形态、结构随着功能兴衰变化而变化。 重视体育锻炼者，其骨骼和肌就发达，而长期患病卧床者，则可导致骨质疏松和肌萎缩。 学龄儿童的不正确的坐立姿势或负重劳动，可引起脊柱畸形。 理解这些相互影响，人们可以在生理范围内增强或改变功能活动方式，使器官结构发生有益于身心健康的变化。 联系功能学习形态就能更好地掌握和记忆形态。

（三） 局部与整体统一的观点

人体是一个统一的有机整体，在学习人体解剖学时，应循序渐进，常分别按系统学习各个器官的形态、结构，或按局部逐一学习。 这就要正确处理好局部与整体的关系，即在学习个别器官、系统或局部时，应该注意运用归纳、综合的方法，从整体角度去认识它们。

（四） 理论联系实际的观点

理论联系实际是进行科学实验的一项重要原则。 人体解剖学的发展与医学实践密切相关，所以在医学院校，解剖学的学习与研究应以医学实践及医学发展作为依据。 学习时，要把课堂讲授及书本知识同标本、模型观察、活体触摸结合起来，并联系生理功能和临床保健应用。 解剖学的内容很丰富，其中有些是基本的，要努力学到手，如人体的基本形态特征，与生命活动密切相关的器官的形态、结构，还有对疾病诊断、防治比较重要的形态知识。 这些基本要求都明确列入教学大纲，学生要按教学大纲规定，分清主次，把主要的内容熟练掌握，而对次要的知识有所了解，待需用时能找得到、看得懂就行了。

此外，网络的普及也为解剖学的学习带来方便。 在课外时间，同学们也可以通过浏览相关网站进行学习，巩固所学的知识。

三、 人体的组成和分部

细胞（cell）是人体和一切生物体的基本结构和功能单位。 由于所在的位置和功能的不同，细胞的形态和大小可有很大的差别。 细胞与细胞之间存在一些细胞的产物称**细胞间质**。 形态、结构和功能类同的细胞结合起来，形成**组织**（tissue）。 人体的组织可分为上皮组织、结缔组织、肌组织和神经组织。 由几种组织构成的具有一定形态和功能的结构称**器官**（organ），如心、胃、肝等。

功能相关的器官联合起来构成**系统**（system），如消化系统、呼吸系统、神经系统等。人体各系统有其特定的功能，但它们都是在神经系统的调节下，相互联系，共同合作。

人体可按外表形态分成**头**（head）、**颈**（neck）、**胸**（thorax）、**腹**（abdomen）、**盆部**（pelvis）、**会阴**（perineum）、**上肢**（upper limb）和**下肢**（lower limb）。 上肢可分为**肩**（shoulder）、**臂**（arm）、**前臂**（forearm）和**手**（hand），下肢则分为**髋**（hip）、**股**（thigh）、**小腿**（leg）和**足**（foot）。

四、常用的解剖学术语

（一）解剖学姿势

为了说明人体各部结构的位置关系，需特别规定人体的一个标准姿势，即**解剖学姿势**（anatomical position）。不论被描述的是活体或尸体，是站立、卧位或坐位，均应以标准姿势来描述。人体的**标准姿势**是：身体直立，两眼向正前方平视，上肢下垂于躯干两侧，下肢并拢，手掌和足尖向前。

（二）方位术语

按照上述解剖学姿势，又规定了一些相对的方位名词，用以描述各结构的相互位置关系如：①**上**（superior）和**下**（inferior），是表示部位高低的名词，头在上而足在下。也可用颅侧和尾侧，其意义与上和下相同。②**前**（anterior）和**后**（posterior），距身体腹面近者为前（又称腹侧），距背面近者为后（或称背侧）。③**内侧**（medial）和**外侧**（lateral），是指各部或器官结构与正中面的关系，内侧近于正中面，外侧远于正中面，如眼位于鼻的外侧，而在耳的内侧。④**内**（internal）和**外**（external），是表示与空腔的彼此位置关系，距腔面近者为内，远者为外。⑤**浅**（superficial）和**深**（deep or profundal），是指与体表的相对距离关系，近体表者为浅，远者为深。⑥**近侧**（proximal）和**远侧**（distal），用于四肢，表示空间关系，距离肢体根部近者称近侧，远者称远侧。⑦**尺侧**（ulnar）和**桡侧**（radial），用于上肢，相当于内侧和外侧，在下肢则用**胫侧**（tibial）和**腓侧**（fibular）来表示。左和右、中央与边缘等则与一般概念相同。

（三）人体的轴和面

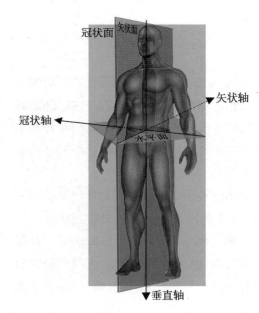

图绪-1　人体的轴和面

轴和面是描述人体器官形态，尤其是在叙述关节运动时常用的术语。人体可设计相互垂直的 3 条轴，即垂直轴、矢状轴和冠状轴。人体还可设计相互垂直的 3 种面，即矢状面、冠状面和水平面（图绪-1）。

1. 轴（axis）　根据标准姿势，人体可有互相垂直的 3 种轴：①**垂直轴**（vertical axis），为上自头侧，下至尾侧并与地面相互垂直的轴。②**矢状轴**（sagittal axis），是指从腹侧面至背侧面，同时与垂直轴呈直角交叉的轴。③**冠状轴**（coronal axis），又称额状轴，即为左右方向与水平面平行，与前两个轴相垂直的轴。

2. 面（plane）　按上述 3 条轴，人体可有互相垂直的 3 个面：①**矢状面**（sagittal plane），是指前、后方向，将人体分成左、右两部分的纵切面，该切面与地平面垂直。　经过人体正中的矢状面称**正中矢状面**，它将人体分成左、右相等的两半。　②**冠状面**（coronal plane），又称额状面，是指左、右方向，将人体分为前、后两部的纵切面，该切面与水平面及矢状面相互垂直。　③**水平面**（horizental plane），又称横断面，即与水平面平行，与矢状面和冠状面相互垂直，将人体分为上、下两部的平面。

器官的断面也可不以身体长轴为标准，一般以其自身的长轴为标准。　如肠管的横断面并不是水平面，其纵切面也不分矢状面和冠状面。

五、 人体的体型、器官的变异与畸形

人体的结构基本相同，但可以受遗传、环境、社会、营养、职业和体育锻炼等因素的影响，所以每个人的身体大小、高矮及内部脏器的形态就有差别，这些差别在人体上的综合表现称**体型**。　人体的体型大致可分为 3 类：①矮胖型。　身体粗短，头大，四肢相对短小，腹围大于胸围。　②瘦长型。　身体细长瘦弱，四肢较长，胸围大于腹围。　③适中型。介于矮胖型与瘦长型之间。　体型不同的人，脏器的形状、大小也有所不同，如矮胖的人一般心呈横位，肺短，胃宽、短，位置较高；瘦长的人则相反，心呈垂直位，肺长，腹部脏器相对细长、位置较低。　了解人体的体型对临床诊断有意义。　这些体型的差异一般都属于正常情况而不属于病态。

此外，在解剖时，常可见到器官的形态、血管和神经的分支、行径等有差别，书本中的描述常为其主要的形式（即多数的表现形式），其他的形式称为**变异**（variation），均可认为是正常的形态。　如果超出一定的变异范围，甚至影响功能，则称为异常，有的则称为**畸形**（deformity or abnormal）。　异常或畸形一般是指由遗传或环境因素造成的、在胚胎发生时形成的器质性改变。

六、 尸体的防腐、固定及保存与标本的类型

（一）尸体的防腐、固定及保存

整具新鲜尸体（cadaver）标本经过清洗和消毒，一般从动脉（股动脉或颈总动脉）灌注一定量的防腐固定液［成人约 10 000 ml，常用的配方是：固定液中分别含 10％甲醛（福尔马林）、5％苯酚（石炭酸）、30％乙醇（酒精）、10％甘油和 45％的水］，灌注后在将尸体浸入液体保存液内进行湿保存备用。　局部的标本可以先通过多点注射，然后再浸入保存液内进行保存。　此外，还有油保存、干保存和冷藏保存等方法。

（二）常见标本的类型

标本的类型很多，主要有以下几种：①**瓶装标本**，是指将制作好的标本浸泡在装有甲醛（福尔马林）固定液的透明玻璃或有机玻璃容器内长期保存。　②**管道铸型标本**，是指将填充剂注射到人体管道内，待管道内的填充剂硬化后，再用酸或碱将其他组织腐蚀掉，留下的就是管道的铸型。　该技术主要是显示人体内的管道系统（血管、胆道、呼吸道等）复

杂的立体构筑。 ③**塑化标本**，是指通过一种真空过程，使硅胶、橡胶等活性高分子多聚物渗透进入标本。 该技术可以使标本的表面保持其原有的状态。 塑化标本干燥、无味、耐用，可以长久保存，且方便学习。 ④**透明标本**，是指利用药品或物理的方法将组织或器官处理后，使其折光指数与透明剂的遮光指数相接近。 该方法可以在保持器官外形完整的情况下，显示其内部的某些结构。 ⑤**断层标本**，是指将完整人体按照不同的切面，如矢状面、冠状面、水平面等进行切割，可以在原位准确地展示诸结构的断面形态、位置及其毗邻关系。

（张红旗）

第一篇 || 运动系统

运动系统（locomotor system）由骨、骨连结和骨骼肌组成，占成人体重的 60%～70%。骨借骨连结构成骨骼（skeleton），形成坚硬的骨支架，对人体具有支持、保护和运动的功能，是人类从事生产劳动和其他活动的重要器官。骨骼肌附着于骨，在神经系统的调节下产生收缩或舒张，从而牵引骨骼，产生各种运动。因此，对产生运动来说，骨骼肌是运动的主动部分，而骨和骨连结则是运动的被动部分。

骨或骨骼肌的某些部分在体表形成明显的隆起或凹陷，形成骨性标志和肌性标志，易被触摸。在临床实践中，它们可作为内脏位置、血管和神经的走行及针灸取穴等定位标志。所以，对这些标志应结合活体进行仔细地观察和触摸。骨折、关节脱位或肌肉病变均会造成运动障碍。因此，学习运动系统也可为防治这些疾病奠定基础。此外，运动系统的活动对消化、呼吸、心血管、神经等系统的活动均有促进作用，因此，经常参加生产劳动和体育锻炼可以增强体质，有益健康。

第一章　骨与骨连结

第一节　概　述

一、骨

骨（bone）是一个器官，主要由骨组织（细胞和骨基质）构成，具有一定的形态和功能，坚硬而有弹性，有血管、淋巴管和神经分布，能进行新陈代谢，并有修复、改造和再生能力。此外，骨也是体内造血和储存钙、磷的器官。成人全身有 206 块骨，按其部位可分成颅骨、躯干骨和四肢骨 3 部分，前两者统称为**中轴骨**（图 1-1）。

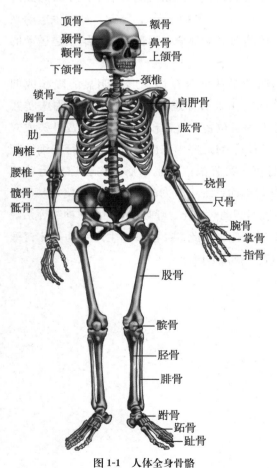

顶骨
颞骨
颧骨
下颌骨
锁骨
胸骨
肋
胸椎
腰椎
髋骨
骶骨
额骨
鼻骨
上颌骨
颈椎
肩胛骨
肱骨
桡骨
尺骨
腕骨
掌骨
指骨
股骨
髌骨
胫骨
腓骨
跗骨
跖骨
趾骨

图 1-1　人体全身骨骼

（一）骨的分类

按形态，骨可分为 4 类：长骨、短骨、扁骨和不规则骨（图 1-2）。

1. 长骨（long bone）　呈长管状，分布于四肢，分一体两端，如肱骨和股骨。体又称**骨干**（diaphysis），是中间较细的部分，内部有空腔，称**髓腔**（medullary cavity），容纳骨髓。在骨干表面有数个血管出入的孔，称**滋养孔**（nutrient foramen）。两端膨大称**骺**（epiphysis），骺表面有光滑的关节面，与相邻关节面构成关节。骨干与骺相邻的部分称**干骺端**（metaphysis），幼年时保留一片软骨，称**骺软骨**（epiphysial cartilage）。骺软骨细胞不断分裂、增殖和骨化，使骨不断加长，成年后，骺软骨骨化，骨干和骺融为一体，其间形成一条**骺线**（epiphysial line），骨的增长停止。在 X 线片上，骺软骨不显影。因此，在临床上应注意不要把骺软骨误认为骨折线。

2. 短骨（short bone）　呈立方形，多成

群位于连接牢固且较灵活的部位，如腕骨和跗骨等，它们一般承受压缩力。

3. 扁骨（flat bone）　呈板状，主要构成颅腔、胸腔和盆腔的壁，具有保护作用，如颅盖诸骨和肋骨。

4. 不规则骨（irregular bone）　形状不规则，如椎骨。有些不规则骨内有含气的空腔称**含气骨**（pneumatic bone），如上颌骨。

根据发生方式不同，骨可分为膜化骨和软骨化骨。有的骨由膜化骨和软骨化骨组成，则称复合骨，如枕骨。发生在某些肌腱内的扁圆形小骨称**籽骨**（sesamoid bone），如髌骨。

在观察骨的外形时，应注意其表面的特点，骨的表面可以平滑、凹陷或突起。平滑的骨面称**面**（surface），骨的边缘称**缘**（border），边缘的缺口称**切迹**（notch）；长形的凹陷称**沟**（sulcus），浅的凹陷称**压迹**（impression），较

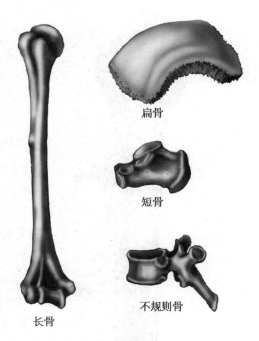

图 1-2　骨的形态

大的凹陷称**窝**（fossa），骨面上较尖锐的小突起称**棘**（spine）；基底较广的突起称**隆起**（eminence），粗糙的隆起称**粗隆**（tuberosity），圆形的隆起称**结节**（tuber）和**小结节**（tubercle），细长的锐缘称**嵴**（crest），低而粗涩的嵴称**线**（line）；凹陷的形成常由于邻近器官或神经的挤压，如肱骨桡神经沟的形成与桡神经紧贴该处骨面有关，而突起的形成则是由于肌腱或韧带的附着，骨面上还可见到孔或管以供血管、神经等通过。

（二）骨的构造

骨由骨质、骨膜和骨髓组成，并有血管和神经分布（图 1-3）。

1. 骨质（bone substance）　是骨的主要成分，分**骨密质**（compact bone）和**骨松质**（spongy bone）。骨密质分布于骨的表面，由紧密排列成层的骨板构成，如长骨骨干处致密结实，能耐受较大的压力。骨松质位于骨的内部，如长骨的骺部结构疏松，呈海绵状。由大量针状或片状的**骨小梁**（trabeculae）相互连接而成的多孔隙网架结构的网眼中充满红骨髓。骨小梁的排列方向是根据力的传递方向组合而成的，故骨质虽疏松，但能承受较大的压力和张力。

不同种类的骨，其骨密质和骨松质的配布有所不同。长骨在骨干处骨密质最厚，向两端逐渐变薄，骨干内部的管状空隙称**髓腔**；骨松质的配布正好相反，两端骨骺处很发达，向骨干处延伸逐渐变薄，附着于骨密质的内面。短骨与长骨的两端相似，表面为薄层的骨密质，而内部全为骨松质。扁骨如颅盖骨，表层为密质，分别称外板和内板，外板厚而坚韧，富有弹性，内板薄而松脆，故颅骨骨折多见于内板。两板之间夹有薄层骨松质即**板障**

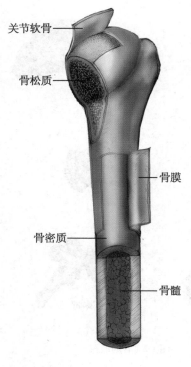

关节软骨——

骨松质——

骨膜——

骨密质——

骨髓——

图1-3 长骨的形态和构造

（diaploë），有板障静脉通过，为颅内、外静脉通道之一。

2. 骨膜（periosteum） 是一层致密的纤维结缔组织膜，紧贴在骨的外表面和内表面（关节面除外），富有神经和血管，骨膜的血管通过骨的滋养孔穿入骨质，起营养骨的作用。 覆盖在骨的外表面的称**骨外膜**（periostium），分为内、外层。 外层致密，有许多粗大胶原纤维束穿入骨质，使之固着于骨面。 内层疏松，含有成骨细胞和破骨细胞，分别具有产生新骨质和破坏旧骨质的功能，在生长发育期间，它可以造骨，使骨逐渐增粗，在骨折时能促使骨折愈合。 在骨髓腔内面和松质间隙内的骨膜称**骨内膜**（endosteum），是一层菲薄的结缔组织，也含有成骨细胞和破骨细胞，所以骨膜对骨具有营养、生长和修复作用。 因此，在骨科手术时，要注意保留骨膜，如果骨膜剥离太多或损伤面积过大，则骨折愈合困难。

3. 骨髓（bone marrow） 充填于髓腔和骨松质网眼内，由多种类型的细胞和网状结缔组织构成，并有丰富的血管分布。 在胎儿和幼儿时期，全部髓腔和骨松质内均是**红骨髓**（red bone marrow），含大量不同发育阶段的红细胞及其他幼稚型的血细胞，呈红色，具有造血功能。 随着年龄的增长（5～7岁），长骨骨干髓腔内的红骨髓逐渐被脂肪组织代替，呈乳黄色，称**黄骨髓**（yellow bone marrow），无造血功能。 但当大量失血或贫血时，黄骨髓因尚保留少量的幼稚血细胞，能转化为红骨髓而恢复造血功能。 长骨两端、短骨、扁骨和不规则骨的骨松质内终身存在红骨髓，因此临床上常选择胸骨、髂结节和髂后上棘等处进行骨髓穿刺，检查骨髓象，协助诊断疾病。

4. 骨的血管、淋巴管和神经

（1）血管：长骨的动脉包括滋养动脉、干骺端动脉、骺动脉及骨膜动脉。 滋养动脉是长骨的主要动脉，一般有1～2支，经骨干的滋养孔进入骨髓腔，分升支和降支达骨端，分支分布到骨干密质的内层、骨髓和干骺端，在成年人可与干骺端动脉及骺动脉的分支吻合。 干骺端动脉和骺动脉均发自邻近动脉，从骺软骨附近穿入骨质。 上述各动脉均有静脉伴行。 不规则骨、扁骨和短骨的动脉来自骨膜动脉或滋养动脉。

（2）淋巴管：骨膜的淋巴管很丰富，但骨的淋巴管是否存在，尚有争论。

（3）神经：伴滋养血管进入骨内，分布到哈弗斯管的血管周围间隙中，以内脏传出纤维较多，分布到血管壁；躯体传入纤维则多分布于骨膜，骨膜对张力或撕扯的刺激较为敏感，故骨脓肿和骨折时常引起剧痛。

（三）骨的理化特性和可塑性

1. 骨质的化学成分和物理性质 骨的物理性质主要表现为硬度及弹性两个方面，是由骨的化学成分所决定。 骨质由有机质和无机盐组成。 在成人的新鲜骨，有机质（主要是骨胶原纤维束和黏多糖蛋白等）约占1/3，无机盐（主要是磷酸钙）约占2/3。 有机质使骨富有弹性和韧性，无机盐使骨具有很大的硬度。 因此，骨能承受较大的压力。 脱钙骨（用酸去掉无机质）仍具原骨形状，但柔软有弹性；煅烧骨（通过燃烧去掉有机质）虽形状不变，但脆而易碎。 两种成分的比例，随年龄的增长而发生变化。 幼儿骨有机质和无机盐各占一半，故弹性较大而硬度小，易被压缩而变形，在外力作用下不易骨折或折而不断，称青枝状骨折。 故青少年要保持良好的姿势，以防骨骼变形。 成年人骨有机质和无机盐的比例约为3：7，最为合适，因而骨具有很大硬度和一定的弹性，较坚韧。 老年人骨无机质所占比例更大，但因激素水平下降，影响钙、磷的吸收和沉积，骨质出现多孔性，骨组织的总量减少，所以骨较脆弱。 另外，因骨质的吸收率大于建造率，骨质变得疏松，故易发生骨折。 老年人要防止跌倒损伤，补钙可减缓骨质疏松的发生。 各种病理因素也可改变骨有机质和无机盐的比例而造成骨的软化或变脆，如佝偻病可使骨软化，前列腺转移癌可使骨变脆等。

2. 骨的可塑性 骨形态的形成控制因素还不太清楚，然而其微细的形态构造则在整个生长发育过程中受内、外环境的影响，不断发生变化。 影响骨生长发育的因素有神经、内分泌、营养、疾病及其他物理、化学因素等。 神经系统调节骨的营养过程：功能加强时，可促使骨质增生，骨坚韧粗壮；反之，骨质变得疏松，神经损伤后的瘫痪患者骨出现脱钙、疏松和骨质吸收，甚至出现自发性骨折。 内分泌对骨的发育有很大作用，成年以前，若垂体生长激素分泌亢进，可促使骨过快过度生长可形成巨人症（gigantism）；若分泌不足，则发育停滞，成为侏儒（dwarf）。 成年人垂体生长激素分泌亢进，出现肢端肥大症（acromegaly）。 维生素A对成骨细胞和破骨细胞的作用进行调节、平衡，保持骨的正常生长。 维生素D促进肠道对钙、磷的吸收，缺乏时体内钙、磷减少，影响骨的钙化，在儿童期可造成佝偻病（rickets），在成年人可导致骨质软化。 此外，机械因素的作用也不容忽视，稳定的张力会促进骨的生成。 例如，网球运动员握球拍的手臂骨组织较对侧粗壮。而持续性的压力会导致骨吸收，这一原理成为牙矫正术治疗的基础。 在牙的内侧或外侧施以稳定的压力，受压的牙槽骨在破骨细胞的作用下骨质吸收，而受牵拉侧的牙槽骨则骨质生成，可以使牙在牙槽骨内缓慢移动，矫正到正常位置。 肿瘤的压迫也可以引起骨的变形。

据统计，成年人骨骼中每年大约有10%的骨组织通过骨的重建进行更新。 骨的重建取决于骨的消除和沉积的平衡，即依赖于破骨细胞和成骨细胞的功能平衡。 骨重建的类型和范围则取决于骨的力学负荷。 例如，在骨折愈合初期，骨痂颇不规则，经过一定时间的吸收和改建，可基本恢复原有的形态、结构。

人体由于疾病、外伤或肿瘤切除等原因所造成的骨组织缺损可以通过移植各种替代物加以修复，以往采用的替代物包括自体的骨组织、同种异体骨组织、异种组织和人工合成物质等。 虽然这些替代物已经应用于临床，但仍存在不少问题。 为了解决这些问题，19

世纪末兴起了一门新的学科，即**组织工程学**（tissue engineering）。 其研究目的主要集中在 3 个方面；①种子细胞的研究；②生物组织支架的研究；③与骨生长有关的细胞因子的研究。

二、关节学

全身的骨均借结缔组织、软骨或骨相连，形成**骨连结**（articulation）。 骨连结按不同方式可分为**直接连结**和**间接连结**。 从发生上来看，骨连结的出现最初是以适应保护与支持功能为主，因而其形态结构着重向牢固、坚韧方面分化，相对骨面之间有纤维或软骨直接相连，其间并无腔隙，骨与骨之间最多只有微量活动。 随着进化过程中运动功能的复杂、多样化，在骨骼肌活动的影响下，骨与骨之间的结缔组织内逐渐出现腔隙，成为间接连结（或关节）；其功能在保护、支持的基础上，向运动发展。 由此可见，骨连结的发展过程是：功能上从保护、支持到运动，从微动到灵活运动；结构上从无腔隙到有腔隙，从直接连结到间接连结。 人体直接连结多位于颅骨、椎骨之间以保护脑和脊髓与支持体重；间接连结则主要见于四肢骨间，以适应机体的多种活动，其中上肢的骨连结，尤以手部者，更达到了高度分化的程度。

（一）直接连结

直接连结是指骨与骨之间借纤维结缔组织、软骨或骨直接相连，中间无空隙，较牢固，不活动或少许活动。 直接连结可分为**纤维连结**、**软骨连结**和**骨性结合** 3 种形式。

1. 纤维连结（**fibrous joint**） 两骨之间以纤维结缔组织相连结，可分为两类。

（1）韧带连结（syndesmosis）:是指连结两骨的纤维结缔组织呈条索状或膜板状，如椎骨棘突间的棘间韧带、前臂骨之间的骨间膜等。

（2）缝（suture）：是指两骨间借薄层的纤维结缔组织相连，如颅骨间的矢状缝和冠状缝等。 缝仅局限在颅骨。 当颅骨停止生长时，某些缝的缝隙内结缔组织完全骨化，使骨与骨之间连结坚固。

2. 软骨连结（**cartilaginous joint**） 两骨之间借软骨相连结，可分为两类。

（1）**透明软骨结合**（synchondrosis）:如长骨骨干与骺之间的骺软骨、蝶骨与枕骨的结合等，多见于幼年发育时期，随着年龄增长而骨化，形成骨性结合。

（2）**纤维软骨结合**（symphysis）： 如椎骨的椎体间的椎间盘及耻骨联合等。

3. 骨性结合（**synostosis**） 是指两骨间以骨组织连结，常由纤维连结或透明软骨骨化而成，如骶椎骨之间的骨性结合及髂、耻、坐骨之间在髋臼处的骨性结合等。

（二）间接连结

间接连结又称**关节**（articulation）或**滑膜关节**（synovial joint），是骨连结的最高分化形式。 骨与骨之间由膜性的结缔组织囊互相连结，中间具有充以滑液的腔隙，因而通常具有较大的活动性，主要分布在四肢。

1. 关节的结构 关节的结构包括基本结构和辅助结构两部分。

（1）关节的基本结构：是每个关节均具有的结构，包括关节面、关节囊和关节腔（图 1-4）。

1）**关节面**（articular surface）：是参与组成关节的各相关骨的接触面。每一关节至少包括两个关节面，一般为一个隆凸和一个凹陷。隆凸的关节面称**关节头**，凹陷的关节面称**关节窝**。关节面上终身覆盖有薄层的**关节软骨**（articular cartilage），多由透明软骨构成，少数为纤维软骨，其厚薄因不同的关节和年龄而异，通常为 $2 \sim 7$ mm。关节软骨很光滑可以减少运动时相邻关节面的摩擦，同时软骨富有弹性，可以缓冲运动时的震荡和冲击。

2）**关节囊**（articular capsule）：为纤维结缔组织构成的膜性囊，附着于关节面周缘及其附近骨面上，并与骨膜融合续连，它包围关节，密闭关节腔，结构上可分内、外两层。

纤维膜（fibrous membrane）：为外层，由致密结缔组织构成，含有丰富的血管和神经。纤维膜的厚薄和紧张的程度与关节的功能有关。如下肢各关节负重大而活动度较小，故关节囊的纤维膜坚韧而紧张；而上肢各关节运动灵活，则纤维膜薄而松弛。纤维膜的有些部分，还可明显增厚形成韧带，以加强关节的稳固性，限制其过度运动。

滑膜（synovial membrane）：居内层，由薄层的疏松结缔组织膜构成，紧贴于纤维膜的内面，并移行附着于关节软骨的周缘，包被着关节内除关节软骨、关节唇和关节盘以外的所有结构。滑膜呈淡红色，表面光滑，薄而柔润，有丰富的毛细血管网，能产生**滑液**（synovial fluid）。滑液是透明的蛋白样液体，呈弱碱性，增加润滑，以减少关节运动时关节软骨间的摩擦，并有营养关节软骨、半月板的作用（图 1-4）。

3）**关节腔**（articular cavity）：为关节囊滑膜层和关节面之间共同围成的密闭腔隙，腔内含有少量滑液，关节腔内呈负压，对维持关节的稳定有一定作用。

（2）关节的辅助结构：是指某些关节为适应其特殊功能需要而形成的一些特殊结构，对于增加关节的灵活性或稳固性均有重要作用（图 1-4）。

1）**韧带**（ligament）：是指连于相邻两骨之间的致密纤维结缔组织束，有加强关节的稳固或限制其过度运动的作用。位于关节周围的韧带称**囊外韧带**，有的与囊相贴，为囊的局部纤维增厚，如髋关节的髂股韧带；有的与囊不相贴，分离存在，如膝关节的腓侧副韧带；有的是关节周围肌腱的直接延续，如膝关节的髌韧带。位于关节囊内的韧带称**囊内韧带**，有滑膜包裹，如膝关节内的交叉韧带等。

2）**关节盘**（articular disc）和**关节唇**（articular labrum）：是关节腔两种不同形态的纤维软骨。关节盘是位于两关节面之间的纤维软骨板，多呈圆形，中间稍薄，周缘略厚，附着于关节囊的内面，把关节腔分成两部分。膝关节内的关节盘呈半月形称**关节半月板**。关节盘使两关节面更为适配，可减少外力对关节的冲击和震荡。由于它把关节腔隔成两个腔，使关节运动的形式和范围得以进一步扩大。

关节唇为附着于关节窝周缘的纤维软骨环，有加深关节窝、增大关节面、增加关节稳固性的作用，同时也可缓冲撞击关节的作用力，如肩关节的盂唇。

3）**滑膜襞**（synovial fold）和**滑膜囊**（synovial bursa）：有些关节囊的滑膜表面积大于纤维层，滑膜重叠卷折并突入关节腔形成滑膜襞。有时此襞内含脂肪，则形成滑膜脂垫。在关节运动时，关节腔的形状、容积、压力发生改变，滑膜脂垫起着调节或填充作用。滑膜襞和滑膜脂垫在关节腔内扩大了滑膜的面积，有利于滑液的分泌和吸收。有时滑膜也可从关节囊纤维膜的薄弱或缺如处作囊状膨出，充填于肌腱与骨面之间，形成滑膜囊，它可减少肌肉活动时与骨面之间的摩擦（图1-4）。

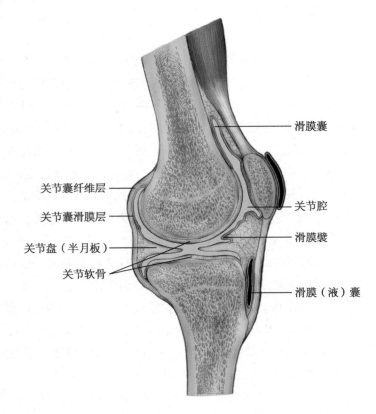

关节囊纤维层
关节囊滑膜层
关节盘（半月板）
关节软骨

滑膜囊
关节腔
滑膜襞
滑膜（液）囊

图1-4　关节结构模式图(矢状切面)

2. 关节的运动　关节面的不同形状及运动轴的数量和位置决定了关节的运动形式和范围。关节的运动形式基本上是沿3个互相垂直的轴所做的运动。

（1）**移动**（translation）：是指最简单的一个骨关节面在另一骨关节面上的滑动，如跗跖关节、腕骨间关节。其实即使小的附骨或腕骨运动时，也涉及多轴向的运动，用连续放射摄影技术观察，均显示了明显的旋转和角度运动。

（2）**屈**（flexion）和**伸**（extension）：是指相互关节的两骨沿冠状轴（即左右方位的运动轴）进行的运动。运动时，互相关节的两骨间夹角变小称**屈**；反之，角度增大称**伸**。一般关节的屈是指向腹侧面成角，而膝关节则相反。小腿向后贴近大腿的运动称膝关节的屈；反之称伸。在手部，由于拇指几乎与其他4指成直角，拇指背面朝向外侧，故该关节的屈伸运动是围绕矢状轴进行，拇指与手掌面的角度减小称屈；反之称伸。　在足部的屈伸则反映了胚胎早期后肢芽的旋转，足尖上抬，足背向小腿前面靠拢为踝关节的伸，习惯上称**背屈**（dorsiflexion），足尖下垂为踝关节的屈，习惯上称**跖屈**（plantar flexion）。

（3）**收**（adduction）和**展**（abduction）：是指互相关节的两骨沿矢状轴（即前后方位的运动轴）进行的运动。　运动时，骨向正中矢状面靠拢称**收**；反之，远离正中矢状面称**展**。　对于手指和足趾的收展，则人为地规定以中指和第2趾为中轴的靠拢或散开的运动。而拇指的收展是围绕冠状轴进行，拇指向示指靠拢称收，远离示指称为展。

（4）**旋转**（rotation）：是指互相关节的两骨沿垂直轴（即上、下方位的运动轴）进行的运动。　如肱骨围绕骨中心轴向前内侧旋转，称**旋内**（medial rotation）；而向后外侧旋转，则称**旋外**（lateral rotation）。　在前臂桡骨对尺骨的旋前、旋后运动则是围绕桡骨头中心到尺骨茎突基底部的轴线旋转，将手背转向前方的运动称**旋前**（pronation），将手掌恢复到向前而手背转向后方的运动称**旋后**（supination）。

（5）**环转**（circumduction）：运动骨的上端在原位转动，下端则做圆周运动，运动时全骨描绘出一圆锥形的轨迹。　能沿两轴以上运动的关节均可做环转运动，如肩关节、髋关节和桡腕关节等，环转运动实际上是屈、展、伸、收依次结合的连续动作。

3. 关节的分类　关节有多种分类，有的按构成关节的骨数目分成**单关节**（两块骨构成）和**复关节**（两块以上的骨构成）。　有的按一个或多个关节同时运动的方式分成**单动关节**（如肘关节、肩关节等）和**联动关节**（如颞下颌关节）。　常用的关节分类则按关节运动轴的数目和关节面的形态可分为3类（图1-5）。

（1）**单轴关节**：此类关节只能绕一个运动轴作一组运动，分为两种类型。

1）**屈戌关节**（hinge joint）：又称滑车关节，一骨关节头呈滑车状，另一骨有相应的关节窝。　通常只能绕冠状轴做屈伸运动，如指骨间关节。

2）**车轴关节**（trochoid joint or pivot joint）：由圆柱状的关节头与凹面状的关节窝构成，关节窝常由骨和韧带连成环。　可沿垂直轴做旋转运动，如寰枢正中关节和桡尺近侧关节等。

（2）**双轴关节**：此类关节能绕两个互相垂直的运动轴进行两组运动，也可进行环转运动，分为两种类型。

1）**椭圆关节**（ellipsoid joint）：关节头呈椭圆形凸面，关节窝呈相应椭圆形凹面，可沿冠状轴做屈、伸运动，沿矢状轴做内收、外展运动，并可做环转运动，如桡腕关节和寰枕关节等。

2）**鞍状关节**（sellar joint or saddle joint）：两骨的关节面呈鞍状，互为关节头和关节窝。　鞍状关节有两个运动轴，可沿两轴做屈、伸、收、展和环转运动，如拇指腕掌关节。

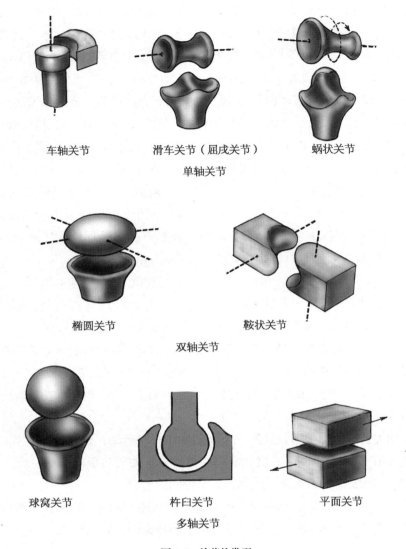

车轴关节　　　　滑车关节（屈戌关节）　　　蜗状关节

单轴关节

椭圆关节　　　　　　　　鞍状关节

双轴关节

球窝关节　　　　　杵臼关节　　　　　平面关节

多轴关节

图 1-5　关节的类型

（3）**多轴关节**：此类关节具有两个以上的运动轴，可做多方向的运动，也可分为两种。

1）**球窝关节**（ball-and-socket joint）：关节头较大，呈球形，关节窝浅而小，与关节头的接触面积不到 1/3，如肩关节，可做屈、伸、收、展、旋内、旋外和环转运动。 也有的关节窝特别深，包绕关节头的大部分，虽然也是球窝关节，但运动范围受到一定的限制，如髋关节。 掌指关节亦属于球窝关节，因其侧副韧带较强，旋转运动受限。

2）**平面关节**（plane joint）：两骨的关节面平坦光滑，但仍有一定的弯曲或弧度，能做多轴性的滑动或转动，如腕骨间关节和跗跖关节等。

第二节 四肢骨及其连结

四肢骨包括上肢骨和下肢骨。 上、下肢骨分别由肢带骨和自由肢骨两部分组成。 自由肢骨借肢带骨与躯干骨相连结，由此可负重、行走及灵活运动。 四肢骨的连结以滑膜关节为主，分为肢带骨连结和自由肢带骨连结两部分。 由于直立劳动，人类的上肢骨形体轻巧，骨连结以灵活为主；而下肢骨则粗壮结实，骨连结以运动的稳定为主。

一、上肢骨及其连结

（一）上肢骨

上肢骨包括上肢带骨和游离上肢骨，每侧 32 块，共 64 块，其中上肢带骨 4 块、游离上肢骨 60 块。

1. 上肢带骨

（1）**锁骨**（clavicle）：呈"S"形，形似长骨，内无骨髓腔，位于颈根部，呈水平位，全长位于皮下，可在体表扪及。 内侧 2/3 凸向前，外侧 1/3 凸向后。 内侧端粗大为**胸骨端**，有关节面与胸骨柄相关节，组成胸锁关节。 外侧端扁平为**肩峰端**，有小关节面与肩胛骨的肩峰，组成肩锁关节。 锁骨骨折多发生于中、外 1/3 交界处。 锁骨将肩胛骨支撑于胸廓之外，以保证上肢的灵活运动（图 1-6）。

（2）**肩胛骨**（scapula）：位于胸廓背面的外上方，为三角形扁骨，可分为二面、三角、三缘，平齐第 2～7 肋。 前面与胸廓相对，为一个不甚明显的窝，称**肩胛下窝**（subscapular fossa）。 后面有一高耸的横嵴，称**肩胛冈**（spine of scapula），将后面分为上小和下大的两个凹窝，分别称**冈上窝**（supraspinous fossa）和**冈下窝**（infraspinous fossa）。 肩胛冈向外侧延伸的扁平突起是**肩峰**（acromion），肩峰有小关节面与锁骨的外侧端相关节。

上缘短而薄，外侧有**肩胛切迹**，在其外侧有指状突起称**喙突**（coracoid process）。 内侧缘薄而锐利，又称脊柱缘。 外侧缘肥厚，邻近腋窝，又称腋缘。 上角为上缘与脊柱缘会合处，平对第 2 肋。 下角为脊柱缘与腋缘会合处，平对第 7 肋或第 7 肋间隙，上角和下角均为背部计数肋骨的标志。

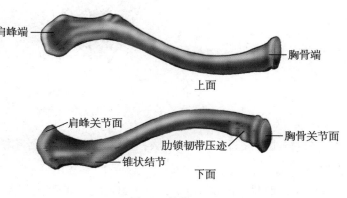

肩峰端 —— 胸骨端
上面

肩峰关节面 —— 胸骨关节面
肋锁韧带压迹
锥状结节
下面

图 1-6 锁骨

外侧角肥厚，有朝向外侧方的梨形关节面，称**关节盂**（glenoid cavity），与肱骨头相关节。盂上、下方各有一粗糙的隆起，供肌肉附着，分别称**盂上结节**和**盂下结节**。肩胛冈、肩峰、肩胛骨下角、内侧缘与喙突均可在体表扪及（图 1-7）。

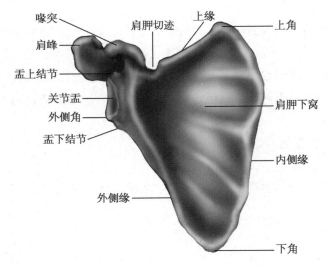

A. 前面观

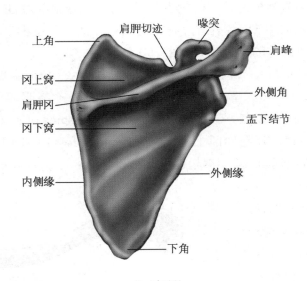

B. 后面观

图 1-7　肩胛骨

2. 自由上肢骨　每侧 30 块，分别为肱骨、尺骨和桡骨各 1 块，腕骨 8 块，掌骨 5 块，指骨 14 块。

（1）**肱骨**（humerus）：位于臂部，是典型的管状长骨，分一体两端（图 1-8）。上端有朝向上后内方呈半球形的**肱骨头**（head of humerus），与肩胛骨的关节盂构成肩关节。 头的周缘有环状浅沟称**解剖颈**（anatomical neck）。 肱骨头的前外方有两个结节：**大结节**（greater tubercle）居外侧，**小结节**（lesser tubercle）在前面。 由大、小结节向下延伸的纵嵴分别称**大结节嵴**和**小结节嵴**。 两结节间有一纵沟，称**结节间沟**。 上端与体交界处稍细，临床上易于骨折，称**外科颈**（surgical neck）。 由于腋神经紧邻外科颈，故肱骨外科颈骨折易伤及腋神经。

在肱骨中段外侧面有**三角肌粗隆**（deltoid tuberosity）。 肱骨后面中部有一自内上斜向外下的**桡神经沟**（sulcus for radial nerve），桡神经和肱深动脉经过此沟，故肱骨中部骨折易伤及桡神经。 肱骨下端向两侧突起，内侧的突起称**内上髁**（medial epicondyle），外侧的突起称**外上髁**（lateral epicondyle）。

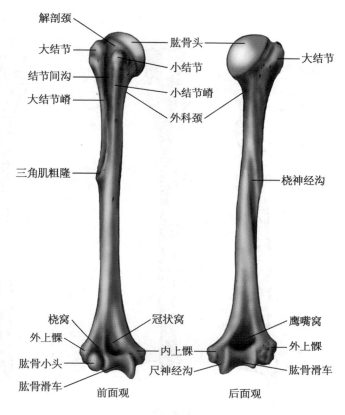

图 1-8 肱骨

内上髁的后方有一浅沟，称**尺神经沟**，尺神经由此经过。 故肱骨内上髁骨折易伤及尺神经。 两髁之间的前面有两个关节面的突起，它们与前臂骨构成关节。 内侧的突起称**肱骨滑车**（trochlea of humerus），外侧的称**肱骨小头**（capitulum of humerus）。 滑车后面上方有一深窝称**鹰嘴窝**，伸肘时容纳尺骨鹰嘴。

肱骨下端与体交界处，即肱骨内、外上髁之间的上方，前后骨质扁薄，并稍向前弯，故此处容易发生肱骨髁上骨折。 肱骨大结节和内、外上髁均可在体表扪及。

（2）**桡骨**（radius）和**尺骨**（ulna）：前臂骨有桡骨和尺骨。 在解剖位置时，桡、尺两骨平行排列，桡骨位于外侧而尺骨在内侧。 两骨之间的间隙为前臂骨间隙。 尺骨上段粗而下段细，主要参与肘关节的构成；相反，桡骨上段细而下段粗，主要参与桡腕关节的组成（图 1-9、1-10）。

桡骨上端细小，有膨大的**桡骨头**（head of radius），其上关节面凹陷与肱骨小头相关节；头周缘的**环状关节面**与尺骨相关节，组成桡尺近侧关节。 头下方为较细的**桡骨颈**（neck of radius），颈、体相连处的后内侧有卵圆形隆突，称**桡骨粗隆**（radial tuberosity），为肱二头肌腱所附着。

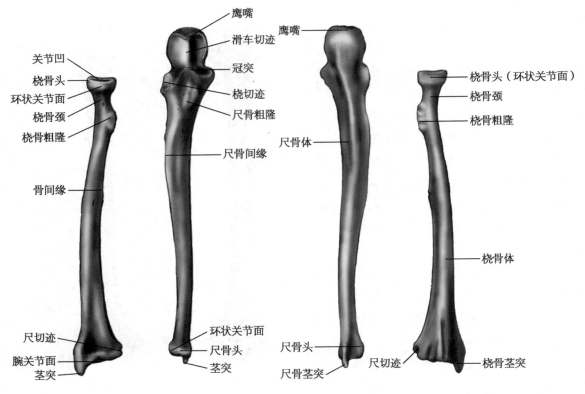

图 1-9 桡骨和尺骨(前面观)　　　　图 1-10　桡骨和尺骨(后面观)

桡骨下端粗大，其外缘下突形成**桡骨茎突**（styloid process of radius），在腕部外侧可扪及。下端内面有弧形凹陷，其关节面称**尺切迹**（ulnar notch），与尺骨头相关节，构成桡尺远侧关节。下端背面中份有一显著结节，两侧各有可供伸肌腱经过的浅沟。下面有腕关节面与腕骨相关节，构成桡腕关节。桡骨下端突然变宽，骨质较松，是力学上的薄弱点，受外力撞击后易骨折。

尺骨上端粗大，前面有一半圆形深凹，称**滑车切迹**（trochlear notch），与肱骨滑车相关节。切迹后上方的突起称**鹰嘴**（olecranon），略呈钩状。鹰嘴的上面粗糙，为肱三头肌腱所附着处。**冠突**（coronoid process）系上端前下方的骨突。冠突的外侧缘有一斜方形的关节面称**桡切迹**，与桡骨头组成桡尺近侧关节。冠突前下方的粗糙隆起称**尺骨粗隆**（ulnar tuberosity）。

尺骨下端有**尺骨头**（head of ulna），其周缘的**环状关节面**与桡骨的尺切迹相关节，下面光滑借三角形的关节盘与腕骨隔开。尺骨头的后内侧有一个向下的突起称**尺骨茎突**（styloid process of ulna）。在正常情况下，尺骨茎突比桡骨茎突约高 1cm。尺骨鹰嘴、后缘全长、尺骨头和茎突均可在活体上摸到。

3. 手骨　手骨形体小，数量多，连结复杂，包括腕骨、掌骨和指骨（图 1-11、1-12）。

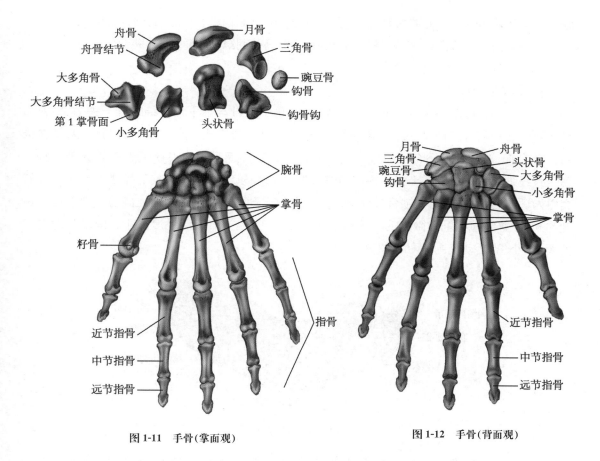

图 1-11 手骨(掌面观)　　　　图 1-12 手骨(背面观)

（1）**腕骨**（carpal bone）：为 8 块短骨，在腕部排列成近、远两列。 自桡侧向尺侧，近侧列为：①**手舟骨**（scaphoid bone）；②**月骨**（lunate bone）；③**三角骨**（triquetral bone）；④**豌豆骨**（pisiform bone）。 远侧列为：①**大多角骨**（trapezium bone）；②**小多角骨**（trapezoid bone）；③**头状骨**（capitate bone）；④**钩骨**（hamate bone）。 为了便于记忆，可以编成歌诀："**舟月三角豆**（近侧列从桡侧向尺侧），**大小头状钩**（远侧列从桡侧向尺侧）。"近侧列豌豆骨并不与其他 3 骨并列，而是位于三角骨的掌侧面。 8 块腕骨互相连结成一体，背侧面隆突，而掌侧面凹陷成为腕骨沟，沟的桡侧由舟骨结节和大多角骨结节合成桡侧隆起。 尺侧则由豌豆骨和钩骨钩共同合成尺侧隆起。 各骨相邻的关节面，形成腕骨间关节。 手舟骨、月骨和三角骨近端形成的椭圆形关节面，与桡骨腕关节面及尺骨下端的关节盘构成桡腕关节。

（2）**掌骨**（metacarpal bone）：属长骨，共 5 块。 由桡侧向尺侧为第 1～5 掌骨。近端为**掌骨底**，接腕骨；中间部为**掌骨体**；远端为**掌骨头**，接指骨。 第 1 掌骨短而粗，其底有鞍状关节面，与大多角骨的鞍状关节面相关节。

（3）**指骨**（phalanges of finger）：属长骨，共 14 块。 除拇指为 2 节外，其余 4 指均是 3 节。 由近至远分别为：**近节指骨**、**中节指骨**和**远节指骨**。 每节指骨的近端为**指骨**

底，中间部为**指骨体**，远端为滑车。远节指骨远端掌面粗糙，称**远节指骨粗隆**。

对于上肢骨，可借顺口溜"**腕八掌五指十四，肩锁肱尺桡各一**"帮助记忆。

（二）上肢骨的连结

1. 上肢带骨连结

（1）**胸锁关节**（sternoclavicular joint）：是上肢骨与躯干骨连结的唯一关节。由锁骨的胸骨端和胸骨的锁骨切迹及第 1 肋软骨的上面共同构成，属于多轴关节。**关节囊**坚韧，囊的前、后、上、下分别有胸锁前、后韧带，锁间韧带、肋锁韧带等囊外韧带加强。囊内有纤维软骨构成的关节盘，将关节腔分为外上和内下两部分。关节盘使关节头和关节窝更为适应。此关节可使锁骨外侧端向前、向后运动角度为 20°～30°，向上、向下运动角度约 60°，并绕冠状轴做微小的旋转和环转运动。胸锁关节的活动度虽小，但以此为支点扩大了上肢的活动范围（图 1-13）。

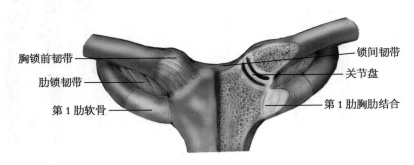

图 1-13 胸锁关节

（2）**肩锁关节**（acromioclavicular joint）：由锁骨的肩峰端和肩胛骨的肩峰关节面构成，属于平面关节。关节的上方有肩锁韧带、下方有喙锁韧带加强。关节腔内有时也有不完全的关节盘存在，关节活动度小。

2. 自由上肢骨连结

（1）**肩关节**（shoulder joint）：由肩胛骨的关节盂和肱骨的肱骨头构成，也称盂肱关节，是典型的多轴球窝关节。关节盂的周缘有纤维软骨构成的**盂唇**，使关节盂稍为加深，但仍然仅能容纳关节头的 1/4～1/3。肩关节囊薄而松弛，起于关节盂的周缘，止于肱骨的解剖颈。关节囊的滑膜层可膨出形成滑液鞘或滑膜囊，以利于肌腱的活动。肱二头肌腱长头在结节间滑液鞘内穿过关节囊。关节囊的上方有喙肱韧带加强，囊的后部与前部有许多肌腱纤维编入囊壁，以增加关节的稳固性。关节囊的前下部最薄弱，无韧带和肌腱加强。因此，临床上肩关节脱位以前下方脱位多见，即肱骨头移至喙突的下方（图 1-14～1-16）。

肩关节的周围包有很多起自上肢带骨的肌肉，这些肌肉既能使肩关节产生多轴性运动，又能增强关节的稳固性。

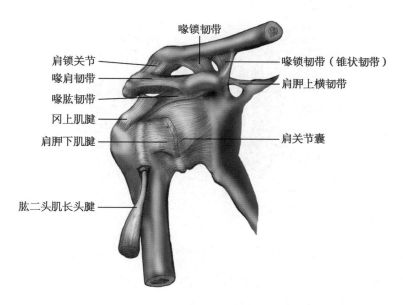

喙锁韧带

肩锁关节
喙肩韧带
喙肱韧带
冈上肌腱
肩胛下肌腱

肱二头肌长头腱

喙锁韧带（锥状韧带）
肩胛上横韧带

肩关节囊

图 1-14 肩关节(前面观)

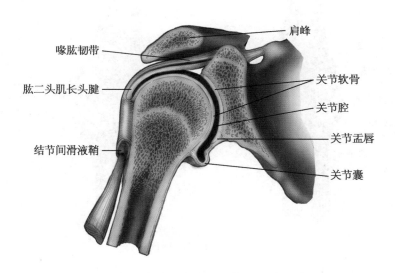

肩峰

喙肱韧带

肱二头肌长头腱

结节间滑液鞘

关节软骨

关节腔

关节盂唇

关节囊

图 1-15 肩关节(冠状切面)

肩关节是全身最灵活的关节，可做 3 轴运动，即冠状轴上的屈和伸，矢状轴上的收和展，垂直轴上的旋内、旋外及环转运动。臂外展超过 40°～60°，继续抬高至 180°时，常伴胸锁与肩锁关节的运动及肩胛骨的旋转运动。

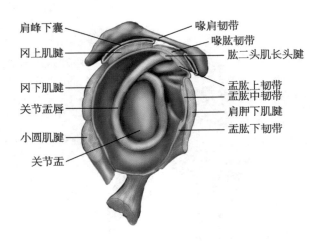

图1-16　肩关节的结构(矢状切面)

（2）**肘关节**（elbow joint）：是由肱骨下端与桡骨、尺骨上端构成的复关节，包括3个关节，共同包在一个关节囊内（图1-17、1-18）。

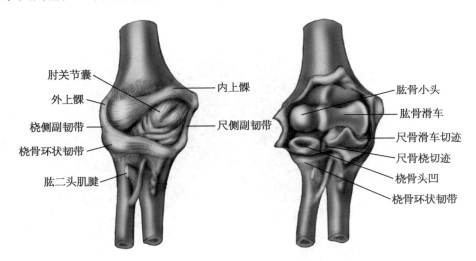

图1-17　肘关节(前面)

1）**肱尺关节**（humeroulnar joint）：由肱骨滑车和尺骨滑车切迹构成。

2）**肱桡关节**（humeroradial joint）：由肱骨小头和桡骨头关节凹构成。

3）**桡尺近侧关节**（proximal radioulnar joint）：由桡骨环状关节面和尺骨桡切迹构成。

肘关节囊的前、后部薄而松弛，两侧分别有**桡侧副韧带**（radial collateral ligament）和**尺侧副韧带**（ulnar collateral ligament）加强。囊的后壁最薄弱，常见桡、尺两骨向后脱位，移向肱骨的后上方。此外，在桡骨环状关节面的周缘，还围有**桡骨环状韧带**（annular ligament of radius），它附着于尺骨桡切迹的前、后缘，与尺骨桡切迹共同构成一个上口大、下口小的骨纤维环来容纳桡骨头，有利于桡骨头在原位围绕尺骨转动。幼儿4岁以前

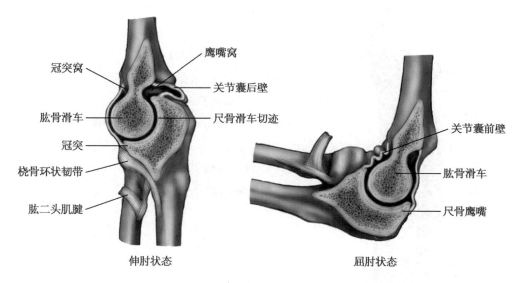

冠突窝

鹰嘴窝

关节囊后壁

肱骨滑车

尺骨滑车切迹

冠突

桡骨环状韧带

肱二头肌腱

关节囊前壁

肱骨滑车

尺骨鹰嘴

伸肘状态

屈肘状态

图 1-18　肘关节矢状切面

的桡骨头尚未发育完全，环状韧带松弛，在肘关节伸直猛力牵拉前臂时（如猛力牵拉），桡骨头易被环状韧带卡住或环状韧带部分夹在肱、桡骨之间，可发生桡骨小头半脱位。

肘关节的运动以肱尺关节为主，做屈、伸运动。因肱骨滑车的内侧缘更为向前下突出，超过外侧缘约 6mm，使关节的运动轴斜向外下，当伸前臂时，前臂偏向外侧，与上臂形成约 163°的"提携角"。肘关节的提携角使关节处于伸位时，前臂远离正中线，增大了运动幅度；关节处于屈位时，前臂贴近正中线，有利于生活和劳动的操作。肱桡关节能做屈、伸和旋前、旋后运动，桡尺近侧关节与桡尺远侧关节联合可使前臂旋前和旋后。

肱骨内、外上髁和尺骨鹰嘴均可在体表扪及。当伸肘关节时，肱骨内、外上髁和尺骨鹰嘴三点在一条直线上；当屈肘关节时，三点成一等腰三角形，三角的尖为鹰嘴，基底为内、外上髁的连线。当肘关节发生脱位时，鹰嘴移位，三点位置关系发生改变。而肱骨髁上骨折时，三点位置关系不变。

临床上，肘关节后脱位最为常见，关节后脱位常合并尺骨冠突骨折。在外侧脱位时，由于关节侧副韧带的附着和力量，常常合并肱骨内上髁撕裂。

（3）前臂骨的连结：包括桡尺近侧关节、前臂骨间膜和桡尺远侧关节（图 1-19）。

1）**桡尺近侧关节**：见肘关节。

2）**前臂骨间膜**（interosseous membrane of forearm）：为连结桡骨和尺骨的骨间缘之间的坚韧纤维膜。纤维方向是从桡骨斜向下内达尺骨。当前臂处于旋前或旋后位时，骨间膜松弛。当前臂处于半旋前位时，骨间膜最紧张。故处理前臂骨折时，应将前臂固定于半旋前或半旋后位，防止骨间膜挛缩，以免影响前臂的旋转功能。

3）**桡尺远侧关节**（distal radioulnar joint）：由尺骨头的环状关节面与桡骨的尺切迹及尺骨茎突根部下面的关节盘上面共同构成。**关节盘**为一三角形纤维软骨板，将尺骨头与

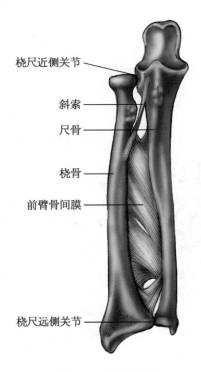

图 1-19　前臂骨的连结

腕骨隔开。　关节囊薄弱松弛，附着于关节面和关节盘周缘（图 1-19）。

桡尺近侧和远侧关节是联合车轴关节，允许前臂做旋转运动，其旋转轴为通过桡骨头中心至尺骨头中心的连线。因此，桡骨头围绕此轴在原位旋转而桡骨下端连同关节盘围绕尺骨头旋转。　前臂的旋内称为**旋前**（pronation），即桡骨旋转到尺骨前方的运动，此时桡骨与尺骨位置交叉；前臂的旋外称**旋后**（supination），即桡骨转回到尺骨外侧的运动，此时两骨并列（解剖学位置）。　旋前、旋后的运动范围约为 180°。

（4）**手关节**（joints of hand）：由桡腕关节、腕骨间关节、腕掌关节、掌骨间关节、掌指关节和指骨间关节组成（图 1-20）。

1）**桡腕关节**（radiocarpal joint）：又名**腕关节**（wrist joint），由桡骨下端的腕关节面和尺骨头下方的关节盘下面构成关节窝，手舟骨、月骨、三角骨的近侧关节面构成关节头，是典型的椭圆关节。　关节囊松弛，关节腔宽广，关节的前、后和两侧均有韧带加强，其中掌侧韧带最为坚韧，故腕的后伸运动范围有限。　桡腕关节可做屈、伸、收、展和环转运动。

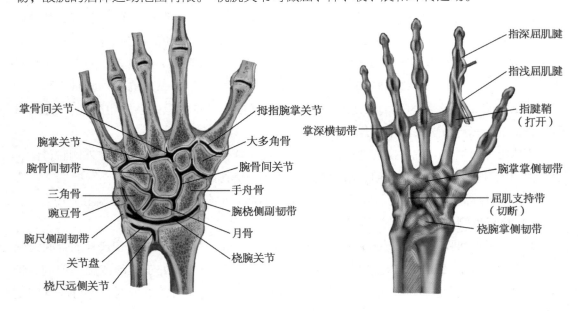

图 1-20　桡腕关节和手骨的连结

2）**腕骨间关节**（intercarpal joint）：为相邻各腕骨之间构成的关节，由近侧列腕骨间关节、远侧列腕骨间关节和两列腕骨之间的腕中关节 3 部分组成，属微动关节。 腕骨间关节通常和桡腕关节联合运动，并受相同肌肉的作用。

3）**腕掌关节**（carpometacarpal joint）：由远侧列腕骨的下面和 5 个掌骨底构成。 其中第 1 掌骨的鞍状关节面与大多角骨的下面构成**拇指腕掌关节**（carpometacarpal joint of thumb），属鞍状关节。 该关节囊松弛，能做屈、伸、收、展、环转和轻微的旋转运动，还可做对掌运动，即拇指向掌心、拇指尖与其余 4 指尖掌侧面相接触的运动，这一运动是人类进行握持和精细运动所必需的主要动作。 其余各指的腕掌关节均是微动关节。

4）**掌骨间关节**（intermetacarpal joint）：是第 2~5 掌骨底相互之间的平面关节，其关节腔与腕掌关节腔相交通。

5）**掌指关节**（metacarpophalangeal joint）：由掌骨头与近节指骨底构成，共 5 个。关节囊松薄，其四周有韧带加强，其中以掌侧韧带较坚韧。 掌骨头远端的关节面呈球形，故手指处于伸位时，可做屈、伸、收、展和环转运动，但指处于屈位时仅能作屈、伸和轻微的收、展动作。 手指的收、展是以中指的正中线为准，靠拢中线为收，远离中线为展。当手握拳时，掌指关节显露于手背的凸出处是掌骨头。

6）**指骨间关节**（interphalangeal joint of hand）：共 9 个，由各指相邻两节指骨的底和滑车构成，是典型的滑车关节。 但远节指骨下端粗糙，无关节面。 手指间关节囊松弛，两侧有韧带加强，只能做屈、伸运动。 当手指屈曲时，指骨凸出的部分是指骨滑车。

二、下肢骨及其连结

（一）下肢骨

下肢骨包括下肢带骨和游离下肢骨，每侧 31 块，共 62 块，其中每侧下肢带骨 1 块、游离下肢骨 30 块。

1. 下肢带骨 **髋骨**（hip bone）为不规则骨，上下宽广，中间部狭窄肥厚。 左、右髋骨与骶、尾骨连结构成骨盆。 髋骨由髂骨、耻骨、坐骨组成，16 岁之前 3 块骨之间为软骨连结，成年后在髋臼处互相融合，形成一块髋骨（图 1-21、1-22）。

（1）**髂骨**（ilium）：大，构成髋骨的上部，分为肥厚扁阔的**髂骨体**和**髂骨翼**。 髂骨体构成髋臼的上 2/5，髂骨翼的上缘肥厚，形成弓形的**髂嵴**（iliac crest）。 髂嵴的前端有突出的**髂前上棘**（anterior superior iliac spine），后端为**髂后上棘**（posterior superior iliac spine）。 髂前上棘后方 5~7cm 处，髂嵴外唇向外突起形成**髂结节**（tubercle of iliac crest）。 在髂前、后上棘的下方各有一薄锐突起，分别称**髂前下棘**和**髂后下棘**。 髂骨翼内面凹陷的浅窝称**髂窝**（iliac fossa），窝下界的骨嵴称**弓状线**（arcuate line）。 此线上延到与骶骨相关节的髂骨翼的**耳状面**（auricular surface）。 髂骨翼的后缘弯曲度很大为**坐骨大切迹**（greater sciatic notch）。

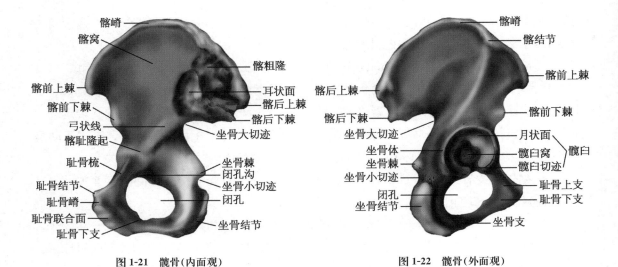

图 1-21　髋骨（内面观）　　　　　　　　　图 1-22　髋骨（外面观）

（2）**坐骨**（ischium）：构成髋骨的后下部，分坐骨体和坐骨支。坐骨体组成髋臼后下的 2/5，后缘有尖形的坐骨棘，在坐骨大切迹的下方有向后突出的**坐骨棘**（ischial spine），棘的下方是**坐骨小切迹**（lesser sciatic notch）。坐骨体下后部向前、上、内延伸为较细的坐骨支，其末端与耻骨下支结合。小切迹的下方是肥厚粗糙的**坐骨结节**（ischial tuberosity），是坐骨最低部，可在体表扪及。

（3）**耻骨**（pubis）：构成髋骨的前下部，分为**耻骨体**、上支和下支。耻骨体组成髋臼前下的 1/5，上支上面有一条锐利的骨嵴称**耻骨梳**（pecten pubis），向后移行于弓状线，向前方终于隆起的**耻骨结节**（pubic tubercle）。耻骨结节至中线的粗钝上缘，称**耻骨嵴**。耻骨上、下支相互移行处内侧的粗糙面，称**耻骨联合面**（symphysial surface），两侧联合面借软骨相接，构成耻骨联合。

髂骨、耻骨、坐骨体愈合处的外面有一深窝，称**髋臼**（acetabulum），可容纳股骨头。内有半月形的关节面，称**月状面**（lunate surface）。窝的中央未形成关节面的部分，称**髋臼窝**。髋臼边缘下部的缺口称**髋臼切迹**。耻骨与坐骨共同围成**闭孔**（obturator foramen），此孔为膜所封闭。

2. 自由下肢骨　每侧 30 块，分别是股骨、髌骨、胫骨、腓骨各 1 块，跗骨 7 块，跖骨 5 块和趾骨 14 块。

（1）**股骨**（femur）：为全身最长和最粗壮的长骨，长度约占身高的 1/4，法医可以根据股骨的长度测算身体的高度。

股骨分为一体两端（图 1-23）。上端包括**股骨头**（femoral head）、**股骨颈**（neck of femur）及大、小转子（greater and lesser trochanter）。球形的**股骨头**朝向内上前方，与髋臼相关节，头中央稍下方，即接近关节面中心处有小的**股骨头凹**。头下外侧的狭细部分为**股骨颈**，颈与体相交成约 130°。颈与体交界处有两个隆起。上外侧的方形隆起称**大转子**（greater trochanter），内侧的较小隆起称**小转子**（lesser trochanter），均为肌肉附着处。 大、小转子之间，前面有转子间线，后方有隆起的转子间嵴。 大转子是重要的体表标志，可在体表扪及。 股骨头的血液供应发生障碍是导致股骨头坏死的原因之一。

股骨体稍向前弓，上段呈圆柱形，中段呈三棱柱形，下段前后略扁。 体后方有纵行的骨嵴，称**粗线**（linea aspera）。 其上端分叉，向上外延续为**臀肌粗隆**（gluteal tuberosity），向上内延续为**耻骨肌线**。 粗线下端也分为内、外两线，两线之间的骨面称**腘面**，在粗线中点附近有开口朝下的滋养孔。

下端有两个向后突出的膨大，分别为**内侧髁**（medial condyle）和**外侧髁**（lateral condyle）。 内侧髁和外侧髁的前面、下面和后面均为光滑的关节面。 两髁前方的关节面为**髌面**，与髌骨相接。 两髁后面间的深窝为**髁间窝**（intercondylar fossa）。 两髁外侧面最突起处，分别为**内上髁**（medial epicondyle）和**外上髁**（lateral epicondyle）。 内上髁后上方有突起的**收肌结节**（adductor tubercle）。 这些重要标志均可在体表扪及（图1-23）。

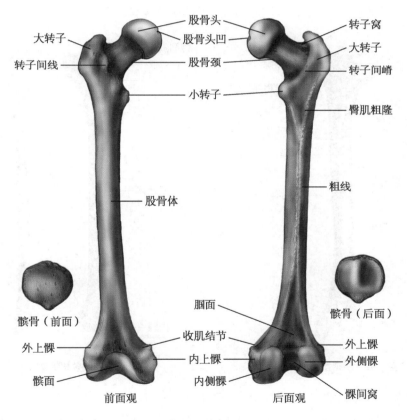

图 1-23 股骨和髌骨

（2）**髌骨**（patella）：是最大的籽骨，位于股骨下端前面，呈上宽下窄、前面粗糙、后面光滑的三角形骨，后面为关节面，与股骨髌面相关节，参与组成膝关节。 髌骨位于股四头肌腱内，它集中股四头肌各方向的牵引力，通过髌韧带止于胫骨，能有效地完成股四头肌的伸膝动作。 髌骨可在体表扪及（见图 1-23）。

（3） **胫骨**（tibia）和**腓骨**（fibula）：小腿骨包括胫骨和腓骨（图 1-24、1-25）。

1） **胫骨**：是呈三棱状粗大的长骨，位于小腿的内侧。 上端膨大，向两侧突出，形成胫骨**内侧髁**和**外侧髁**，两髁的上面均是微凹的关节面，与股骨髁相关节。 两髁之间有粗糙的**髁间隆起**（intercondylar eminence）。 外侧髁后下方有腓关节面与腓骨头相关节。 体上端的前面有一呈"V"形的粗隆，为**胫骨粗隆**（tibial tuberosity），下续胫骨体的胫骨前缘。 体的前缘和内侧面直接位于皮下，外侧缘有小腿骨间膜附着，称**骨间缘**。 后面上份有斜向下内的**比目鱼肌线**。 胫骨下端稍膨大，其内侧部向下突起形成**内踝**（medial malleolus），下端的下面和内踝外侧面有关节面与距骨滑车相关节，下端的外侧面有腓切迹与腓骨相接。 内踝可在体表扪及。

2） **腓骨**：细长的长骨，位于胫骨的外后方。 上端为稍膨大的**腓骨头**（fibular head），有腓骨头关节面与胫骨相关节。 腓骨的下端形成三角形的**外踝**（lateral malleolus），其外侧面居皮下，内侧面有关节面与距骨相关节。

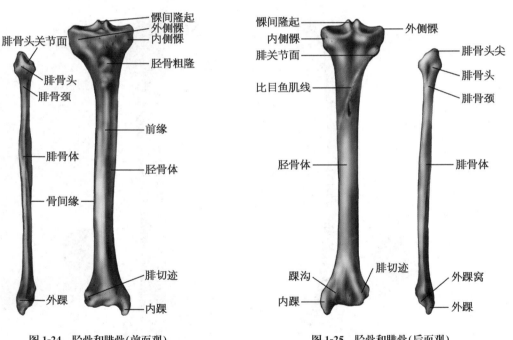

图 1-24　胫骨和腓骨（前面观）　　　　　　图 1-25　胫骨和腓骨（后面观）

（4） **足骨**：包括跗骨、跖骨和趾骨（图 1-26、1-27）。

1） **跗骨**（tarsal bone）：7 块，属短骨。 分近、中、远侧 3 列。 近侧列有**距骨**（talus）和距骨下方的**跟骨**（calcaneus）；远侧列从胫侧至腓侧依次为**内侧楔骨**（medial cuneiform bone）、**中间楔骨**（intermedial cuneiform bone）、**外侧楔骨**（lateral cuneiform bone）及跟骨前方的**骰骨**（cuboid bone）。 中列为位于距骨前方的**足舟骨**（navicular bone）。 可以通过顺口溜"一二三楔骰内舟，距上跟下后出头"进行记忆。

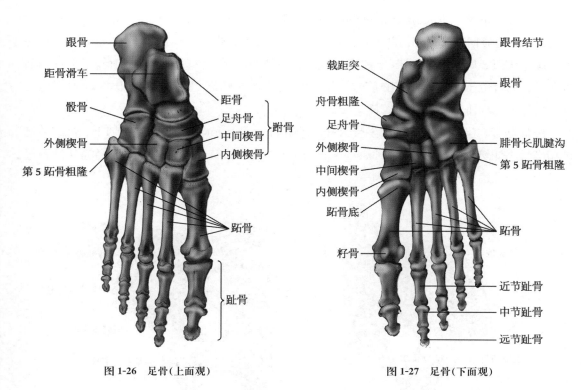

图 1-26 足骨(上面观)　　　　　　图 1-27 足骨(下面观)

距骨分为头、颈和体 3 部。 距骨体上方的**距骨滑车**与小腿骨的下端关节面相关节；体的下面与跟骨相关节；距骨头向前与足舟骨相关节。 跟骨最大，上面与距骨，前面与骰骨相关节，后面向下突出为跟骨结节。 **足舟骨**位于足的内侧缘，其外方为骰骨，前方接 3 个楔骨。 骰骨呈四方形，位于足的外侧缘，前方接第 4、第 5 跖骨。 **内侧、中间、外侧楔骨**均为上宽下窄的小骨，前面接跖骨，外侧接骰骨。

2）**跖骨**（metatarsal bone）：共 5 块，从内向外分别为第 1~5 跖骨，其形状和排列大致与掌骨相当。 每一跖骨均分为底、体和头 3 部分。 第 5 跖骨底向后突出，形成第 5 **跖骨粗隆**，在体表可扪及。

3）**趾骨**（phalanges of toe，bones of toe）：共 14 块，跚趾为 2 节，其余各趾均为 3 节。 由近侧至远侧分别为近节、中节和远节趾骨。 每一趾骨亦分为底、体和头 3 部分。

下肢骨可以借顺口溜"**跗七跖五趾十四，髋股髌胫腓各一**"进行记忆。

（二）下肢骨的连结

1. 下肢带骨连结

（1）**骶髂关节**（sacroiliac joint）：由髂骨和骶骨的耳状面构成，关节面凹凸不平，对合非常紧密。 关节囊紧张有**骶髂前韧带**和**骶髂后韧带**加强。 关节后上方有骶髂骨间韧带充填和连结，使关节牢固连结，故运动范围极小，以适应重力经此关节传递至下肢的功能（图 1-28）。

（2）**髋骨与脊柱间的韧带连结：**

1）**髂腰韧带**（iliolumbar ligament）：由第 5 腰椎横突横行放射至髂嵴的后上部。

2）**骶结节韧带**（sacrotuberous ligament）和**骶棘韧带**（sacrospinous ligament）：是连结髋骨和骶、尾骨间的韧带。 前者起自骶、尾骨的侧缘，呈扇形，集中附着于坐骨结节内侧缘；后者位于骶结节韧带的前方，起自骶、尾骨外侧缘，呈三角形，集中附着于坐骨棘，其起始部为骶结节韧带所遮掩。

骶棘韧带与坐骨大切迹围成**坐骨大孔**（greater sciatic foramen），骶棘韧带、骶结节韧带和坐骨小切迹围成**坐骨小孔**（lesser sciatic foramen），有肌肉、血管和神经等从盆腔经坐骨大、小孔达臀部和会阴（图 1-28）。

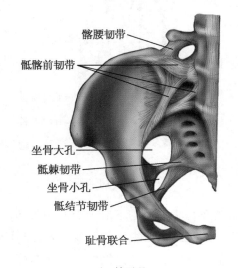
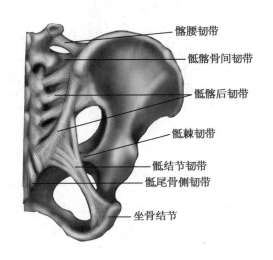

A. 前面观   B. 后面观

图 1-28　骨盆的韧带

（3）**耻骨联合**（pubic symphysis）：由两侧耻骨的联合面借纤维软骨构成的耻骨间盘连结而成，在耻骨间盘内往往有一矢状位的裂隙。 其上、下方分别有耻骨上韧带和耻骨弓状韧带加强。 在女性，耻骨间盘中的裂隙增宽，以增大骨盆的径线，利于胎儿的分娩（图 1-29）。

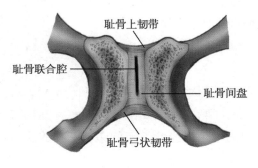

图 1-29　耻骨联合(冠状切面)

（4）**髋骨的固有韧带**：即闭孔膜（obturator membrane）。 它封闭闭孔并为骨盆内、外肌肉提供附着。 膜上部与闭孔沟围成**闭膜管**（obturator canal），有闭孔神经和血管通过。

（5）**骨盆**（pelvis）：由左、右髋骨、骶骨、尾骨及其间的骨连结构成。 骨盆借界线分为大骨盆和小骨盆两部分。 **界线**是由骶骨岬、弓状线、耻骨梳和耻骨嵴及耻骨联合上缘构成的环状线。 **大骨盆**（又称假骨盆）位于界线的前上方，较宽大；**小骨盆**（又称真骨盆）位于界线的后下方。 小骨盆是大骨盆向下延伸的骨性狭窄部，可分为骨盆上口、骨盆下口和骨盆腔。 **骨盆上口**由界线围成，呈圆形或卵圆形；**骨盆下口**高低不齐，由尾骨尖、骶结节韧带、坐骨结节、坐骨支、耻骨下支和耻骨联合下缘围成。 两侧坐骨支与耻骨下支连成**耻骨弓**，它们的夹角称**耻骨下角**。 骨盆上、下口之间的**骨盆腔**是个前壁短、侧壁及后壁较长的、弯曲的骨性管道，是胎儿娩出的必经之路。 骶骨及尾骨借软骨连结，允许尾骨稍向后下方移动，以增大骨盆下口的直径（图 1-30、1-31）。

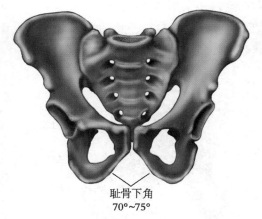

耻骨下角
70°~75°

图 1-30 男性骨盆（前面观）

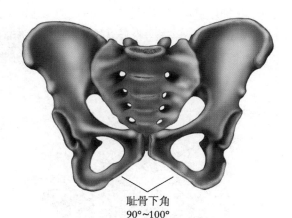

耻骨下角
90°~100°

图 1-31 女性骨盆（前面观）

骨盆是躯干与自由下肢骨之间的骨性成分，具有保护盆腔脏器和传递重力的作用。 当人体直立时，人体重量从腰椎经骶骨、两侧的骶髂关节、髋骨（特别是髋臼）传导至两侧的股骨头，再由股骨头向下到达下肢，这种弓形力的传递线称股骶弓；当人取坐位时，重力由骶髂关节传导至两侧坐骨结节，此种弓形力的传递线称**坐骶弓**。

由于女性骨盆又是胎儿娩出的产道，所以男、女性骨盆的形态有明显的差异，其主要差别如表 1-1 所示。

表 1-1 男、女性骨盆的形态比较

部 位	男 性	女 性
骨盆上口	心形	椭圆形
骨盆下口	较窄小	较宽大
骨盆腔	高而窄，呈漏斗形	短而宽，呈圆桶形
岬	突出较大	突出较小
耻骨下角	小，70°~75°	大，90°~100°

在产科，骨盆测量对了解骨盆大小，估计分娩有无困难均具有重要的临床意义。

2. 自由下肢骨连结

（1）**髋关节**（hip joint）：由髋臼和股骨头构成，属多轴的球窝关节。 髋臼的边缘有

髋臼唇（acetabular labrum）附着，以加深髋臼的深度。 髋臼切迹被髋臼横韧带封闭，使半月形的髋臼关节面扩大为环形，使股骨头关节面的 2/3 位于髋臼内。 关节囊坚韧致密，上端附于髋臼周缘及横韧带，下方前面附于转子间线，后面附着于股骨颈内侧 2/3，仅股骨颈的外 1/3 位于关节囊外，故临床上股骨颈骨折常有囊内、囊外骨折之分。 囊外骨折较易愈合，因为股骨头的血液供应仍有保证，而老年人易发生囊内骨折，股骨头可因缺血而坏死。 关节囊上、后及前壁均有韧带加强。 关节囊周围的韧带以**髂股韧带**（iliofemoral ligament）最为强健，它起自髂前下棘，呈"人"字形向下经囊的前方止于转子间线，能限制大腿过度后伸，可维持人体的直立姿势。 关节囊内还有**股骨头韧带**（ligament of the head of femur），连结股骨头凹和髋臼横韧带之间，为滑膜所包被，此韧带内有营养股骨头的血管。 当大腿半屈并内收时，股骨头韧带紧张，外展时则松弛（图 1-32～1-35）。

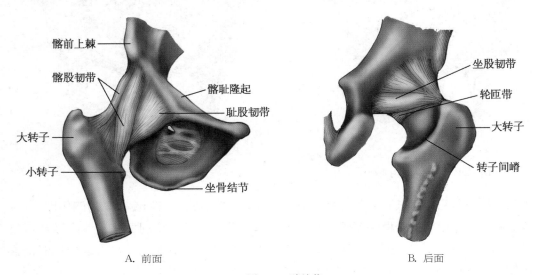

A. 前面　　　　　　　　　　　　　　　　B. 后面

图 1-32　髋关节

髋关节可沿冠状轴、矢状轴和垂直轴做屈、伸、收、展、旋内、旋外及环转运动。 由于股骨头大部分位于髋臼窝内，关节囊相对紧张而坚韧，又受多条韧带限制，其运动幅度不及肩关节，而具有较大的稳固性，以适应其承重和行走的功能。 髋关节囊的后下部相对薄弱，脱位时，股骨头易向下方脱位。 髋关节的严重疾病［如骨性关节炎、骨无菌性坏死（如股骨头坏死）、良性和恶性骨肿瘤等］导致的关节破坏伴有中度至重度关节疼痛和功能障碍，可以行人工髋关节置换术。

（2）**膝关节**（knee joint）：由股骨内、外侧髁，胫骨内、外侧髁及髌骨组成，是人体最大、最复杂的关节。 其关节囊薄而松弛，附着在各关节面的边缘，周围有韧带加强，以增加关节的稳定性。 主要韧带有以下几条。

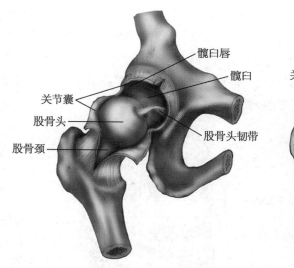

图 1-33　髋关节(关节囊打开)

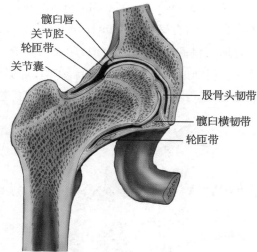

图 1-34　髋关节(冠状切面)

1) **髌韧带** (patellar ligament) : 为股四头肌腱的中央部纤维索, 自髌骨向下止于胫骨粗隆 (图 1-35) 。

2) **胫侧副韧带** (tibial collateral ligament) 和**腓侧副韧带** (fibular ligament) : 胫侧副韧带与关节囊和内侧半月板紧密结合。 腓侧副韧带的表面大部分被股二头肌腱所遮盖, 与外侧半月板不直接相连。 胫侧副韧带和腓侧副韧带在伸膝时紧张, 屈膝时松弛, 半屈膝时最松弛。 因此, 在半屈膝位允许膝关节做少许旋内和旋外运动 (图 1-35、1-36) 。

3) **腘斜韧带** (oblique popliteal ligament) : 由半膜肌腱延伸而来, 部分纤维与关节囊融合, 可防止膝关节过伸。

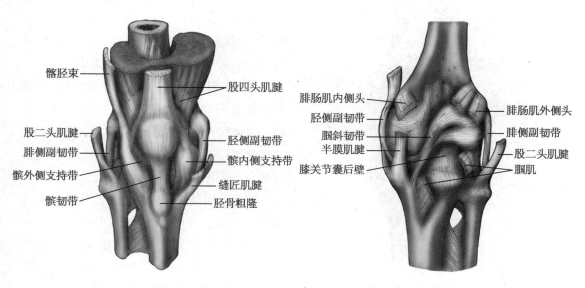

图 1-35　膝关节(前面观)

图 1-36　膝关节(后面观)

4）**膝交叉韧带**（cruciate ligament of knee）：位于膝关节中央稍后方，牢固地连结股骨和胫骨。**前交叉韧带**（anterior cruciate ligament）起自胫骨髁间隆起的前内侧，斜向后外上方附于股骨外侧髁的内面；**后交叉韧带**（posterior cruciate ligament）起自胫骨髁间隆起后方，斜向前内上方，附于股骨内侧髁的外面。前交叉韧带在伸膝时最紧张，能防止胫骨前移。后交叉韧带在屈膝时最紧张，可防止胫骨后移（图 1-37～1-39）。

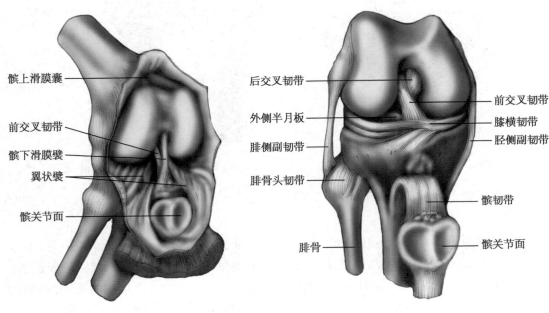

图 1-37 膝关节（关节被打开）

图 1-38 膝关节（前面敞开，除去关节囊）

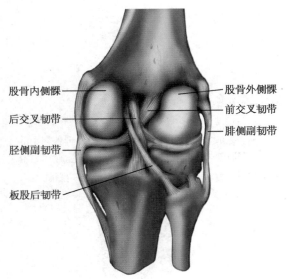

图 1-39 膝关节（后面观，除去关节囊）

关节囊的滑膜层形态较复杂，除在髌骨的下方突入关节腔形成数条滑膜襞外，还从髌骨上缘向上突入股四头肌与股骨体下部之间，形成深达 5cm 左右的**髌上囊**。

5）**半月板**（meniscus）：是位于股骨与胫骨关节面之间的两块半月形纤维软骨板，周缘厚，内缘薄；下面平，上面凹陷；两端借韧带附着于胫骨髁间隆起。**内侧半月板**（medial meniscus）较大，呈"C"形，前端窄后端宽，其外缘中份与胫侧副韧带紧密相连。**外侧半月板**（lateral meniscus）较小，呈"O"形，外缘与关节囊相连。半月板使股骨、胫骨两髁的关节面在形态上更相适应，增强了膝关节的稳固性，并在运动时起缓冲和减轻震荡的作用（图 1-40）。 内、外侧半月板的形态容易混淆，外侧呈"O"形。

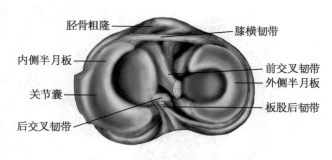

图 1-40　胫骨上端及半月板上面

膝关节可做屈、伸运动；当膝关节处于半屈位时，还可做轻度的旋转运动。 当膝关节骤然伸直并有强力旋转时（如踢足球动作），半月板退让不及，容易发生半月板损伤，甚至破裂。

（3）**小腿骨的连结**：胫腓两骨间的连结紧密，其上端由胫骨外侧髁与腓骨头构成微动的**胫腓关节**；下端借胫腓前韧带和胫腓后韧带构成坚强的韧带连结；两骨干之间借**小腿骨间膜**相连。 所以，在小腿两骨之间几乎没有任何运动。

（4）**足关节**（joints of foot）：包括距小腿（踝）关节、跗骨间关节、跗跖关节、跖骨间关节、跖趾关节和趾骨间关节（图 1-41、1-42）。

1）**距小腿关节**（talocrural joint）：又称**踝关节**，由胫、腓骨下端与距骨滑车构成，是单轴的屈戊关节。 关节囊附着于各关节面的周围，囊的前、后壁薄而松弛，两侧有韧带增厚加强。 内侧有内侧韧带（又名三角韧带）；外侧由不连续的 3 条独立的韧带组成，由前向后依次为距腓前韧带、跟腓韧带和距腓后韧带，均较薄弱（图 1-41、1-42）。

踝关节可作背屈（伸）和跖屈（屈）运动。 由于距骨滑车前宽后窄，当背屈时，较宽的滑车前部嵌入关节窝内，踝关节稳定。 当跖屈时，距骨滑车较窄的后部进入关节窝较宽的部分，故可有轻微的侧方运动，此时关节不稳定，故踝关节扭伤多发生在跖屈（如下山、下坡、下楼梯）的情况。

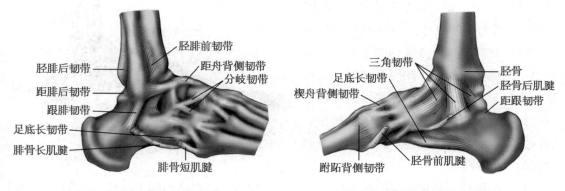

图 1-41　踝和足的韧带（外侧面观）　　　　图 1-42　踝和足的韧带（内侧面观）

2）**跗骨间关节**（intertarsal joint）：由各跗骨间的关节面连结而成，主要包括**距跟关节**（距下关节）、**距跟舟关节**和**跟骰关节**。 跗骨之间有强韧的韧带连结，关节的活动性较小，稳固性大，能支持全身重量，并可使足做内翻（提起足内侧缘，足底转向内侧）和外

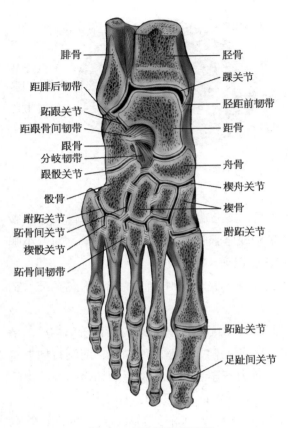

图 1-43　足的关节(背面观)

腓骨
胫骨
踝关节
距腓后韧带
胫距前韧带
距跟关节
距骨
距跟骨间韧带
跟骨
分岐韧带
舟骨
跟骰关节
楔舟关节
骰骨
楔骨
跗跖关节
跖骨间关节
跗跖关节
楔骰关节
跖骨间韧带
跖趾关节
足趾间关节

翻（提起足外侧缘，足底转向外侧）的运动（图 1-43）。

跗骨间关节和踝关节均能独立活动，但两者通常是协同运动，在跖屈时，伴有内翻足心，背屈时伴有外翻足心。 在高低不平的地面上或斜坡上站立或行走时，内翻和外翻对人体直立姿势的维持具有重要的作用。 跟骰关节和距跟舟关节联合构成**跗横关节**（transverse tarsal joint），又称 Chopart 关节，其关节线横过跗骨中份，呈横位的“S”形，临床可沿此线进行足的离断。

3）**跗跖关节**（tarsometatarsal joint）：又称 Lisfranc 关节，由 3 块楔骨和骰骨的前端与 5 块跖骨底构成，属平面关节，可做轻微滑动。 在内侧楔骨和第 1 跖骨间可做轻微的屈、伸运动。

4）**跖骨间关节**（intermetatarsal joint）、**跖趾关节**（metatarsophalangeal joint）和**趾骨间关节**（interphalangeal joint of foot）：均与手的相应关节相似，但稳定性较大，活动性较小。

（5）**足弓**（arch of the foot）：跗骨和跖骨借其连结形成凸向上方的弓，称**足弓**。 足弓可分为前、后方向的内、外侧**纵弓**和内、外方向的**横弓**。 足弓使重力从踝关节经距骨向前、后分散到跖骨头（主要是第 1 和第 5 跖骨头）和跟骨结节，以保证直立时足底着地支撑的稳固性，且具有弹性，能缓冲行走、跑和跳跃时的震荡；同时还有保护足底的血管、神经免受压迫的作用（图 1-44）。

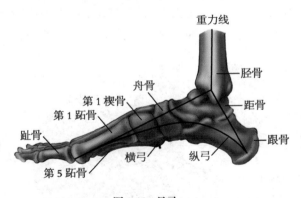

重力线
胫骨
舟骨
第1楔骨
距骨
第1跖骨
跟骨
趾骨
横弓
纵弓
第5跖骨

图 1-44　足弓

足弓的维持靠各足骨间的连结及足底众多的韧带，还有从小腿下行到足底的长、短肌腱和足底肌。 这些结构如受到损伤或被拉长，足弓就会塌陷，称扁平足。 患有扁平足的人，站立和行走均易感到疲劳。

第三节 躯干骨及其连结

一、躯干骨

躯干骨共 51 块，包括 24 块椎骨、1 块骶骨、1 块尾骨、1 块胸骨和 12 对肋。 它们分别参与脊柱、骨性胸廓和骨盆的构成。

（一）椎骨

幼年时共有椎骨 32 块或 33 块，即颈椎 7 块、胸椎 12 块、腰椎 5 块、骶椎 5 块及尾椎 3～4 块。 随着年龄增长，5 块骶椎融合成 1 块骶骨，尾椎也融合成 1 块尾骨。 因此，成年后椎骨共 26 块。 所有椎骨发生来源相同，基本形态相似，只是由于所处部位不同，承受压力各异，各椎骨的大小形状遂出现了分化。 但是，从上到下形态变化是逐渐的。 因此，相邻椎骨的形态很接近。

1. 椎骨（vertebrae）的一般形态　椎骨由椎体、椎弓和由椎弓发出的突起组成（图 1-45）。

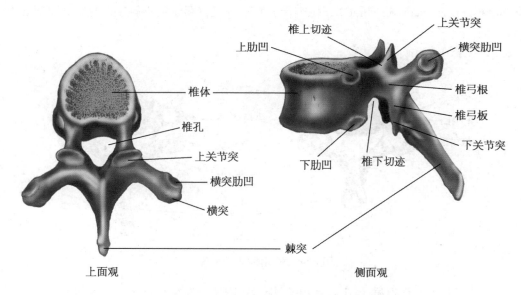

图 1-45　椎骨的一般形态结构(胸椎)

（1）**椎体**（vertebral body）：呈短圆柱状，构成椎骨的前部，它的表面骨密质较薄，内部则由骨松质构成。 因此，受暴力冲击时，易被压成楔形，形成压缩性骨折。

（2）**椎弓**（vertebral arch）：位于椎体的后方，呈半环形，两端连于椎体。 椎弓与椎体共同围成椎孔（vertebral foramen）。 全部椎骨的椎孔上下连续，形成 1 条纵行的**椎管**（vertebral canal），上至枕骨大孔下缘，下达骶管裂孔，容纳脊髓及其被膜等。 椎弓由

1对椎弓根和1对椎弓板构成。 椎弓与椎体相连的部分短而细，称**椎弓根**（pedicle of vertebral arch）；其余部分较宽，称**椎弓板**（lamina of vertebral arch）。 椎弓根的上、下缘各有1个切迹，分别称**椎上切迹**和**椎下切迹**。 相邻椎骨的上、下切迹共同围成**椎间孔**（intervertebral foramina），有脊神经和血管通过。

从椎弓发出的突起共有7个： 从椎弓后面正中线上有凸向后方和后下方的突起，称**棘突**（spinous process）；突向两侧的1对突起称**横突**（transverse process）；突向上方和下方的各1对突起分别称**上关节突**（superior articular process）和**下关节突**（inferior articular process），关节突上均有光滑关节面。

2. 各部椎骨的主要特征

（1）**颈椎**（cervical vertebrae）：椎体较小，横断面呈椭圆形。 上、下关节突的关节面几乎呈水平位。 第3～7颈椎体上面侧缘向上突起，称**椎体钩**。 椎体钩若与上位锥体两侧的唇缘相接，形成**钩椎关节**，又称Luschka关节。 如果过度增生肥大可使椎间孔狭窄，压迫脊神经，产生症状，是颈椎病的病因之一。 横突根部有**横突孔**（transverse foramen），有椎动脉和椎静脉通过（一般情况下，第7颈椎仅有椎静脉通过）。 第6颈椎横突末端前方的结节特别隆起，称**颈动脉结节**（carotid tubercle），有颈总动脉经过其前方。 当头部出血时，可用手指将颈总动脉压于此结节，进行暂时性止血。 第2～6颈椎的棘突较短，末端分叉。 第7颈椎又名**隆椎**（prominent vertebrae），棘突特长，不分叉，活体易于触摸，是临床计数椎骨的标志（图1-46）。

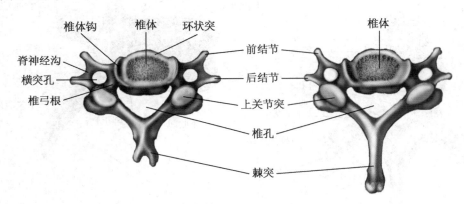

图1-46 颈椎和隆椎（上面观）

1）第1颈椎：又名**寰椎**（atlas），呈环状，无椎体、棘突和关节突，由前弓、后弓及两个侧块组成。 前弓较短，后面正中有齿突凹，与枢椎的齿突相关节。 后弓较长，其上面有横行的椎动脉沟。 侧块连结前后两弓，其上面各有一肾形的上关节面，与枕髁形成寰枕关节；下面有圆形的下关节面，与第2颈椎的上关节面相关节形成寰枢关节（图1-47）。

2）第2颈椎：又名**枢椎**（axis），特点是椎体向上伸出的指状突起，称**齿突**（dens），与寰椎齿突凹相关节。 齿突的前面有一关节面与寰椎前弓后面的关节面相关节。 头向左右转动时，即以齿突为轴心（图1-47）。

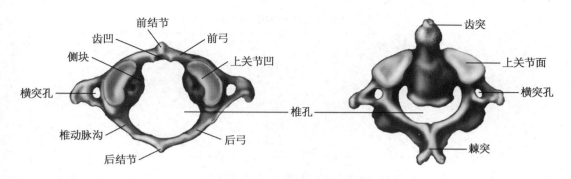

图 1-47 寰椎和枢椎（上面观）

（2）**胸椎**（thoracic vertebrae）：椎体自上向下逐渐增大，上位胸椎近似颈椎，下位胸椎类似腰椎，以中位胸椎的形状最为典型。中位胸椎椎体呈心形，椎体两侧面后份的上缘和下缘处有与肋头相关节的半圆形浅凹，分别称**上肋凹和下肋凹**（superior costal fovea, inferior costal fovea）。横突为圆柱形，伸向后外方，末端前面有横突肋凹与肋结节相关节。关节突的关节面几乎呈冠状位，上关节突的关节面朝向后，下关节突的关节面朝向前。棘突较长，斜向后下方并相互重叠，呈叠瓦状，故在胸部麻醉穿刺时应注意进针的方向（见图 1-45）。

（3）**腰椎**（lumbar vertebrae）：椎体最大，横断面呈肾形。椎孔呈卵圆形或三角形。棘突呈板状的扁长方形，水平伸向正后方，因此，棘突间距离较大，临床上进行腰椎穿刺时，针头较易从棘突间进入椎管（图 1-48）。上、下关节突粗大，关节面几乎呈矢状位。颈、胸、腰椎的形态比较如表 1-2 所示。

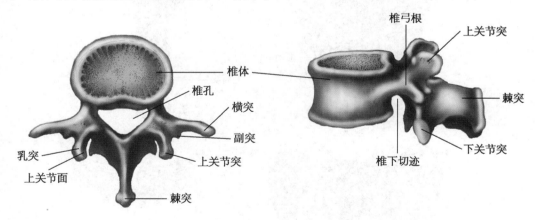

图 1-48 腰椎

（4）**骶骨**（sacrum，sacral bone）：由 5 块骶椎融合而成，最初以软骨互相结合，至成人则愈合成 1 块骶骨。骶骨略呈三角形，骶骨尖向下接尾骨，骶骨底向上连第 5 腰椎。底的前缘隆凸，称**岬**（promontory）。骶骨前面光滑，有 4 对**骶前孔**（anterior sacral foramina）。后面粗糙隆凸，正中有突起的**骶正中嵴**（median sacral crest），嵴外侧有 4 对**骶后孔**（posterior sacral foramina）。骶骨内有骶管，是椎管的骶段。骶前孔、骶后孔均和骶管相通，有骶神

表 1-2　颈、胸、腰椎的形态比较

内 容	颈 椎	胸 椎	腰 椎
椎体	小	较大	最大
椎孔	最大	最小	中等
棘突	小而分叉（除第1、第7棘突外）	最长，斜向后下方	扁长方形，水平方向
横突	有横突孔	有横突肋凹	无横突肋凹
肋凹	无	有	无

经的前、后支通过。 骶管下端的裂孔呈三角形，称**骶管裂孔**（sacral hiatus）。 骶管裂孔两侧有向下方突出的**骶角**（sacral cornu）。 会阴部手术做骶管麻醉时必须确认此标志。 骶骨外侧部上宽下窄，上份有**耳状面**（auricular surface），与髂骨的耳状面构成骶髂关节。 耳状面后方的骨面凹凸不平，称**骶粗隆**（sacral tuberosity）。 在临床上常可见骶椎数目的变化。有时骶骨由4个骶椎构成，即第1骶椎变成第6腰椎（临床上称之为骶椎腰化）；相反，第5腰椎与骶骨愈合（临床上称之为腰椎骶化），这也是造成腰痛的一种可能原因（图 1-49）。

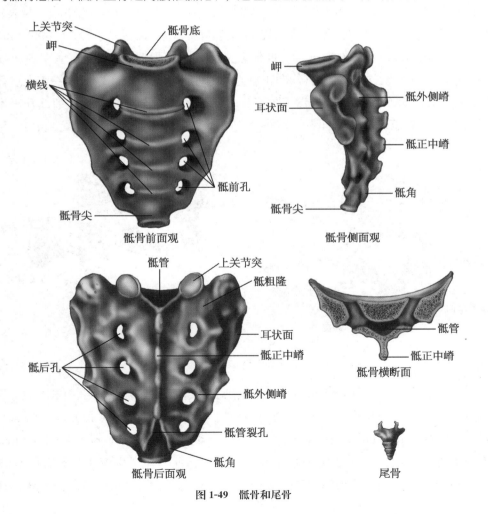

图 1-49　骶骨和尾骨

（5）**尾骨**（coccyx）：由 3~4 个尾椎融合而成。 人类的尾椎已趋向退化，故结构简单。 尾骨略呈三角形，其上部与骶骨尖相接（见图 1-49）。

（二）胸骨

胸骨（sternum）位于胸前壁正中，呈前凸后凹，长而扁，上宽下窄，可分**胸骨柄**（manubrium）、**胸骨体**（body of sternum）和**剑突**（xiphoid process）3 部分（图 1-50）。

胸骨柄的上缘中份凹陷，称**颈静脉切迹**（jugular notch）。 上缘外侧有卵圆形关节面，称**锁切迹**。 胸骨柄与体相接处形成向前微凸的**胸骨角**（sternal angle），可在体表扪及，两侧平对第 2 肋软骨，是胸前部计数肋的重要标志。 胸骨角向后平对第 4 胸椎体下缘。 胸骨体的两侧缘接第 2~7 对肋软骨。 剑突扁而薄，形状变化较大，下端游离。

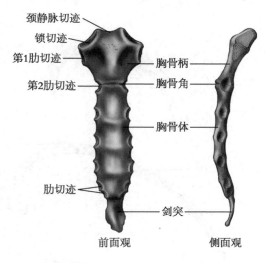

图 1-50 胸骨

（三）肋

肋（rib）共有 12 对，左、右对称排列，由肋骨和肋软骨构成。 第 1~7 对肋的前端均与胸骨相连结，称**真肋**（true rib）。 第 8~10 对肋不与胸骨直接相连，称**假肋**（false rib）。 其前端借肋软骨与上位软骨连结，形成**肋弓**（costal arch）。 而第 11~12 对肋骨前端游离于腹壁肌层中，称**浮肋**（floating rib）。 相邻两肋骨、肋软骨之间的间隙称**肋间隙**（intercostal space）（图 1-51）。

1. 肋骨（costal bone） 为细长的弓形扁骨，分为肋体和前、后两端。 **肋体**的内面近下缘处有肋沟，沟内有肋间血管和神经通过。 肋骨的后端膨大称**肋头**（costal head），与胸椎的上、下肋凹形成关节。 肋头的外侧较细，称**肋颈**（costal neck），颈和体交接处的后面有**肋结节**（costal tubercle），与横突肋凹形成关节。 距肋颈不远处，肋骨体自后方向前方急转，成为**肋角**（costal angle）。 肋骨的前端接肋软骨。

第 1 肋骨的特征为：无肋角和肋沟；上、下扁阔，分为上、下面和内、外缘；在内缘的前份有前斜角肌结节，为该肌腱附着处；其前、后方分别有锁骨下静脉和锁骨下动脉经过的压迹（沟）。

2. 肋软骨（costal cartilage） 位于各肋骨的前端，由透明软骨构成，终身不骨化。

二、躯干骨的连结

（一）脊柱

脊柱（vertebral column）位于躯干背部的中央，构成人体的中轴，由 24 块椎骨、1 块骶骨和 1 块尾骨连结构成。 它是人体的支柱，具有承托颅部、支持体重和保护脊髓及运动

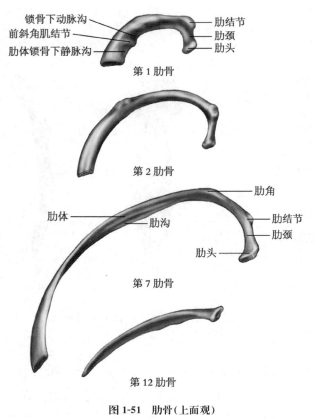

第 1 肋骨

锁骨下动脉沟
前斜角肌结节
肋体锁骨下静脉沟

肋结节
肋颈
肋头

第 2 肋骨

肋体
肋沟
肋头

肋角
肋结节
肋颈

第 7 肋骨

第 12 肋骨

图 1-51　肋骨（上面观）

力，减缓冲击以保护脊髓，并有利于脊柱向各个方向运动。因为下腰部脊柱活动较多，椎间盘所承受的压力也最大，所以当暴力造成纤维环破裂时，可导致髓核从盘中向后外脱出，临床称**椎间盘脱出症**（prolapse of intervertebral disc）。如髓核突入椎管或椎间孔时，可产生神经压迫症状，从而引起严重的腰腿痛（图 1-52、1-53）。

2）**前纵韧带**（anterior longitudinal ligament）：为人体中最长的韧带，上起自枕骨大孔的前缘，下经各椎体和椎间盘的前面，止于第 1 或第 2 骶椎椎体骶骨的前面。前纵韧带有防止脊柱过度后伸和椎间盘向前脱出的作用。

躯干的功能。

1. 椎骨间连结　各椎骨之间以软骨、韧带和关节相连，分为椎体间连结和椎弓间连结。

（1）**椎体间的连结**：椎体间借椎间盘及前、后纵韧带相连。

1）**椎间盘**（intervertebral disc）：是连结相邻两个椎体的纤维软骨盘（第 1 及第 2 颈椎间除外），成人有 23 个椎间盘。它由互相移行的内、外两部构成。内部为**髓核**（nucleus pulposus），稍居后方，为白色而有弹性的胶样物质。外部为**纤维环**（anulus fibrosus），由多层纤维软骨环组成，坚韧而富有弹性，牢固连结各椎体上、下面，保护髓核并限制其向周围膨出。椎间盘以脊柱胸段中部最薄，由此向上、向下逐渐增厚，以腰部最厚，故脊柱腰段运动幅度最大。椎间盘坚固，富有弹性，除牢固连接椎体外，还可承受压

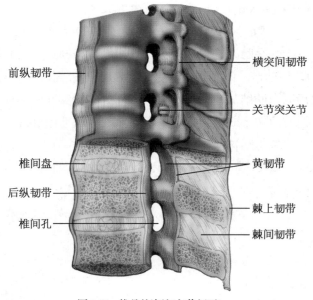

前纵韧带
椎间盘
后纵韧带
椎间孔

横突间韧带
关节突关节
黄韧带
棘上韧带
棘间韧带

图 1-52　椎骨的连结（矢状切面）

3）**后纵韧带**（posterior longitudinal ligament）：位于椎管内椎体的后面，起自枢椎并与覆盖枢椎椎体的覆膜相续，下达骶骨，该韧带有限制脊柱过度前屈的作用。前、后纵韧带对连结椎体和固定椎间盘具有重要作用。

（2）**椎弓间的连结**：包括椎弓板之间和各突起之间的连结。

1）**黄韧带**（ligamenta flava）：连结两个相邻的椎弓板，故又称弓间韧带。此韧带坚韧而富有弹性，由黄色的弹性纤维构成，有限制脊柱过度前屈的作用（图 1-54）。

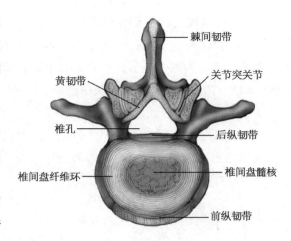

图 1-53　椎骨的连结（水平切面）

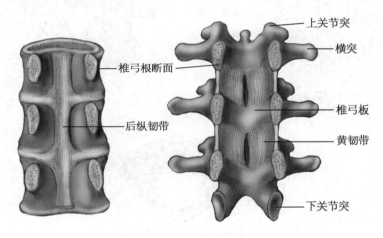

图 1-54　椎骨的连接（冠状切面）

2）**棘间韧带**（interspinal ligament）：连结相邻两个棘突，此韧带向前与黄韧带、向后与棘上韧带相移行。

3）**横突间韧带**（intertransverse ligament）：连结相邻两个横突。

4）**棘上韧带**（supraspinal ligament）和**项韧带**（ligamentum nuchae）：连结胸、腰、骶椎各棘突尖的纵行韧带，可限制脊柱前屈的作用。而在颈部，从颈椎棘突尖向后扩展成三角形板状的弹性膜层的**项韧带**。项韧带是棘上韧带和颈椎棘突间韧带的延续，向上附着于枕外隆凸及枕外嵴，向下达第 7 颈椎棘突并续于棘上韧带。

临床做**腰椎穿刺术**时，穿刺针由浅入深，依次经过皮肤、皮下组织、棘上韧带、棘间韧带和黄韧带才能进入椎管（图 1-54）。

5）**关节突关节**（zygapophysial joint）：由相邻椎骨的上、下关节突构成，关节面有透明软骨覆盖，关节囊附于关节面周缘，属平面关节，只能做轻微的滑动。

（3）寰椎与枕骨及寰枢关节：

1）**寰枕关节**（atlantooccipital joint）：由寰椎两侧块的上关节凹与相应枕骨构成，属于椭圆关节，为联合关节，关节面有透明软骨覆盖，关节囊附着于关节面周缘，关节囊松弛，周围有韧带加强。可使头做前俯、后仰和侧屈运动。有人形象地称其为"Yes"关节（图 1-55）。

2）**寰枢关节**（atlantoaxial joint）：由寰椎前弓后面的关节面与枢椎的齿突构成，可使头做左右旋转运动，也有人形象地称其为"No"关节（图 1-55）。

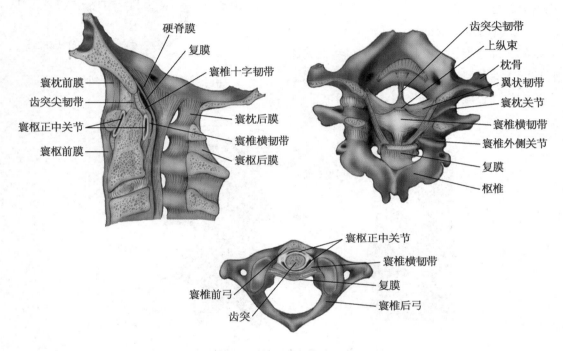

图 1-55　寰枕关节和寰枢关节

2. 脊柱整体观及其运动　成人脊柱长约 70 cm，女性及老年人略短。全部椎间盘的厚度约占脊柱全长的 1/4（图 1-56）。

（1）**脊柱前面观**：从前面观察脊柱时，可见脊柱椎体的宽度，自第 2 颈椎向第 3 骶椎有显著增大，这与重力的承担不断增加有关，下位椎体负重较多，故椎体也较大。但自骶骨耳状面高度以下，因重力经髋骨传向下肢骨后已无负重意义，故从第 3 骶椎向下，椎骨急速缩小变窄，直至尾骨尖。

（2）**脊柱后面观**：从后面观察脊柱时，可见棘突全长形成纵嵴，居背部正中。但各部椎骨棘突的倾斜度各不相同。颈椎棘突和腰椎棘突近似水平位，而胸椎棘突斜向后下方，呈叠瓦状。

（3）**脊柱侧面观**：从侧面观察脊柱时，可见脊柱有 4 个生理性弯曲，即**颈曲**、**胸曲**、**腰曲和骶曲**。从整体上观察，脊柱的弯曲对维持重心和吸收震荡有关。其中胸曲和骶曲

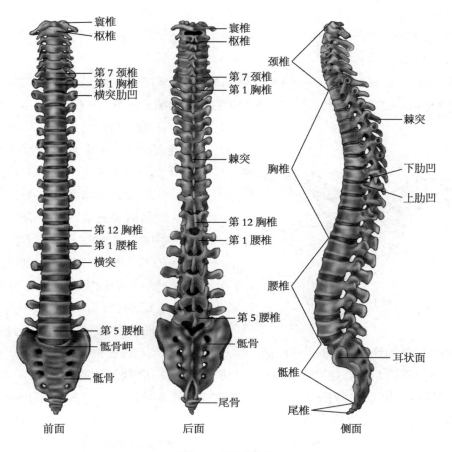

图1-56　脊柱整体观

凸向后，在胚胎时已形成，并在出生后继续存在；颈曲及腰曲凸向前，为出生后代偿性弯曲。脊柱的每一个弯曲，均有它的功能意义。当小儿能抬头时，出现了颈曲，支持头的抬起；能直立和开始行走时，又出现了腰曲，使身体的重心后移，以维持身体前后平衡。脊柱的这些弯曲，既维持直立姿势，又增强脊柱弹性，对行走或跳跃时所产生的震荡也起缓冲作用。

关于脊柱的弯曲可通过"妖精（腰颈）在前，兄弟（胸骶）在后面追（**兄弟追妖精**）"进行联想记忆。

脊柱除支持身体，保护脊髓、脊神经和内脏外，还有很强的运动功能。尽管相邻两个椎骨之间的运动幅度有限，但整个脊柱的活动范围则很大。脊柱可沿额状轴做屈伸运动；沿矢状轴做侧屈运动；沿垂直轴做旋内、旋外运动，也可做环转运动。脊柱各部的运动性质和范围主要取决于椎间盘的厚度，关节突关节的方向和形状、韧带的位置及厚薄等，同时也与年龄、性别和锻炼程度有关。颈部：颈椎关节突的关节面略呈水平位，关节囊松弛，椎间盘较厚，故屈伸及旋转幅度较大。胸部：胸椎与肋骨相连，椎间盘较薄，关节突关节呈冠状位，棘突呈叠瓦状，这些因素限制了胸椎的运动，故活动的范围较小。腰部：

椎间盘最厚，屈伸运动灵活，关节突关节几乎呈矢状位，限制了旋转运动。由于颈、腰部运动灵活，故损伤多见于颈、腰部。

（二）胸廓

胸廓（thoracic cage）由 12 块胸椎、12 对肋、胸骨和它们之间的连结构成。胸廓有一定的弹性和活动性，具有支持、保护胸腹腔内脏器的功能，并参与呼吸运动。

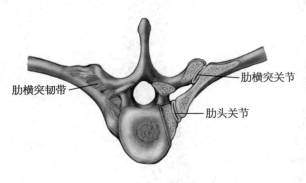

图 1-57 肋椎关节

1. 肋与椎骨的连结　肋骨后端与胸椎连结，称**肋椎关节**（costovertebral joint）。此关节可分为：①**肋头关节**，由肋头的关节面与胸椎的上、下肋凹组成；②**肋横突关节**，由肋结节关节面与横突肋凹组成。这两个关节在功能上是联合关节（图 1-57），运动时肋骨沿肋头至肋结节的轴线旋转，使肋上升或下降，以增加或缩小胸廓的前后径和横径，从而改变胸腔的容积有助于呼吸。

2. 肋与胸骨的连结　肋的前端较低，第 1 ~ 7 肋前端均与胸骨相连结。其中，第 1 肋与胸骨柄之间为软骨结合，第 2 ~ 7 肋软骨与胸骨分别构成微动的**胸肋关节**（sternocostal joint），而第 8 ~ 10 肋软骨各与上位肋软骨构成**软骨连结**形成左、右**肋弓**（costal arch）（图 1-58）。

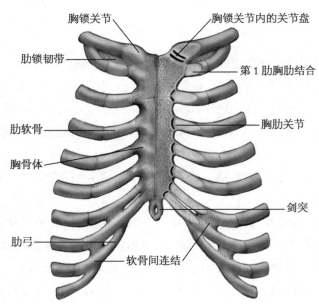

图 1-58 胸肋关节(前面观)

3. 胸廓整体观及其运动　成人胸廓近似扁圆锥形，前后径比横径短，上窄下宽。胸廓有上、下两口。　胸廓上口较小，由胸骨柄上缘、第1肋和第1胸椎围成。　上口的平面向前下方倾斜，故胸骨柄上缘平对第2、第3胸椎体之间的椎间盘。　胸廓下口较大，宽而不整齐，由第12胸椎，第12、第11对肋及肋弓和剑突构成。　胸廓的形状和大小，与性别、年龄和健康状况及体育锻炼有密切关系。　疾病可使胸廓变形，如儿童患有佝偻病（rickets）时，由于骨组织中缺少钙盐，以至胸廓变形，严重时，胸骨可明显突出，形如"鸡胸"，影响肺的功能（图1-59）。

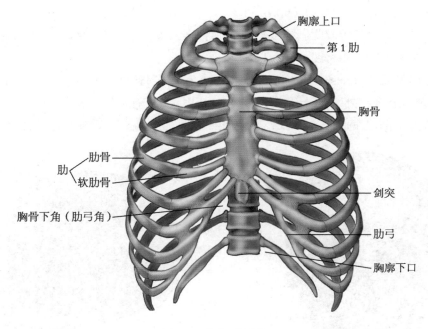

图 1-59　胸廓(前面观)

胸廓具有保护、支持和运动功能。　胸廓的运动主要是参与呼吸运动。　吸气时，在肌的作用下，肋的前部抬高，肋体向外扩展，胸骨上升，使胸廓的前后径和横径增大，胸腔容积增加。　呼吸时，在重力和肌的作用下，胸廓作相反的运动，使胸腔容积减少。　胸廓有一定弹性，在抢救心跳或呼吸骤停的患者时，可进行体外心脏按压或人工呼吸。

胸廓的形状和大小有明显的个体差异，与性别、年龄、健康状况和职业因素有关。　新生儿胸廓呈桶状，横径与前后径大致相等。　成年女性的胸廓较男性略短而圆，各径均较男性小。　老年人胸廓因弹性减小，运动减弱，致使胸廓塌陷，变得长而扁。　佝偻病患儿，因缺乏钙盐而骨质疏松，易变形，胸廓前后径增大，胸骨明显突出，形成"鸡胸"。　慢性支气管炎的患者、患肺气肿的老年人因长期咳嗽，胸廓各径增大而成"桶状胸"。

第四节　颅骨及其连结

一、颅

颅位于脊柱上方，由 23 块（6 块听小骨未计在内）形状、大小不同的骨块组成。除下颌骨及舌骨外，其余各骨彼此借缝或软骨牢固相连，起支持与保护脑、感觉器官及消化和呼吸器官起始部分的作用（图 1-60、1-61）。

颅骨分**脑颅骨**（bones of cerebral cranium）和**面颅骨**（bones of facial cranium）两部分。两者以眶上缘和外耳门上缘的连线为其分界线。脑颅骨占据颅的后上部，围成颅腔，容纳脑。面颅占据颅的前下部，形成面部轮廓，是眼眶、鼻腔和口腔的骨性支架。

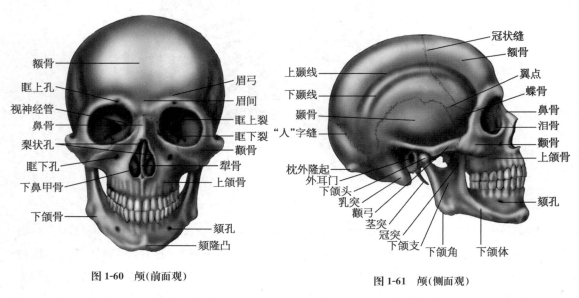

图 1-60　颅（前面观）

图 1-61　颅（侧面观）

（一）脑颅骨

脑颅骨共有 8 块，成对的有顶骨和颞骨，不成对的有额骨、筛骨、蝶骨和枕骨。

1. 额骨（frontal bone）　位于颅的前上方，分额鳞、眶部和鼻部 3 部分（图 1-62）。

2. 筛骨（ethmoid bone）　为脆弱的含气骨，位于两眶之间，蝶骨之前，构成鼻腔上部和外侧壁。在冠状切面上呈"巾"字形，由筛板、垂直板及两侧的筛骨迷路组成。**筛板**分隔颅腔与鼻腔，呈水平位，板上有许多小的**筛孔**，板上方的骨突称**鸡冠**。**垂直板**分隔鼻腔成左右两半。筛骨迷路位于垂直板的两侧，内含筛窦，由蜂窝状的许多含气小房围成；**迷路**的外侧壁为一菲薄的骨板，参与构成眶的内侧壁；迷路的内侧壁上有上、下两个卷曲的骨片，称**上鼻甲**和**中鼻甲**（图 1-63、1-64）。

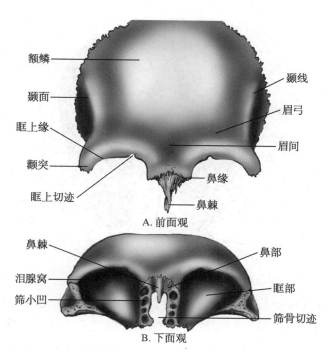

额鳞
颞面
眶上缘
颧突
眶上切迹
颞线
眉弓
眉间
鼻缘
鼻棘

A.前面观

鼻棘
泪腺窝
筛小凹
鼻部
眶部
筛骨切迹

B.下面观

图 1-62　额骨

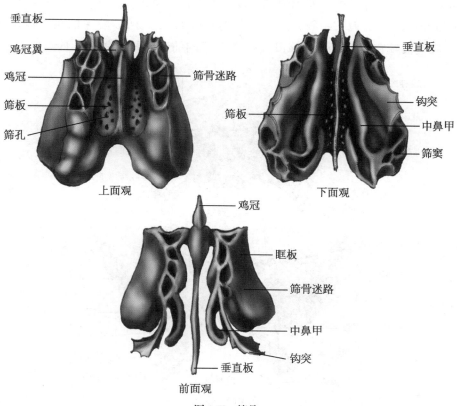

垂直板
鸡冠翼
鸡冠
筛板
筛孔
筛骨迷路

上面观

垂直板
钩突
中鼻甲
筛板
筛窦

下面观

鸡冠
眶板
筛骨迷路
中鼻甲
钩突
垂直板

前面观

图 1-63　筛骨

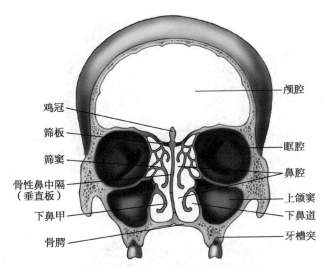

鸡冠

筛板

筛窦

骨性鼻中隔
（垂直板）

下鼻甲

骨腭

颅腔

眶腔

鼻腔

上颌窦

下鼻道

牙槽突

图 1-64　颅的冠状切面：示筛骨的位置

　　3. 蝶骨（sphenoid bone）　位于颅底中央，形如蝴蝶，可分为体、大翼、小翼和翼突 4 部。体位居蝶骨正中央，内含空腔称**蝶窦**。体的上面呈马鞍状，称**蝶鞍**，中央凹陷即**垂体窝**（hypophysial fossa），自体向两侧伸出成对的骨板，小翼在前，大翼在后。大翼根部由前内向后外有**圆孔**（foramen rotundum）、**卵圆孔**（foramen ovale）和**棘孔**（foramen spinosum），分别通过重要的神经和血管。自体和大翼相结合处，向下伸出 1 对**翼突**（pterygoid process），翼突由翼突外侧板和内侧板构成。两板前缘相连，形成向后开放的翼窝。翼突根部有**翼管**（pterygoid canal）自后向前通入**翼腭窝**（图 1-65）。

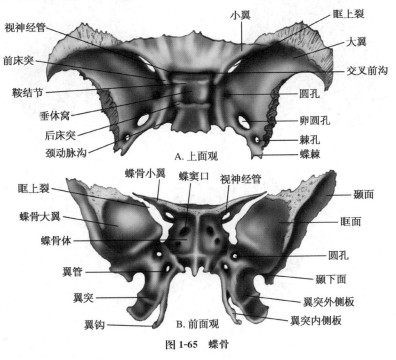

视神经管

前床突

鞍结节

垂体窝

后床突

颈动脉沟

小翼

眶上裂

大翼

交叉前沟

圆孔

卵圆孔

棘孔

蝶棘

A. 上面观

眶上裂

蝶骨大翼

蝶骨体

翼管

翼突

翼钩

蝶骨小翼

蝶窦口

视神经管

颞面

眶面

圆孔

颞下面

翼突外侧板

翼突内侧板

B. 前面观

图 1-65　蝶骨

4. 颞骨（temporal bone）　形状不规则，其外侧面上有外耳门。 以外耳门为中心，可将颞骨分为：①**鳞部**（squamous part），为外耳门前上方的鳞状骨片，在外耳门的前方，有 1 个向外平伸继而转向前的突起，称**颧突**。 颧突与颧骨的颞突相接构成**颧弓**。 颧突根部的下方有**下颌窝**（mandibular fossa），窝的前界突起为**关节结节**（articular tubercle）。②**岩部**（petrous part），在颞骨的内侧面，形似三棱锥体，伸向前内方，嵌入枕骨与蝶骨之间。 岩部前面朝向前上，近尖端处有一浅凹，为三叉神经压迹，压迹的后外侧有一隆凸，称**弓状隆起**，再向外为**鼓室盖**。 岩部的后面朝向后内，中央有内耳门，通入内耳道。岩部下面凹凸不平，其后份有一较大的颈静脉窝，窝前方有圆形的**颈动脉管外口**，颈动脉管穿入岩部呈直角折向前内，开口于岩部的尖端，为**颈动脉管内口**，颈静脉窝的后方有一细长的**茎突**（styloid process）。 岩部后份扩大下垂，位于外耳门的后方，有一向下的锥形突起，称**乳突**（mastoid process），乳突内有许多小的空腔，称**乳突小房**。 茎突与乳突之间有**茎乳孔**（stylomastoid foramen）。 ③**鼓部**（tympanic part），位于下颌窝的后方，为一卷曲的小骨片，从前、下、后三方围绕外耳道（图 1-66）。

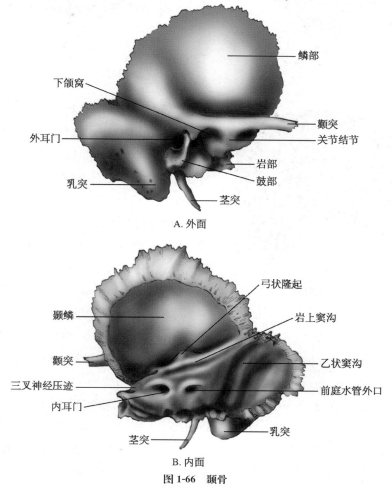

A. 外面

B. 内面

图 1-66　颞骨

5. 枕骨（occipital bone） 位于颅骨的后下部，呈勺状。 前下部有**枕骨大孔**（foramen magnum）。 枕骨借此孔分为 4 部，前为基底部，后为枕鳞，两侧为侧部。 侧部的下方有椭圆形关节面，称**枕髁**。 枕骨大孔后方有枕外嵴，延伸至**枕外隆凸**，隆凸向两侧延伸为上项线，其下方有与之平行的下项线（图 1-67）。

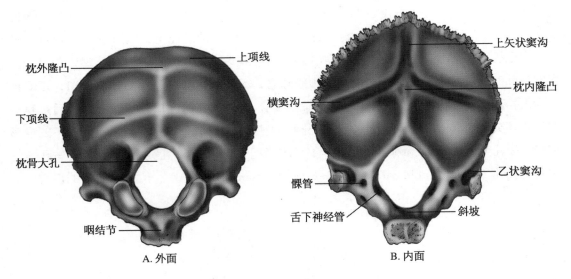

A. 外面　　　　　　　　　B. 内面

图 1-67　枕骨

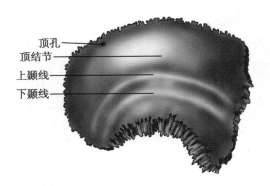

图 1-68　顶骨（上面观）

6. 顶骨（parietal bone） 外隆内凹，呈四边形，居颅顶中部，左右各一。 两块顶骨间以矢状缝相连。 前方通过冠状缝与额骨相连，后方通过"人"字缝与枕骨相连（图 1-68）。

（二）面颅骨

面颅骨共有 15 块。 成对的有上颌骨、腭骨、鼻骨、颧骨、泪骨和下鼻甲，不成对的有犁骨、下颌骨和舌骨。

1. 下颌骨（mandible） 呈马蹄铁形，分为下颌体和下颌支，体呈弓形，上缘有容纳牙齿的牙槽。 体的前外侧面每侧有一**颏孔**（mental foramen），有下颌神经发出的颏神经通过。 **下颌支**（ramus of mandible）为自下颌体两侧向后方的长方形骨板，在支的内侧面中央有 1 个**下颌孔**（mandibular foramen），自该孔向下经下颌管通至颏孔。 下颌支的上端有两个突起，前方的突起称**冠突**（coronoid process），后方的突起称**髁突**（condylar process），两突间的凹陷为**下颌切迹**（mandibular notch）。 髁突上端的膨大即**下颌头**（head of mandible），与颞骨的下颌窝构成颞下颌关节。 头下方窄细处为**下颌颈**（neck of mandible）。 支的后缘与下颌体交界处为**下颌角**（angle of mandible）（图 1-69）。

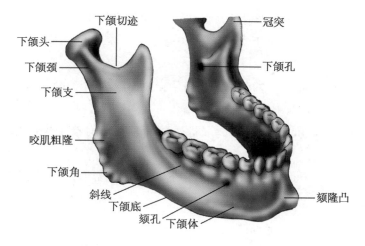

A. 外侧面观

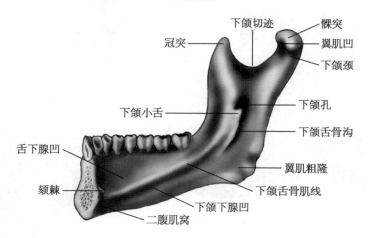

B. 内侧面观

图 1-69 下颌骨

2. **舌骨**（hyoid bone） 为一"U"形小骨，位于下颌骨的下后方，舌骨分中央部的舌骨体和自体向后外方伸出的 1 对大角。 在体和大角结合处向上伸出小角，体和大角均可在体表扪到（图 1-70）。

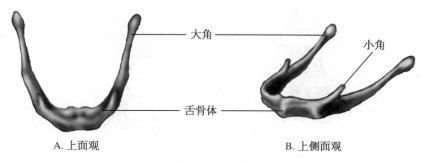

A. 上面观　　　　　　　　　　　　　　B. 上侧面观

图 1-70 舌骨

3. 犁骨（vomer） 为斜方形骨板，组成骨性鼻中隔的后下份（图 1-71）。

4. 鼻骨（nasal bone） 位于鼻背，呈长方形，上窄下宽，构成鼻背的基础（图 1-71）。

5. 泪骨（lacrimal bone） 为菲薄的小骨片，位于眶内侧壁的前份。 前接上颌骨，后连筛骨迷路眶板（图 1-71）。

6. 下鼻甲（inferior nasal concha） 骨质薄而卷曲，附着于骨性鼻腔外侧壁的下部（图 1-71）。

7. 颧骨（zygomatic bone） 位于眶的外下方，呈菱形，形成面颊部的骨性突起（图 1-71）。

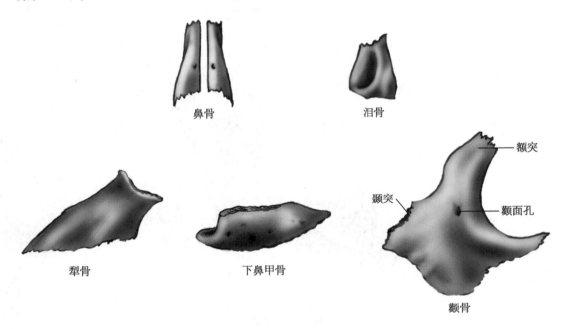

鼻骨   泪骨

额突

颞突   颧面孔

犁骨   下鼻甲骨   颧骨

图 1-71　鼻骨、泪骨、犁骨、下鼻甲骨、颧骨

8. 腭骨（palatine bone） 位于上颌骨腭突与蝶骨翼突之间，呈“L”形，分水平板和垂直板两部。 水平板组成骨腭的后份，垂直板构成鼻腔外侧壁的后份（图 1-72）。

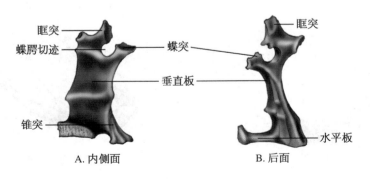

眶突

蝶腭切迹   蝶突

垂直板

锥突

水平板

A. 内侧面   B. 后面

图 1-72　腭骨

9. 上颌骨（maxilla） 成对，构成面颅的中央，与大部分面颅骨相接，可分 1 个体和 4 个突。 上颌体内的空腔称**上颌窦**。 体的前面上份有**眶下孔**（infraorbital foramen），有上颌神经发出的眶下神经穿出，孔下方凹陷，称**尖牙窝**。 颞下面朝向后外，中部有几个小的**牙槽孔**。 眶面构成眶的下壁，有矢状位的**眶下沟**，向前下连于**眶下管**。 鼻面构成鼻腔外侧壁，后份有**上颌窦裂孔**，通入上颌窦，前份有纵行的**泪沟**。 **额突**（frontal process）突向上方，接额骨、鼻骨和泪骨。 **颧突**（zygomatic process）伸向外侧，接颧骨。 **牙槽突**（alveolar process）由体向下伸出，其下缘有牙槽，容纳上颌牙根。 **腭突**（palatine process）由体向内水平伸出，于中线与对侧腭突结合，组成骨腭前份（图 1-73）。

颅骨可以借顺口溜"**下颌犁舌，颧腭鼻泪上颌下鼻甲**"帮助记忆。

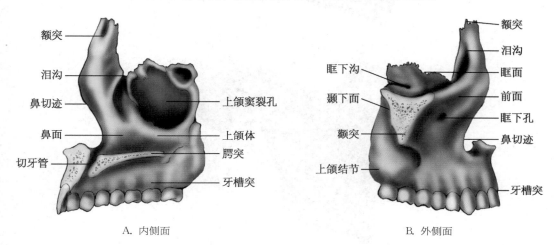

A. 内侧面   B. 外侧面

图 1-73 上颌骨

二、颅骨的连结

各颅骨之间大多以缝或软骨直接连结，彼此间结合极为牢固。 只有下颌骨和颞骨之间形成关节，即**颞下颌关节**（temporomandibular joint）。 颅盖骨是在膜的基础上骨化，因而在骨间留有薄层的结缔组织膜，称为**缝**。 颅底骨在发生时期是在软骨的基础上骨化的，所以骨间的连结组织是软骨。

颞下颌关节又名**下颌关节**，由下颌骨的下颌头与颞骨的下颌窝和关节结节构成。 关节囊前部薄而松弛，后部较强，外侧有坚韧的外侧韧带加强。 关节腔内有关节盘，盘的周缘附着于关节囊。 左、右下颌关节是联合关节，可做上提、下降、前进、后退和左、右侧方运动。 由于关节囊前壁较松弛，在张口过大时，可造成下颌关节向前脱位（图 1-74）。

三、颅的整体观

脑颅可分为颅盖和颅底两部。 颅盖由额骨、顶骨、颞骨和枕骨的各一部分构成，属扁骨，其结构的特点是骨密质构成**外板和内板**。 内板比外板薄，当颅盖受暴力打击时，内板易骨折。 两板之间的骨松质称**板障**（diploë），内有板障静脉通过。 构成颅底的各骨形态

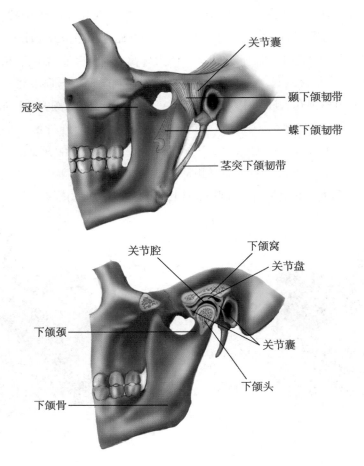

图 1-74　颞下颌关节

不规则，且具有孔、管、沟、裂，有血管和神经通过（见图 1-60、1-61）。

1. 颅盖　颅盖呈卵圆形，前窄后宽；额骨和两顶骨连结处是**冠状缝**（coronal suture），两顶骨连结处是**矢状缝**（sagittal suture），两顶骨和枕骨相接处是**"人"字缝**（lambdoid suture）。

（1）**颅盖的内面**：在正中线上有一浅的**上矢状窦沟**，沟的两侧有许多颗粒小凹，是蛛网膜颗粒的压迹。侧面上有呈树枝状的浅沟，为脑膜中动脉沟。

（2）**颅盖的外面**：在两侧各有 1 个广阔的凹陷，称**颞窝**。窝的外下方有 1 个横架于颧骨至外耳门的**颧弓**。在颞窝的前部，于冠状缝和蝶骨大翼上缘相接处，有一**翼点**（pterion），这个小区域骨质较薄，而内面又有脑膜中动脉通过，所以该部位的骨折可撕裂脑膜中动脉而产生硬膜外血肿。

2. 颅底　颅底分为颅底内面和外面。

（1）**颅底内面观**：不平坦，呈现三级阶梯状的窝，与脑底面的结构相对应，自前向后分别称颅前、中、后窝，其中颅前窝最高，颅中窝次之，颅后窝最低（图 1-75，表 1-3）。

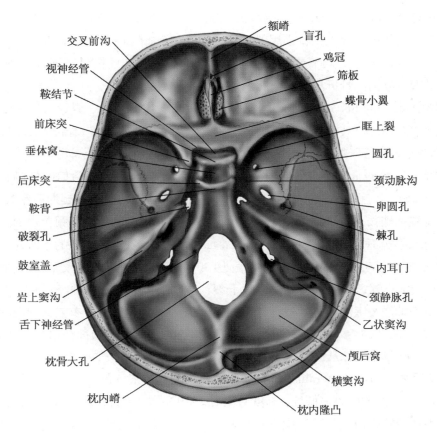

交叉前沟
视神经管
鞍结节
前床突
垂体窝
后床突
鞍背
破裂孔
鼓室盖
岩上窦沟
舌下神经管
枕骨大孔
枕内嵴

额嵴
盲孔
鸡冠
筛板
蝶骨小翼
眶上裂
圆孔
颈动脉沟
卵圆孔
棘孔
内耳门
颈静脉孔
乙状窦沟
颅后窝
横窦沟
枕内隆凸

图 1-75　颅底（内面观）

表 1-3　颅底的孔裂及通过结构

部 位	孔 裂	通过结构
颅前窝	筛孔	嗅神经根丝
颅中窝	视神经管	视神经
	破裂孔	颈内动脉
	眶上裂	动眼神经、滑车神经、展神经、三叉神经第 1 支——眼神经
	圆孔	三叉神经第 2 支——上颌神经
	卵圆孔	三叉神经第 3 支——下颌神经
	棘孔	脑膜中动脉（入颅）
颅后窝	枕骨大孔	脊髓及其被膜，椎动脉
	内耳门	面神经（内耳门-茎乳孔）、前庭蜗神经
	颈静脉孔	舌咽神经、迷走神经、副神经、颈内静脉
	舌下神经孔	舌下神经

1）**颅前窝**（anterior cranial fossa）：由额骨、筛骨和位于它们后方的蝶骨小翼构成。颅前窝与其后方的颅中窝以蝶骨小翼的后缘为界。筛骨的筛板上有近 20 个小孔，称**筛孔**（cribriform foramina），向下通鼻腔，为第Ⅰ对脑神经嗅神经根丝所通过。由于筛板和额骨眶部菲薄，颅前窝骨折常发生于此。

2）**颅中窝**（middle cranial fossa）：较颅前窝低，由蝶骨体、蝶骨大翼和颞骨岩部等构成。颅中窝中间狭窄，两侧宽广，以蝶骨鞍背上缘及两侧颞骨岩部的上缘与颅后窝为界。在窝的中央，位于蝶骨体上面的中央凹窝为**垂体窝**（hypophysial fossa），窝的前外侧有**视神经管**（optic canal）通入眼眶，有视神经及眼动脉所通过。管口的外侧有突向后方的**前床突**。垂体窝后方的横位骨隆起是**鞍背**。鞍背的两侧角向上突起为**后床突**。常将垂体窝和鞍背统称**蝶鞍**。蝶鞍两侧的浅沟为**颈动脉沟**，在此沟的后端，颞骨岩部的尖端与蝶骨体之间有一形状不规则的**破裂孔**（foramen lacerum）。在活体，孔的下方为软骨片所封闭。颈内动脉自**颈动脉管内口**（岩部尖端处开口）经破裂孔上方入颅。在颅中窝的两侧部，在蝶骨大、小翼之间有一裂隙，称**眶上裂**，有动眼神经、滑车神经、展神经和三叉神经的第 1 支眼神经及眼静脉等通过。在眶上裂的后下方可见**圆孔**，有三叉神经的第 2 支上颌神经通过。圆孔的后外侧有**卵圆孔**，有三叉神经的第 3 支下颌神经通过。卵圆孔的后外侧是**棘孔**，脑膜中动脉从此孔进入颅腔。

3）**颅后窝**（posterior cranial fossa）：为 3 个颅窝中最深的 1 个，由颞骨岩部的后面及枕骨所构成。窝的中央最低处，有**枕骨大孔**。孔的前方为**斜坡**（clivus），孔的前外缘上方有**舌下神经管**内口，为舌下神经出颅部位。颞骨岩部后面的中央，有一较大的孔，为**内耳门**，通入面神经、前庭蜗神经及内耳血管等。枕骨内面**枕内隆凸**（internal occipital protuberance）向两侧有横行的沟名**横窦沟**。该沟向前外至颞骨岩部后方移行为**乙状窦沟**，乙状窦沟最后通入**颈静脉孔**（jugular foramen）。颈静脉孔内除有颈内静脉外，尚有第Ⅸ、第Ⅹ和第Ⅺ对脑神经，舌咽神经，迷走神经和副神经通过。

（2）**颅底外面观**：颅底外面的前部为面颅所遮盖，后部的中央是**枕骨大孔**。孔的两侧，有椭圆形突起为**枕髁**，与寰椎相关节。枕髁的前外侧稍上方有舌下神经管外口。此管外口的外侧是颈静脉孔。此孔的前方是颞骨岩部下面，它的尖端朝向**破裂孔**。在岩部的下面，位于颈静脉孔前方的开口是**颈动脉管外口**。颈动脉管自外口先垂直上行，再水平折向前内，至岩部尖端出内口，与颅中窝的颈动脉沟相连。颈静脉孔的外方有细长的**茎突**。茎突的后外方是乳头状的**乳突**。茎突和乳突之间有**茎乳孔**，有面神经穿过。在乳突之前可见**外耳门**，外耳门的前内方有**下颌窝**，窝前缘隆起为**关节结节**。循下颌窝向前可见**颧弓**。枕骨外面中央有一粗糙隆起为**枕外隆凸**（图 1-76）。

总之，颅底的孔、管、沟、裂一般均有血管或神经通过。这些部位相对薄弱，是颅底骨折的好发部位。由于颅底凹凸不平，当颅底发生骨折时，除出现相应的神经损伤症状外，还常出现口、鼻、耳流血或眼眶内出现淤血、淤斑等表现。一般颅前窝骨折常形成脑脊液鼻漏（伴血管损伤时，可以是血性脑脊液）、熊猫眼等。颅中窝骨折时，可以出现脑脊液耳漏，当伴有血管损伤时，可以是血性的脑脊液。故医生需结合影像检查，并结合临床表现做出正确的诊断。

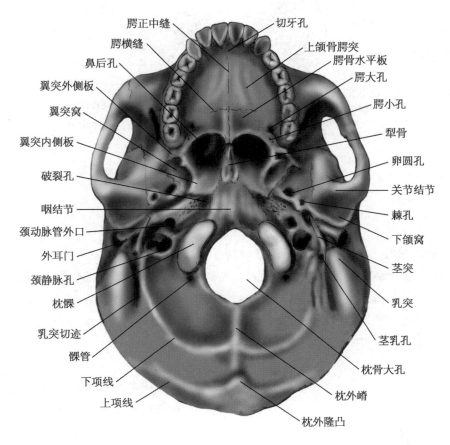

图 1-76 颅底外面观

3. 面颅的整体观 面颅从前面看，有容纳视器的**眶（腔）、骨性鼻腔**和**骨性口腔**。

（1）**眶（orbit）**：左右成对，位于鼻腔的两侧，颅前窝的下方和上颌骨的上方。眶呈四棱锥体形，尖向后内方，经视神经管与颅中窝相通。**底**即**眶口**朝前外方开放，底的上、下缘分别为**眶上缘**和**眶下缘**。在眶上缘的内侧端有**眶上切迹**，此切迹有时成孔，称**眶上孔**，有三叉神经第 1 支眼神经发出的额神经穿出至额**部**。在眶下缘的下方有**眶下孔**。

眶有 4 个壁。**上壁**薄而光滑，是颅前窝的底，上壁的前外侧部分有**泪腺窝**。**内侧壁**更薄，由筛骨和泪骨组成，故眶的内侧邻接鼻腔和筛窦，在内侧壁的前下部有一小凹窝，称**泪囊窝**，此窝向下经**鼻泪管（nasolacrimal canal）**通鼻腔。**下壁**是上颌骨体的上面，壁的下方是上颌窦；约在此壁中央，有前后纵行的**眶下沟**，此沟向前延为**眶下管**，开口于**眶下孔**。**外侧壁**较厚，与上壁的后半隔以**眶上裂**，与下壁隔以**眶下裂**；眶上裂通颅中窝，眶下裂通翼腭窝和颞下窝（图 1-77）。

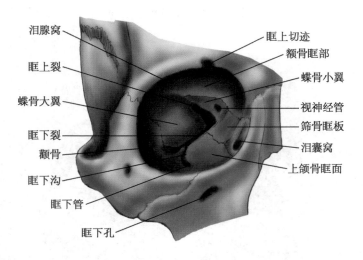

图 1-77　眶腔 (前面观)

（2）**骨性鼻腔**（bony nasal cavity）：位于面颅的中央，上邻颅腔，下邻口腔，两侧的上份接眶。骨性鼻腔由骨鼻中隔分成左、右两部。骨鼻中隔由筛骨的垂直板和犁骨构成。骨性鼻腔的前口为**梨状孔**，后口为成对长方形的**鼻后孔**。鼻腔的顶由筛骨的筛板和蝶骨体构成。鼻腔的外侧壁比较复杂，有 3 个卷曲的薄骨片，由上而下渐次增大，分别称上、中、下鼻甲，每一鼻甲下方形成相应的**鼻道**（nasal meatus），故有上、中、下鼻道（图 1-78）。

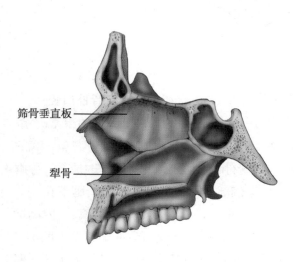

图 1-78　骨性鼻中隔

鼻腔周围的颅骨内有大小不同的含气腔隙，称**鼻旁窦**（paranasal sinuses），有额窦、筛窦、上颌窦和蝶窦。**额窦**（frontal sinus）位于额骨眉弓深面，左、右常不对称，开口于中鼻道。**筛窦**（ethmoidal sinus）是筛骨迷路内蜂窝状小房的总称，分为前、中、后筛窦；前、中筛窦开口于中鼻道，后筛窦开口于上鼻道。**上颌窦**（maxillary sinus）最大，位于上颌骨内，窦顶即眶下壁，向内侧开口于中鼻道。由于窦口高于窦底部，故在直立位时不易引流。**蝶窦**（sphenoidal sinus）位于蝶骨体内，被骨板分隔成为左、右两腔，分别向前开口于蝶筛隐窝（位于上鼻甲后上方）。下鼻道的前份有鼻泪管的开口（图 1-79）。

（3）**骨性口腔**（bony oral cavity）：由上颌骨、腭骨和下颌骨组成，向后通咽。口腔顶为**骨腭**，与鼻腔相隔，口腔底由软组织所组成。口腔的前壁及外侧壁由上、下颌骨的**牙槽突**及**牙**围成。

4. 颞下窝和翼腭窝　颞下窝（infratemporal fossa）位于颧弓平面以下，上颌骨体的后方和下颌支的内侧，是一个不规则形的腔隙，主要容纳咀嚼肌和血管神经等。此窝向上经颧弓深方通颞窝，向内有一窄裂，称**翼上颌裂**，通翼腭窝。**翼腭窝**为上颌骨体和蝶骨翼突和腭骨间的一个窄隙，深藏于颞下窝的内侧，是神经血管经过的重要通道。向前通眶；向后经圆孔通颅中窝，经翼管通破裂孔；向内通鼻腔；向下通口腔；向外借翼上颌裂通颞下窝（图1-80）。

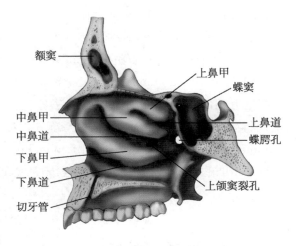

图1-79　骨性鼻腔的外侧壁

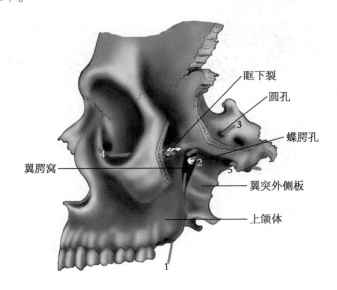

图1-80　翼腭窝

1. 向下经腭大管、腭大孔通口腔；2. 向内经蝶腭孔通鼻腔；3. 向后上经圆孔通颅腔；4. 向前经眶下裂通眶腔；5. 向后经翼管通颅底外面

四、新生儿颅的特征及出生后变化

新生儿的颅骨有很多特点。新生儿脑及感觉器官发育较早，故脑颅比面颅大得多，其比例约为8∶1（成人为4∶1），两眶之间的距离相当宽广，上、下颌骨不发达，无牙和牙

槽，没有鼻旁窦，故口、鼻显得很小。

新生儿的很多骨尚未发育完全，骨与骨之间的间隙还很大，在颅盖各骨之间的间隙为结缔组织膜所连结，称为**颅囟**（cranial fontanelle）。 最大的囟在矢状缝的前端，呈菱形，为**前囟**（anterior fontanelle），又称**额囟**（frontal fontanelle），该囟在 1～2 岁时愈合。如果延迟闭合，可能患儿有缺钙或营养不良。 此外，临床上小儿补液时，颅囟的饱满度也是判断补液量的重要参考。 在矢状缝与"人"字缝相接处有呈三角形的**后囟**（posterior fontanelle），又称**枕囟**（occipital fontanelle），出生后不久即自行封闭。 额囟和枕囟是产科查胎位时的标志。 囟门过时尚未封闭是发育不良和代谢障碍的表现（图 1-81）。

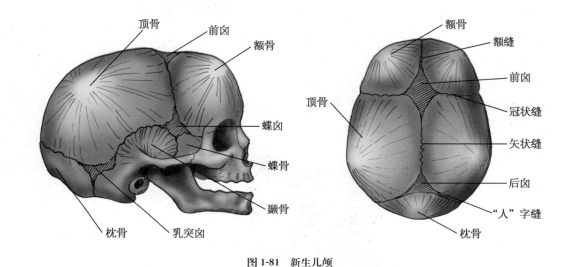

图 1-81　新生儿颅

（孙　燕）

第二章 肌   学

第一节 总   论

运动系统中叙述的肌均属横纹肌，一般附着于骨，所以又称**骨骼肌**（skeletal muscle）。 骨骼肌受躯体神经支配，直接受人的意志支配，故又称随意肌。

骨骼肌在人体内分布广泛，约占体重的40％。 每一块肌，不论大小，均有一定的形态、构造、位置和辅助结构，并执行一定的功能，且有丰富的血管、淋巴管和神经分布。因此，每一块肌可看做是一个器官。

一、肌的形态和构造

肌按外形可分为长肌、短肌、扁肌和轮匝肌。 **长肌**（long muscle）多见于四肢，其肌束大致和肌的长轴平行，收缩时可使肌显著缩短，引起大幅度的运动。 **短肌**（short muscle）多见于躯干部的深层，具有明显的节段性，收缩时只能产生小幅度的运动。 **扁肌**（flat muscle）扁而薄，多见于胸、腹壁，除运动外，还有保护内脏的作用。 **轮匝肌**（orbicular muscle）主要由环形的肌纤维构成，位于孔裂的周围，收缩时可以关闭孔裂（图 2-1、2-2）。

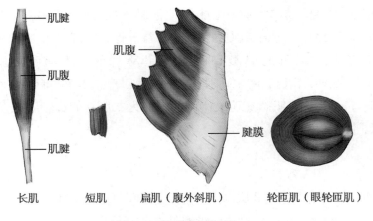

长肌　　　短肌　　扁肌（腹外斜肌）　　轮匝肌（眼轮匝肌）

图 2-1　肌的形态和构造(一)

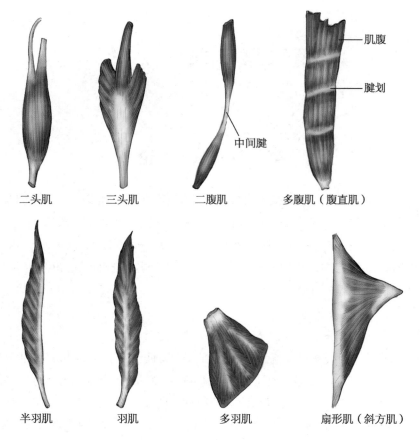

图 2-2　肌的形态和构造(二)

　　每块骨骼肌均由**肌腹**（muscle belly）和**肌腱**（muscle tendon）两部分构成。　**肌腹**主要由横纹肌纤维组成，色红、柔软、有收缩能力。　**肌腱**（肌头）主要由平行的胶原纤维束构成，色白、强韧、无收缩力，位于肌腹的两端，附着于骨。　长肌的肌腹呈梭形，两端的腱较细小，呈条索状。　扁肌的肌腹和肌腱均呈薄片状，故扁肌的肌腱又称**腱膜**（aponeurosis）。　此外，常因肌腱末端附于骨上的数目不止 1 个，而使肌表现为多头，如二头肌、三头肌等。　有时，肌腹还可被中间的腱分为二腹，如二腹肌或多腹肌（如腹直肌）（见图 2-1，图 2-2）。

二、肌的起止、配布和作用

　　肌通常以两端附着于 2 块或 2 块以上的骨上，中间跨过 1 个或多个关节。　肌收缩时，其中一骨的位置较为固定，另一骨则由于受到肌的牵引而发生位置的移动。　肌在固定骨上的附着点称**定点**（即起点），在移动骨上的附着点称**动点**（即止点）。　在大多数情况下，身体远侧部分常比身体近侧部分更为活动，所以通常把接近身体正中线的附着点（或四肢部靠近近侧的附着点）看做是起点，把远离身体正中线的附着点（或四肢部远离近侧的附着点）看成为止点。　但是，起点和止点在一定的条件下可以互相转化。　例如，胸大肌起于胸廓，止于肱骨，收缩时使上肢向胸廓靠拢，但在作攀登运动中，止点被固定，胸大肌收缩使胸廓向上肢靠拢，而能作引体向上。

　　肌在关节周围配布的方式和多少与关节的运动类型密切相关。　能做屈、伸运动的关节，它的周围就配布有一组屈肌和一组伸肌。　例如，肘关节的前方有屈肌，后方有伸肌，从而使肘关节得以完成屈和伸的运动。　在具有屈、伸、内收、外展 4 类运动的关节，如腕关节，则除屈肌和伸肌以外，还相应地配布有收肌和展肌。　在具有各类运动的肩关节，则配布有屈肌和伸肌、收肌和展肌及回旋肌。　由此可见，每一个关节至少配布有 2 组运动方向完全相反的肌。　这些在作用上互相对抗的肌，称**拮抗肌**。　拮抗肌在功能上既互相对抗，但又互相协调。　例如，屈肌收缩时，伸肌必须同时相应地舒张，才能产生屈；反之，伸肌收缩时，屈肌也必须适当地舒张，才能完成伸。　如果拮抗肌中的一组肌功能完全丧失，则该关节有关的运动也必然随着丧失。

　　此外，关节在完成某一种运动时，常常不是单独一块肌收缩的结果，而是有赖于若干群肌的配合。　例如，屈腕时，经过腕关节前方的肌常需同时进行收缩，这些功能相同的肌称**协同肌**。　在日常生活中，通常完成一个动作均有许多肌参加，而且各起不同的作用。如完成屈肘的动作，肱肌和肱二头肌是主要的，它们是原动力，可称**原动肌**；前臂的肱桡肌、桡侧腕屈肌、旋前圆肌协助屈肘，为协同肌（合作肌）；肱三头肌是拮抗肌；还有一些肌起着固定附近一些关节的作用，以防原动肌产生不必要的动作，这些肌称**固定肌**。　同一块肌在不同情况下可以是原动肌，或协同肌，或拮抗肌，或固定肌。　肌学各节中所介绍的各肌的作用均是指该肌作为原动肌在收缩时产生的作用。　在通常情况下，各肌均有少量肌纤维轮流收缩，使肌处于一种轻度的持续收缩状态，保持一定的张力，称**肌张力**。　肌张力不产生动作，但对于维持躯体的姿势是必要的。

　　肌的配布也反映人类直立、劳动和社会生活的特点。　例如，为了适应人体的直立姿势，项部、背部、臀部和小腿后面的肌特别发达。　由于上、下肢的分工和劳动的影响，下肢肌比上肢肌强大，但手肌比足肌分化程度高，上肢的屈肌比伸肌强。　此外，由于人类的语言和思维活动，舌肌、喉肌和面部表情肌也得到高度的分化。

三、肌的辅助装置

　　在肌周围有许多辅助结构保护和协助肌的活动，其中有筋膜、滑膜囊、腱鞘和籽骨等（图 2-3）。

　　（一）筋膜

　　筋膜（fascia）分浅筋膜和深筋膜两种。

　　1. 浅筋膜（superficial fascia）　又称皮下筋膜，位于真皮之下，包被整个身体，由疏松结缔组织构成。　浅筋膜内大多含有脂肪，还可有浅动脉、皮下静脉、皮神经、淋巴管等。　浅筋膜对位于其深部的肌、血管、神经有一定的保护作用，如手掌和足底的浅筋膜均较发达，能对内外压力起缓冲作用。

2. 深筋膜（deep fascia） 又称固有筋膜，由致密结缔组织构成，遍布全身，包裹肌、血管和神经等。 深筋膜与肌的关系非常密切，随肌的分层而分层。 在四肢，深筋膜还插入肌群之间，并附着于骨，构成**肌间隔**（intermuscular septum）。 在肌数目众多而骨面不够广阔的地方，筋膜可供肌的附着；筋膜的厚薄与肌的强弱有关，如大腿肌较发达，大腿的深筋膜就显得特别强厚、坚韧。 在腕部和踝部，深筋膜还显著增厚，形成**支持带**（retinaculum），对经过其深部的肌腱有支持和约束作用。 所以，深筋膜除保护肌免受摩擦外，还可以约束肌，分隔肌群和各个肌，以保证各肌或肌群能单独进行活动。 深筋膜有时还包绕血管、神经形成**血管神经鞘**。 筋膜也能改变肌的牵引方向，以调节肌的作用。由于血管和神经均沿着筋膜间隙行走，所以掌握筋膜的知识有助于寻找血管、神经。 在病理情况下，筋膜鞘能潴留脓液，限制炎症的扩散，根据筋膜鞘的通向又可推测积液的蔓延方向（图 2-3）。

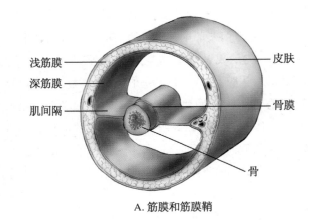

A. 筋膜和筋膜鞘

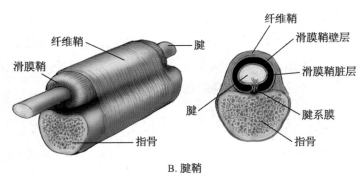

B. 腱鞘

图 2-3 肌的辅助结构模式图

（二）滑膜囊

滑膜囊（synovial bursa）为封闭的结缔组织小囊，略扁，壁薄，囊内有滑液，多位于腱与骨面相接触处，以减少两者间的摩擦。 有的滑膜囊在关节附近和关节腔相通，如髌上囊。 滑膜囊炎症可影响肢体局部的运动功能。

（三）腱鞘

腱鞘（tendinous sheath）是指套在长肌腱表面的鞘管，存在于活动性较大的部位，如腕、踝、手指和足趾等处。 它可使腱固定于一定的位置，并减少腱与骨面的摩擦。 腱鞘可分纤维层和滑膜层两部分。 腱鞘的**纤维层**（fibrous layer）又称腱纤维鞘，位于外层，为深筋膜增厚所成的骨性纤维性管道，对肌腱起滑车和约束作用。 腱鞘的**滑膜层**（synovial layer）又称腱滑膜鞘，位于纤维层内，由滑膜构成，为双层筒形的鞘。 滑膜层的内层包在肌腱的表面，称**脏层**（visceral layer）；外层紧贴在纤维层的内面和骨面，称**壁层**（parietal layer）。 脏、壁两层之间含少量滑液，所以肌腱能在这个鞘内自由滑动。 两层在骨面与肌腱之间互相移行的部分形成腱系膜，其中有供应肌腱的血管通过。 若手指不恰当地做长期，过度的活动，可以导致腱鞘损伤产生疼痛并影响肌腱的滑动称腱鞘炎（见图 2-3）。

（四）籽骨

籽骨（sesamoid bone）由肌腱骨化而成，位于某些肌腱与关节表面之间，有消除肌腱与骨面摩擦的作用。 籽骨还可加大肌的作用。

四、肌的命名原则

肌按形状、大小、位置、起止点或作用等命名。 斜方肌、菱形肌、三角肌是按形状命名的；手的骨间肌、冈上肌、冈下肌是按其位置命名的；肱二头肌、股四头肌是按它们的形状和位置综合命名的；胸大肌、胸小肌是按大小和位置综合命名的；胸锁乳突肌是根据起止命名的；前臂的旋后肌是按其作用命名的；前臂的桡侧腕长伸肌是根据位置、长短和作用综合命名的；腹外斜肌、腹横肌是根据位置和肌束方向命名的。 了解肌的命名原则有助于学习和记忆。

第二节 头 肌

头肌可分为面肌和咀嚼肌两部分。

一、面肌

面肌（facial muscle）为扁薄的皮肌，位置表浅，大多起自颅骨的不同部位，止于面部皮肤，并主要分布在眼裂、口裂和鼻孔的周围。 其可分为环形肌和辐射状肌两种，有开大或闭合上述孔裂的作用，同时牵动面部皮肤显示出喜、怒，哀、乐等各种表情。 故面肌又称表情肌。 人类面肌较其他动物发达，这与人类大脑皮质的高度发展、思维和语言活动有关。 人耳周围肌已显著退化（图 2-4、2-5）。

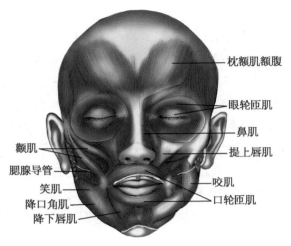

图 2-4　头肌(前面观)

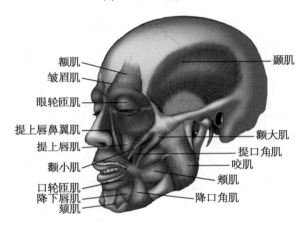

图 2-5　头肌(侧面观)

1. 颅顶肌　颅顶肌薄而阔，左右各有 1 块枕额肌，它由 2 个肌腹和中间的帽状腱膜构成。　前方的肌腹位于额部皮下称**额腹**，后方的肌腹位于枕部皮下称**枕腹**。　中间以坚韧的帽状腱膜相连。　帽状腱膜与头皮紧密结合，而与深部的骨膜以疏松结缔组织相连。　枕腹起自枕骨，额腹止于眉部皮肤。　额腹收缩时，可提眉并使前额形成皮肤皱纹。

2. 眼轮匝肌　眼轮匝肌位于睑裂周围，呈扁椭圆形，有闭合睑裂的作用。　由于少量肌束附着于泪囊后面，故当肌收缩闭眼时可同时扩张泪囊，促使泪液经鼻泪管流向鼻腔。

3. 口周围肌　口周围肌位于口裂周围，包括环形肌和辐射状肌。　环绕口裂的环形肌称**口轮匝肌**，收缩时关闭口裂（闭嘴）。　辐射状排列的肌较多，分别位于口唇的上、下方，它们能提上唇、降下唇或拉口角向上、向下或向外。　在面颊的深部有 1 对颊肌，紧贴口腔侧壁的黏膜，可使唇、颊紧贴牙齿，帮助咀嚼和吸吮。

4. 鼻肌　鼻肌不发达，为几块扁薄小肌，分布在鼻的周围，有开大或缩小鼻孔的作用。

二、咀嚼肌

咀嚼肌（masticatory muscle）包括咬肌、颞肌、翼内肌和翼外肌，它们均配布于下颌关节周围，参加咀嚼运动（图 2-6）。

1. 咬肌（**masseter**）　起自颧弓的下缘和内面，向后下止于下颌支和下颌角的外面。

2. 颞肌（**temporalis**）　起自颞窝，肌束扇形向下会聚，通过颧弓的深方，止于下颌骨的冠突。

3. 翼内肌（**medial pterygoid**）　起自翼窝，向下外方止于下颌支和下颌角的内面。

4. 翼外肌（**lateral pterygoid**）　在颞下窝内，起自蝶骨大翼的下面和翼突的外侧板，向后外方止于下颌颈。

咀嚼肌的作用：咬肌、颞肌和翼内肌上提下颌骨，使上下颌的牙齿互相咬合。 这些提下颌骨的肌群力量比降下颌骨的舌骨肌群要强得多，所以下颌关节的自然姿势是闭口。两侧翼外肌同时收缩，拉下颌关节盘连同下颌头向前至关节结节的下方，所以翼外肌是张口肌，是舌骨肌群的协同肌。颞肌的后部肌束的作用相反，使下颌骨后退。 一侧翼外肌和翼内肌同时收缩使下颌骨向侧方运动，因上述两肌的定点在内侧而动点偏外侧，若两侧交替收缩则形成下颌骨的两侧运动，即研磨运动。

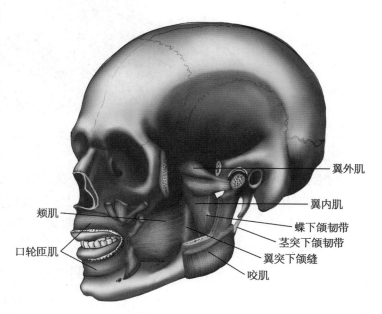

图 2-6　头肌深层

翼外肌
翼内肌
蝶下颌韧带
茎突下颌韧带
翼突下颌缝
咬肌
颊肌
口轮匝肌

第三节　颈　肌

颈以斜方肌的前缘分为前后两部，后部为**项部**，前部为狭义的**颈部**。 **颈肌**可依其所在的位置分为颈浅肌与颈外侧肌、颈前肌和颈深肌 3 群。

一、颈浅肌与颈外侧肌

（一）颈阔肌

颈阔肌（platysma）位于颈部皮下，薄而宽阔，属于面肌的一部分，收缩时可拉口角向下，并使颈部皮肤出现皱褶（图 2-7）。

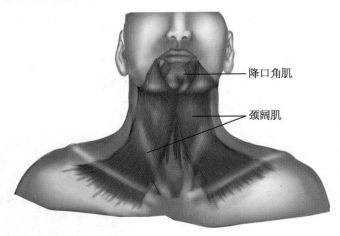

下角肌

颈阔肌

图 2-7　颈肌(一)

（二）胸锁乳突肌

胸锁乳突肌（sternocleidomastoid）斜列于颈部两侧，大部分为颈阔肌所覆盖。 起自胸骨柄和锁骨的胸骨端，两头会合后斜向后上方止于颞骨的乳突。 此肌一侧收缩，使头向同侧倾斜、脸转向对侧；当颈椎固定，两侧同时收缩，可使头后仰；如头部固定，则可上提胸骨协助深吸气（图 2-8）。

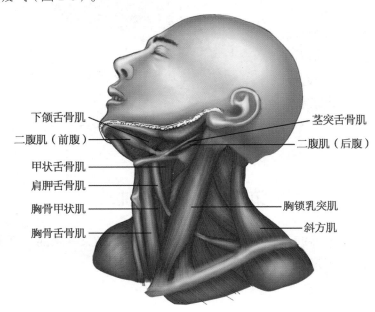

下颌舌骨肌

二腹肌（前腹）

甲状舌骨肌

肩胛舌骨肌

胸骨甲状肌

胸骨舌骨肌

茎突舌骨肌

二腹肌（后腹）

胸锁乳突肌

斜方肌

图 2-8　颈肌(二)

二、颈前肌

（一）舌骨上肌群

舌骨上肌群（suprahyoid muscles）在舌骨与下颌骨和颅底之间，每侧由 4 块肌构成（图 2-9）。

1. 二腹肌（digastric）　在下颌骨的下方，有前、后腹。前腹起自下颌骨二腹肌窝，斜向后下方；后腹起自乳突后内方，斜向前下；两个肌腹以中间腱相连。中间腱借筋膜形成的滑车连于舌骨。

2. 茎突舌骨肌（stylohyoid）　居二腹肌后腹的前上，并与之伴行，止于舌骨。

3. 下颌舌骨肌（mylohyoid）　宽而薄，在二腹肌前腹的深部，起自下颌骨，止于舌骨，并与对侧肌会于正中线，组成口腔底。

4. 颏舌骨肌（geniohyoid）　在下颌舌骨肌的深部，起自颏棘，止于舌骨。

舌骨上肌的作用是上提舌骨，使舌升高，因而能协助推进食团入咽。当舌骨固定时，下颌舌骨肌、颏舌骨肌和二腹肌前腹均能拉下颌骨向下而张口。

（二）舌骨下肌群

舌骨下肌群（infrahyoid muscles）位于颈前部，在舌骨下方正中线的两旁，居喉、气管、甲状腺的前方，每侧也有 4 块肌，分浅、深两层排列，各肌均依据起止点命名（图 2-9）。

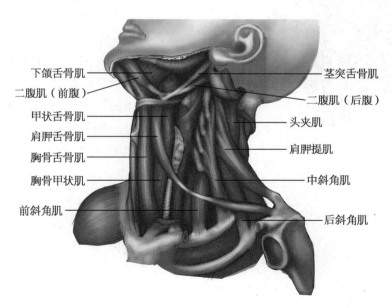

图 2-9　颈肌(三)

1. 胸骨舌骨肌（sternohyoid）　为薄片带状肌，在颈部正中线的两侧，起自胸骨柄的后面，止于舌骨体下缘。

2. 肩胛舌骨肌（omohyoid） 在胸骨舌骨肌的外侧，为细长带状肌，分成上腹、下腹和中间腱。下腹起自肩胛骨的上缘，前行至胸锁乳突肌下部的深面止于中间腱；上腹自中间腱起始，稍垂直上行，止于舌骨体下缘。

3. 胸骨甲状肌（sternothyroid） 在胸骨舌骨肌深面，起自胸骨柄的后面，止于甲状软骨的斜线。

4. 甲状舌骨肌（thyrohyoid） 为一块短小的肌，在胸骨甲状肌的上方，被胸骨舌骨肌遮盖，起自甲状软骨斜线，止于舌骨体和舌骨大角下缘。

舌骨下肌群可下降舌骨和喉。如舌骨固定时，甲状舌骨肌可拉喉向上。

三、颈深肌

颈深肌可分为内、外两群（图 2-10）。

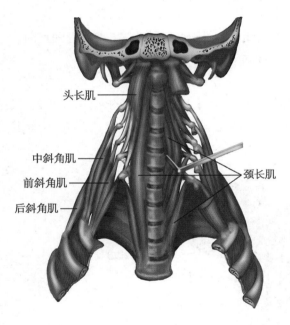

头长肌

中斜角肌

前斜角肌

后斜角肌

颈长肌

图 2-10 颈肌(四)

1. 外侧群 于脊柱颈段的两侧，有**前斜角肌**（scalenus anterior）、**中斜角肌**（scalenus medius）和**后斜角肌**（scalenus posterior）。各肌均起自颈椎横突，其中**前、中斜角肌**止于第 1 肋，**后斜角肌**止于第 2 肋。前、中斜角肌与第 1 肋之间的空隙称**斜角肌间隙**，有臂丛神经和锁骨下动脉通过。

外侧群的作用是一侧肌收缩，使颈侧屈；两侧同时收缩可上提第 1、第 2 肋，协助深吸气；如肋骨固定，则可使颈前屈。

2. 内侧群 在脊柱颈段的前方，有头长肌和颈长肌，合称椎前肌。作用是能使头前俯、颈前屈。

第四节 躯 干 肌

躯干肌可分为背肌、胸肌、膈、腹肌和会阴肌，会阴肌（包括盆肌）将在生殖系统中叙述。

一、背肌

背肌数目众多，分层排列，可分为浅、深两群。

（一）背浅肌

背浅肌位于躯干背面浅层，主要有斜方肌、背阔肌、肩胛提肌、菱形肌等，它们均起自棘突，止于上肢带骨或肱骨（图 2-11）。

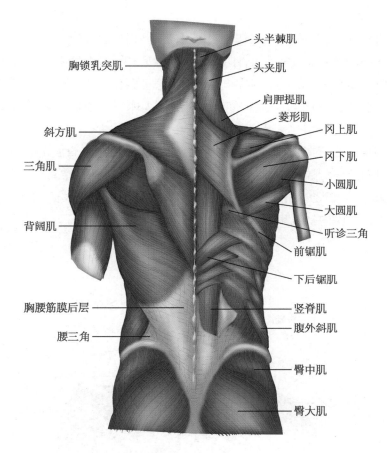

图 2-11　背肌（浅层）

1. 斜方肌（trapezius）　位于背上部浅层，呈三角形，两侧合并呈斜方形。起自上项线，枕外隆凸和全部颈椎、胸椎棘突，止于肩胛冈、肩峰和锁骨肩峰的外 1/3。它的上部肌纤维收缩可以上提肩部，下部肌纤维收缩可下降肩部；两侧一起收缩可使肩胛骨向中线靠拢。如果肩胛骨固定，一侧肌收缩，可使颈向同侧屈，脸转向对侧；两侧同时收缩可使头后仰。该肌瘫痪时产生"塌肩"。

2. 背阔肌（latissimus dorsi）　为全身中最大的阔肌，位于背下部浅层，起自第 6 个胸椎棘突、全部腰椎棘突、骶正中嵴和髂嵴后部等处，肌束向外上方集中，止于肱骨小结节嵴（结节间沟底）。此肌可使肱骨后伸、内收和旋内，如"背手"动作。当上肢上举固定时，可上提躯干（如引体向上）。

3. 肩胛提肌（levator scapulae）　为带状长肌，位于斜方肌深面，起自上 4 个颈椎横突，止于肩胛骨上角。作用是上提肩胛骨（图 2-12）。

4. 菱形肌（rhomboideus） 位于斜方肌深面，因肌呈菱形故名。起自下 2 个颈椎和上 4 个胸椎棘突，止于肩胛骨的内侧缘。作用是牵拉肩胛骨向内上方，并向脊柱靠拢（图 2-12）。

（二）背深肌

背深肌在脊柱两侧，又分为长肌和短肌。长肌位置较浅，短肌居于深部。

竖脊肌（erector spinae）又称骶棘肌，为背肌中最长、最大的肌。其纵列于脊柱两侧的沟内，起自骶骨背面和髂嵴的后部，向上分出很多肌束，沿途止于椎骨和肋骨，最上可达颞骨乳突。竖脊肌可使脊柱伸直和仰头，对维持人体直立姿势有重要作用。一侧收缩可使脊柱侧屈。

胸腰筋膜包裹在竖脊肌周围，可分浅、深两层。浅层在竖脊肌的表面，向内附于棘突，腰部增厚且向外与背阔肌的腱膜紧密结合；深层在竖脊肌的深面，起自腰椎横突，分隔竖脊肌与腰方肌。于竖脊肌外侧缘，胸腰筋膜深、浅 2 层会合共同构成竖脊肌鞘，包裹竖脊肌，并向外作为腹内斜肌和腹横肌的起始部（图 2-12、2-13）。

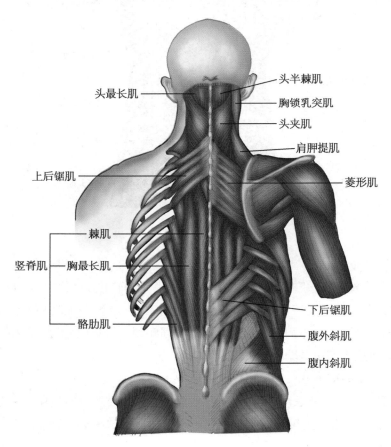

图 2-12　背肌(中层)

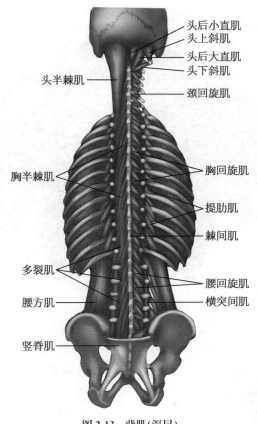

头后小直肌
头上斜肌
头后大直肌
头下斜肌
颈回旋肌

头半棘肌

胸半棘肌

胸回旋肌

提肋肌

棘间肌

多裂肌

腰回旋肌

腰方肌

横突间肌

竖脊肌

图2-13　背肌(深层)

二、胸肌

胸肌可分为胸上肢肌和胸固有肌（图2-14）。

（一）胸上肢肌

胸上肢肌为起自胸廓外面止于上肢带骨或肱骨的肌群。

1. 胸大肌（pectoralis major）　位置表浅，覆盖胸廓前壁的大部。起于锁骨的内侧半、胸骨和第1~6肋软骨，各部肌束聚合向外止于肱骨大结节嵴。此肌可使肩关节内收，旋内和前屈。如上肢相对固定，可上提躯干（如引体向上），也可上提肋骨协助吸气（图2-14）。

2. 胸小肌（pectoralis minor）　位于胸大肌的深方，起于第3~5肋骨，止于肩胛骨喙突。作用为牵引肩胛骨向前下方，当肩胛骨固定时，则可上提肋助吸气（图2-14）。

3. 前锯肌（serratus anterior）　贴附在胸廓侧壁，为宽大的扁肌，以肌齿起自上位9个肋骨，肌束向后上止于肩胛骨内侧缘和下角。此肌拉肩胛骨向前（如作推送的动作），下部纤维使肩胛下角旋外。肩胛骨固定时可上提肋骨以协助深吸气。前锯肌瘫痪时，则肩胛骨下角离开胸廓而突出于皮下，称为"翼状肩"（图2-15）。

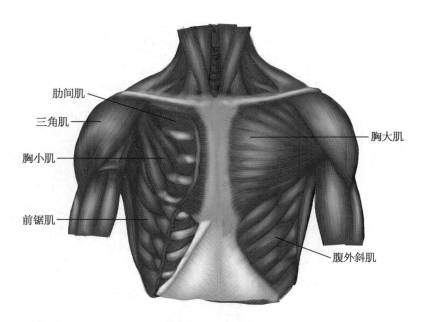

图 2-14 胸肌

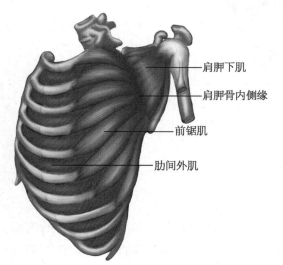

图 2-15 前锯肌

（二）胸固有肌

参与构成胸壁，如位于肋间隙内的肋间内、外肌。

1. 肋间外肌（external intercostal muscle）

肋间外肌为浅层肋间肌，起自肋骨下缘，纤维斜向前下方，止于下 1 肋的上缘。 前部肌束在肋软骨间隙处移行为结缔组织膜，称**肋间外膜**。 作用为提肋，助吸气。

2. 肋间内肌（internal intercostal muscle）

位于肋间外肌的深方，起自下 1 肋的上缘，纤维斜向内上方，止于上 1 肋的下缘。 后部的肌束只到肋角处，自此向后为**肋间内膜**。 此肌收缩时可以降肋以助呼气。

三、膈

膈（diaphragm）分割胸腔和腹腔，为向上膨隆的扁肌，封闭胸廓下口，成为胸腔的底和腹腔的顶。 膈的外周部分是肌性部，中央为腱膜，称**中心腱**（central tendon）。 膈的肌纤维起自胸廓下口的周缘，可分为 3 部：**胸骨部**（前部）起自剑突后面；**肋部**（外侧部）起自下 6 对肋骨和肋软骨；**腰部**（后部）以左、右膈脚起自上 2～3 个腰椎。 各部分纤维均止于中心腱（图 2-16）。

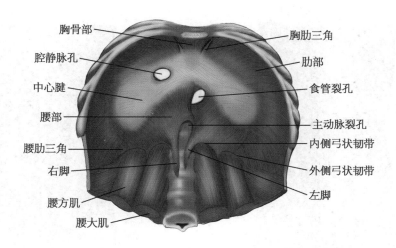

图 2-16 膈

膈上有 3 个裂孔，约在第 12 胸椎前方，左、右膈脚与脊柱之间有**主动脉裂孔**（aortic hiatus），有主动脉和胸导管通过；约在第 10 胸椎水平、主动脉裂孔左前上方，有**食管裂孔**（esophageal hiatus），有食管和迷走神经通过膈的肌性部；约在第 8 胸椎水平、食管裂孔的右前上方的中心腱上，有**腔静脉孔**（vena caval foramen），有下腔静脉通过。

食管的食与第 10 胸椎的"十"发音相同，可以帮助记忆狭窄的位置。

在膈的起始处，胸骨部与肋部之间及肋部与腰部之间往往留有三角形小空隙，没有肌束，仅有一些疏松结缔组织和筋膜，为膈的薄弱区，称**胸肋三角**和**腰肋三角**。 腹部脏器有可能经此突入胸腔，形成膈疝。

膈为重要的呼吸肌，收缩时下降，扩大胸腔，引起吸气；弛缓时膈恢复原位，胸腔容积减少，引起呼气。 膈与腹肌共同收缩，可增加腹压，协助排便、呕吐、咳嗽和分娩等活动。

四、腹肌

腹前壁、侧壁和后壁的大部分为腹肌构成。

腹肌上附着于胸廓下部，下附着于骨盆。 除腹前壁有 1 对纵行的直肌外，两侧是 3 层宽大的扁肌。 这 3 层肌的肌纤维方向彼此交叉，在腹前壁处形成扁阔的腱膜。 腹部是外科手术的常用部位，所以需要熟悉腹肌的结构特点。

腹肌可分为前外侧群和后群。

（一）前外侧群

前外侧群形成腹腔的前外侧壁，包括腹外斜肌、腹内斜肌、腹横肌和腹直肌等（图 2-17、2-18）。

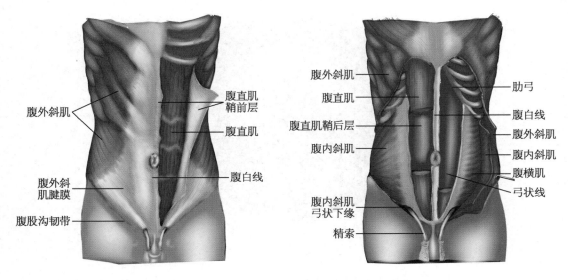

图 2-17　腹肌(浅层)　　　　　　　图 2-18　腹肌(深层)

1. 腹外斜肌（obliquus externus abdominis）　为宽阔扁肌，居最浅层。 以 8 个肌齿起自下 8 个肋骨外面，纤维由外上方斜向前下方，后部肌束止于髂嵴，其余向内移行为腱膜，经腹直肌的前面至腹正中线，终于**白线**（white line）。 腹外斜肌腱膜的下缘卷曲增厚，附着于耻骨结节和髂前上棘之间，称**腹股沟韧带**（inguinal ligament）。 在耻骨结节外上方，腹外斜肌腱膜形成一三角形裂孔，此裂孔名**腹股沟管浅环**或腹股沟管皮下环，男性有精索或女性有子宫圆韧带通过（图 2-19）。

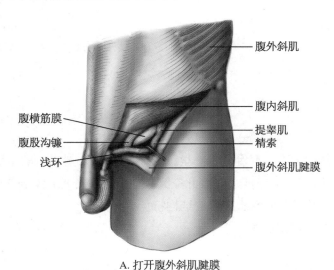

A. 打开腹外斜肌腱膜

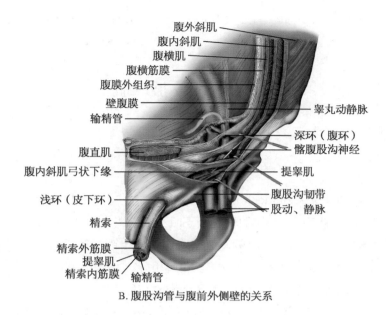

图 2-19 腹股沟管的结构

2. 腹内斜肌（obliquus internus abdominis） 在腹外斜肌深面，起自腹股沟韧带的外侧 2/3、髂嵴和胸腰筋膜，纤维成扇形斜向前上方。 后部肌束止于下 3 个肋骨，中部纤维向前延为腱膜，至腹直肌外缘分成前、后两层包裹腹直肌而止于白线。 腹内斜肌下部起自腹股沟韧带的纤维，行向前下方，作凸向上的弓形，越过精索的前面，延为腱膜，与腹横肌的腱膜会合，形成联合腱或腹股沟镰，止于耻骨梳的内侧端及耻骨结节附近。 此肌下缘有少量肌纤维附于精索，进入阴囊包绕睾丸，名为**提睾肌**（cremaster），收缩时可上提睾丸。

3. 腹横肌（transversus abdominis） 在腹内斜肌深面，起自下 6 个肋的深面、胸腰筋膜、髂嵴及腹股沟韧带的外侧半。 纤维横行向前，延为腱膜，越过腹直肌后面，参与组成腹直肌鞘后层，止于白线。 腹横肌下部肌束亦参加提睾肌和腹股沟镰的构成。 在腹横肌的深面贴有 1 层较坚厚的筋膜，称**腹横筋膜**。

4. 腹直肌（rectus abdominis） 位于腹前正中线的两侧，前后被腹直肌鞘包裹。 此肌为一上宽下窄的长肌，起自耻骨联合和耻骨嵴，纤维向上止于第 5～7 肋软骨和胸骨剑突。肌的全长被 3～4 条横行的腱划中断。 腱划系由结缔组织构成，与腹直肌鞘的前层紧密结合。 在做肝脏触诊时，对腹直肌发达的人，不要将腱划误认为肝脏下缘。

腹肌具有支持、保护腹腔内脏的作用。 腹肌与膈肌共同收缩可增加腹压，以协助排便、分娩和呕吐。 腹肌又可降肋助呼气，并参与脊柱前屈、侧屈和旋转等运动。

（二）后群

后群包括腰大肌和腰方肌。 腰大肌详见下肢肌叙述。

腰方肌（quadratus lumborum）位于腹后壁，纵列于腰椎的两侧，起自髂嵴后部，向上止于第 12 肋与腰椎横突。 此肌能下降和固定第 12 肋，并使脊柱侧屈（见图 2-13）。

第五节　上　肢　肌

上肢肌按所在部位分为上肢带肌、臂肌、前臂肌和手肌。

一、上肢带肌

上肢带肌（muscles of shoulder）位于肩关节周围，起自上肢带骨，止于肱骨，共 6 块：三角肌、冈上肌、冈下肌、小圆肌、肩胛下肌和大圆肌（图 2-20、2-21）。

1. 三角肌（deltoid）　为三角形肌，位于肩部，起自锁骨的外侧段、肩峰和肩胛冈。肌束向外下方逐渐集中，止于肱骨体外侧的**三角肌粗隆**。 三角肌的中部纤维收缩使肩关节外展，前部纤维收缩使肩关节屈及旋内，后部纤维收缩使肩关节伸及旋外。 三角肌也是肌内注射的较常用部位。 肩部因三角肌覆盖肱骨上端，外观呈圆隆形。

2. 冈上肌（supraspinatus）　位于斜方肌深面，起自肩胛骨冈上窝，肌束外经肩峰深面，止于肱骨大结节上部。 此肌收缩使肩关节外展。

3. 冈下肌（infraspinatus）　起自冈下窝，止于肱骨大结节中部。

4. 小圆肌（teres minor）　位于冈下肌的下方，起自肩胛骨外侧缘背面，止于肱骨大结节下部。 冈下肌和小圆肌收缩能使肱骨旋外。

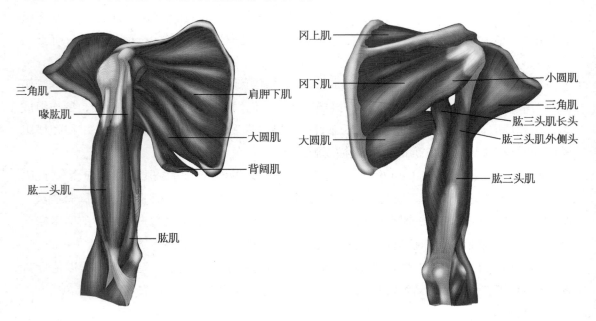

图 2-20　肩肌和臂肌（前面观）　　　　　图 2-21　肩肌和臂肌（后面观）

5. **大圆肌**（teres major）　起自肩胛骨下角的背面，止于肱骨小结节嵴。 此肌收缩可使肩关节内收、旋内和后伸。

6. **肩胛下肌**（subscapularis）　呈三角形，位于小圆肌的下方，其下缘后面被背阔肌遮盖。 肩胛下肌起自肩胛下窝，肌束向上外经肩关节之前，止于肱骨小结节。 此肌收缩使肩关节内收和旋内。

二、臂肌

臂肌分前后两群，前群为屈肌，后群为伸肌（见图 2-20、2-21，图 2-22、2-23 ）。

（一）前群

分布于臂前面，包括浅层的肱二头肌和深层的喙肱肌与肱肌。

1. **肱二头肌**（biceps brachii）　呈梭形，起端有两个头。 长头以长腱起于肩胛骨关节盂上方的盂上结节，短头起于肩胛骨的喙突。 两头于臂的下部合为肌腹，向下续为肌腱止于桡骨粗隆。 作用：屈肩、肘关节，当前臂处于旋前位时，尚能使前臂旋后。

2. **喙肱肌**（coracobrachialis）　贴在肱二头肌上半的内侧，起自肩胛骨喙突，止于肱骨内侧缘中部，此肌收缩可使肩关节前屈和内收。

3. **肱肌**（brachialis）　位于肱二头肌下半的深面，起自肱骨下半前面，肌纤维向下移行为短腱，经肘关节之前，止于尺骨粗隆。 此肌作用为屈肘关节。

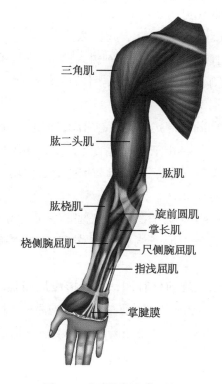

图 2-22　上肢肌浅层（前面观）

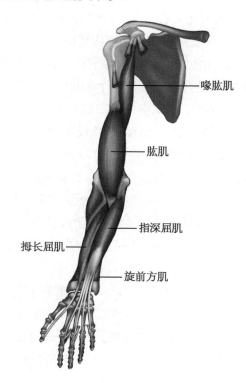

图 2-23　上肢肌深层（前面观）

（二）后群

后群仅有 1 块肌，即肱三头肌，起端有 3 个头：**长头**以肌腱起自肩胛骨关节盂下方的盂下结节，向下行经大、小圆肌之间；**外侧头**起自肱骨背面桡神经沟外上方的部分；**内侧头**起自桡神经沟内下方的部分。3 个头在下方以一共同腱止于尺骨鹰嘴。**肱三头肌**（triceps brachii）有伸肘关节作用，它的长头协助内收和后伸肩关节（见图 2-21）。

三、前臂肌

前臂肌多数为长肌，分为前、后两群。

（一）前群

前群位于前臂的前面和内侧面，大部分起自肱骨内上髁，主要作用是屈肘、屈腕、屈指和旋前。前群共 9 块，分 4 层排列。肱桡肌通常被看做是前臂前群的标志肌。

1. 第 1 层 共 5 块，自桡侧向尺侧依次为：①肱桡肌（brachioradialis），为长而扁的梭状肌，起自肱骨外上髁的上方，肌腹往下移行为腱，止于桡骨茎突，此肌屈肘关节。②**旋前圆肌**（pronator teres）。③**桡侧腕屈肌**（flexor carpi radialis）。④**掌长肌**（palmaris longus）。⑤**尺侧腕屈肌**（flexor carpi ulnaris）。后 4 块肌均起于肱骨内上髁和前臂深筋膜。旋前圆肌止于桡骨外侧面中部，作用为屈肘和使前臂旋前。桡侧腕屈肌以长腱止于第 2 掌骨底，作用为屈肘、屈腕和使桡腕关节外展。掌长肌以细长肌腱连于掌腱膜有屈腕作用。尺侧腕屈肌止于豌豆骨，作用为屈腕和使桡腕关节内收（见图 2-22）。

2. 第 2 层 仅 1 块**指浅屈肌**（flexor digitorum superficialis），起自肱骨内上髁、尺骨和桡骨的前面。肌纤维向下移行为 4 条肌腱，通过腕管和手掌，分别进入第 2 ~ 5 指的屈肌腱鞘，每条肌腱分为两个脚止于中节指骨体的两侧。指浅屈肌的作用为屈第 2 ~ 5 指近侧指间关节、屈掌指关节和屈腕关节（见图 2-22）。

3. 第 3 层 桡侧有**拇长屈肌**（flexor pollicis longus），尺侧有**指深屈肌**（flexor disitorum profundus），它们起于前臂骨和骨间膜。前者止于拇指远节指骨底，作用为屈拇指；后者向下分为 4 个腱，经腕管入手掌，分赴第 2 ~ 5 指，止于远节指骨底，作用为屈第 2 ~ 5 指的指间关节、屈掌指关节和屈腕关节（见图 2-23）。

4. 第 4 层 仅 1 块**旋前方肌**（pronator quadratus），位于在屈指肌腱的深面，桡、尺骨远端的前面，是呈扁平四方形的短肌。起自尺骨，止于桡骨，其作用使前臂旋前（见图 2-23）。

前臂前群肌可通过顺口溜"**前臂前群桡向尺，肱桡旋前桡腕屈，掌长指浅尺屈腕，深为拇长深屈方**"帮助记忆。释义：肱桡——肱桡肌，旋前——旋前圆肌，桡腕屈——桡侧腕屈肌；掌长——掌长肌，指浅——指浅屈肌，尺屈腕——尺侧屈腕肌；拇长——拇长屈肌；深屈——指深屈肌，方——旋前方肌。

（二）后群

后群位于前臂的后面和外侧面，共 10 块，分浅、深两层。后群肌的**特点**是：大部分起自肱骨外上髁，主要功能是伸腕、伸指和使前臂旋后。 学习时主要是根据肌腱来进行辩认。

1. 浅层 浅层有 5 块，由桡侧向尺侧依次为：①**桡侧腕长伸肌**（extensor carpi radialis longus）；②**桡侧腕短伸肌**（extensor carpi radialis brevis）；③**指伸肌**（extensor digitorum）；④**小指伸肌**（extensor digiti minimi）；⑤**尺侧腕伸肌**（extensor carpi ulnaris）。 这些肌肉均起自肱骨外上髁，向下止于手腕背面的掌骨底部或第 2~5 指的指骨背面。 作用为伸腕或伸指。 桡侧腕长伸肌、桡侧腕短伸肌和屈腕肌协同作用时，还有使桡腕关节外展的作用（图 2-24）。

2. 深层 有 5 块，近侧 1 块为**旋后肌**（supinator），位置较深，起于肱骨外上髁和尺骨上端，止于桡骨上端前外侧面，能使前臂旋后。 远侧 4 块，自桡侧向尺侧依次为：**拇长展肌**（abductor pollicis longus）；**拇短伸肌**（extensor pollicis brevis）；**拇长伸肌**（extensor pollicis longus）；**示指伸肌**（extensor indicis）。 它们均起自桡、尺骨背面和骨间膜，止于拇指或示指的指骨背面。 作用为伸、展拇指或伸示指（图 2-25）。

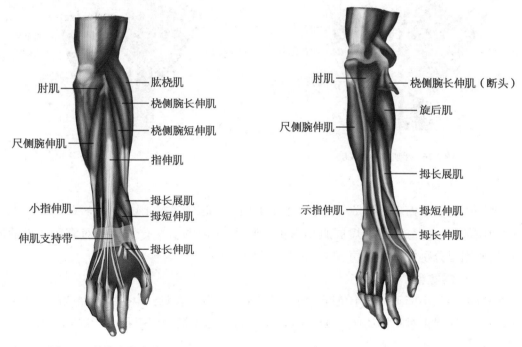

图 2-24 前臂肌后群（浅层）　　　　图 2-25 前臂肌后群（深层）

前臂后群肌可以通过顺口溜"**前臂后群桡向尺，腕长短伸指总伸，小伸尺伸与肘肌，两长夹短后示伸**"帮助记忆。 释义：腕长短伸——桡侧腕长伸肌与桡侧腕短伸肌；指总伸——指伸肌；小伸——小指伸肌；尺伸——尺侧腕伸肌；肘肌——是肘关节后方的 1 块小肌（为押韵），两长夹短——拇短伸肌被夹在拇长展肌与拇长伸肌之间；后——旋后肌；示伸——示指伸肌。

四、手肌

手指活动有很多肌肉参与，除有从前臂来的长肌腱外，还有很多短小的手肌，这些肌肉均在掌面，起自腕骨或掌骨等处，止于指骨。 手肌可分为外侧群、中间群和内侧群 3 群（图 2-26、2-27）。

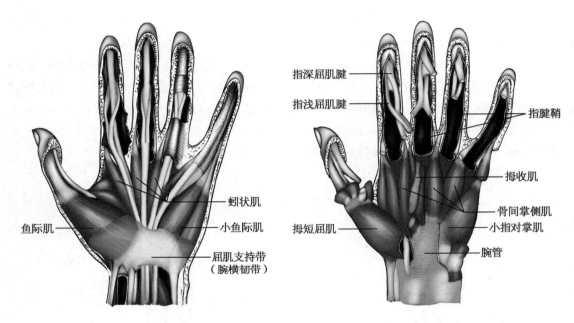

图 2-26　手肌掌侧面浅层　　　　　　　**图 2-27　手肌掌侧面深层**

（一）外侧群

外侧群在手掌拇指侧构成一隆起，称**鱼际**（thenar），有 4 块肌，分浅、深两层。 浅层的 2 块从外向内分别是**拇短展肌**和**拇短屈肌**。 深层的 2 块分别是**拇对掌肌**和**拇收肌**。它们的作用是分别使拇指做屈、收、展和对掌等动作。

（二）内侧群

内侧群手掌小指侧，称**小鱼际**（hypothenar），有 3 块肌，也分浅、深两层，作用是使小指做屈、外展和对掌等动作。 浅层从外向内分别是小指短屈肌和小指展肌，深层是小指对掌肌。

（三）中间群

中间群位于掌心，包括 4 块蚓状肌和 7 块骨间肌。

1. 蚓状肌（lumbricalis）　为细束状小肌，起自指深屈肌腱桡侧，绕至第 2~5 指背面，止于指背腱膜，作用为屈掌指关节和伸指间关节。

2. 骨间肌（interossei）　位于掌骨间隙内，可分为**骨间掌侧肌** 3 块，收缩时可使第 2、第 4、第 5 指向中指靠拢（内收）；**骨间背侧肌** 4 块，以中指的中线为中心，能外展第 2~4

指。由于骨间肌也绕至第 2～5 指背面，止于指背腱膜，故能协同蚓状肌屈掌指关节和伸指间关节（图 2-28）。

手和手指的用力运动主要靠来自前臂的长肌，而手的精细的技巧性动作则主要由手肌来完成。屈掌指关节和伸指间关节的动作主要是蚓状肌和骨间肌收缩的结果。

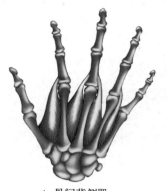 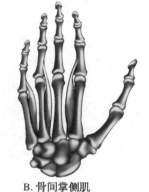

A. 骨间背侧肌　　　　B. 骨间掌侧肌

图 2-28　骨间肌

五、运动上肢各部肌的综述

（一）运动上肢带骨的肌

1. 上提　斜方肌（上部肌束）、肩胛提肌和菱形肌。

2. 下降　斜方肌（下部肌束）、前锯肌（下部肌束）和胸小肌。

3. 向前　前锯肌、胸大肌和胸小肌。

4. 向后　斜方肌（中部肌束）、菱形肌和背阔肌。

5. 肩胛骨下角旋外　前锯肌（下部肌束）和斜方肌（上部肌束）

6. 肩胛骨下角旋内　菱形肌（下部肌束）和胸小肌。

（二）运动肩关节的肌

1. 屈　三角肌（前部肌束）、胸大肌、喙肱肌和肱二头肌。

2. 伸　三角肌（后部肌束）、背阔肌和大圆肌。

3. 外展　三角肌和冈上肌。

4. 内收　胸大肌、背阔肌、肩胛下肌、喙肱肌、大圆肌和肱三头肌长头。

5. 旋内　肩胛下肌、胸大肌、背阔肌、大圆肌和三角肌（前部肌束）。

6. 旋外　冈下肌、小圆肌、三角肌后部肌束。

（三）运动肘关节的肌

1. 屈　肱二头肌、肱肌、肱桡肌、旋前圆肌和桡侧腕屈肌等。

2. 伸　肱三头肌等。

（四）运动前臂骨的肌

1. 旋前　旋前圆肌和旋前方肌。

2. 旋后　旋后肌和肱二头肌。

（五）运动桡腕关节的肌

1. 屈　桡侧腕屈肌、尺侧腕屈肌、掌长肌、指浅屈肌、指深屈肌和拇长屈肌。

2. 伸　桡侧腕长伸肌、桡侧腕短伸肌、尺侧腕伸肌和所有的伸指肌。

3. 内收　尺侧腕屈肌和尺侧腕伸肌同时收缩。

4. 外展 桡侧腕屈肌和桡侧腕长、短伸肌同时收缩。

（六） 运动手指的肌

1. 运动拇指的肌

（1）屈：拇长屈肌和拇短屈肌。

（2）伸：拇长伸肌和拇短伸肌。

（3）内收：拇收肌。

（4）外展：拇长展肌和拇短展肌。

（5）对掌：拇对掌肌。

2. 运动第 2～5 指的肌

（1）屈：指浅屈肌、指深屈肌、小指短屈肌、骨间肌和蚓状肌（后两种肌屈掌指关节）。

（2）伸：指伸肌、示指伸肌、小指伸肌、骨间肌和蚓状肌（后两种肌伸指间关节）。

（3）内收：骨间掌侧肌。

（4）外展：骨间背侧肌和小指展肌。

第六节 下 肢 肌

下肢肌可分为髋肌、大腿肌、小腿肌和足肌。

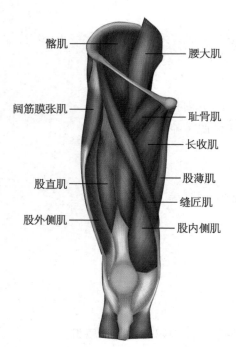

髂肌 —— 腰大肌
阔筋膜张肌 —— 耻骨肌
—— 长收肌
股直肌 —— 股薄肌
—— 缝匠肌
股外侧肌 —— 股内侧肌

图 2-29 大腿肌浅层（前面观）

一、 髋肌

髋肌起自骨盆的内、外面，跨过髋关节，止于股骨上端。 按其位置和作用可分为前、后两群（图 2-29、2-30）。

（一） 前群

1. 髂腰肌（iliopsoas） 髂腰肌包括**髂肌**（iliacus）和**腰大肌**（psoas major）。 髂肌呈扇形，起自髂窝，位于腰大肌的外侧。 腰大肌位于腰部脊柱的两侧，起自腰椎体侧面及横突。 两肌向下结合，经腹股沟韧带深面，止于股骨小转子。 髂腰肌的作用，使髋关节前屈和旋外。 下肢固定时可使躯干前屈，如仰卧起坐。

2. 阔筋膜张肌（tensor fasciae latae） 阔筋膜张肌位于臀部外方，包在阔筋膜两层之间。 起自髂前上棘及其后方，肌腹下端移行于髂胫束止于胫骨体上端的粗隆（髂胫束粗隆）。 此肌收缩时，紧张阔筋膜和髂胫束，并屈髋关节。

髋肌可通过顺口溜"**髋肌前群髂腰张，后大中小闭内梨**"帮助记忆。

（二）后群

后群位于臀部，主要由臀大肌、臀中肌、臀小肌、梨状肌、闭孔内肌和股方肌等组成（图 2-30）。

1. 臀大肌（gluteus maximus）　位于臀部，形成特有的臀部膨隆，覆盖臀中肌下半部及其他小肌。　起自髂骨外面和骶骨背面，肌束斜向外下，止于髂胫束和股骨的臀肌粗隆。　此肌作用为使髋关节后伸和旋外，下肢固定时，能伸直躯干，防止躯干前倾，以维持身体的平衡。　此肌外上部是臀部肌内注射的常用部位。

2. 臀中肌（gluteus medius）　在臀大肌的深面。

3. 臀小肌（gluteus minimus）　在臀中肌的深面。　臀中、小肌均呈扇形，皆起自髂骨翼，肌束向下集中形成短腱，止于股骨

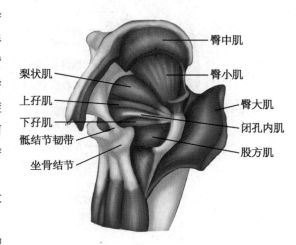

图 2-30　髋肌（后面观）

大转子。　两肌共同作用使髋关节外展。　两肌的前部肌束使髋关节旋内，而后部肌束则使髋关节旋外。

4. 梨状肌（piriformis）　起自盆内骶骨前面外侧部，纤维外出坐骨大孔到达臀部，止于股骨大转子尖端。　可使髋关节旋外。

5. 闭孔内肌（obturator internus）　起自闭孔膜内面及其周围骨面，肌束向后集中成为肌腱，由坐骨小孔出骨盆转折向外，止于转子窝。　此肌腱上下各有一块小肌，分别称上孖肌（gemellus superior）和**下孖肌**（gemellus inferior）。　并与闭孔内肌一起止于转子窝，闭孔内肌腱绕坐骨小切迹。　作用是使髋关节外旋。

6. 股方肌（quadratus femoris）　起自坐骨结节，向外止于转子间嵴。　作用 是使髋关节旋外。

7. 闭孔外肌（obturator externus）　在股方肌深面，起自闭孔外膜外面及其周围骨面，经股骨颈的后方，止于转子窝。　作用是髋关节旋外。

二、大腿肌

大腿肌位于股骨周围，缺乏外侧群肌，可分为前群、内侧群和后群（见图 2-29，图 2-31、2-32）。

（一）前群

前群包括股四头肌和缝匠肌。

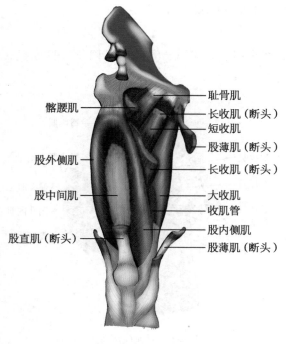

耻骨肌
髂腰肌
长收肌 (断头)
短收肌
股薄肌 (断头)
股外侧肌
长收肌 (断头)
股中间肌
大收肌
收肌管
股直肌 (断头)
股内侧肌
股薄肌 (断头)

图 2-31　大腿肌深层 (前面观)

1. 股四头肌（quadriceps femoris）是全身最大的肌，由 4 个头合成，分别为**股外侧肌、股直肌、股内侧肌和股中间肌**。 4 个头中，仅股直肌起于髂前下棘，其余 3 头均起自股骨。 股中间肌位于股直肌的深面， 4 个头向下形成腱，包绕髌骨，继而下延为髌韧带止于胫骨粗隆。 此肌作用为伸膝关节，股直肌还有屈髋关节作用（见图 2-29，图 2-31）。

2. 缝匠肌（sartorius）　为狭长的带状肌，是全身最长的肌，位于大腿的前面及内侧，起自髂前上棘，斜向内下方，止于胫骨上端的内侧面。 此肌作用为屈髋关节和屈膝关节，并使已屈的膝关节旋内（见图 2-29）。

（二）内侧群

内侧群位于大腿的内侧，共 5 块，分层排列（见图 2-29，图 2-31）。

1. 耻骨肌（pectineus）　为长方形的短肌，位于大腿上部髂腰肌的内侧。

2. 长收肌（adductor longus）　为三角形的扁肌，位于耻骨肌的内侧。

3. 短收肌（adductor brevis）　为近似三角形的扁肌，位于耻骨肌和长收肌的深面。

4. 大收肌（adductor magnus）　为最大的内收肌，呈三角形。 此肌位置最深，为上述数肌所覆盖。

5. 股薄肌（gracilis）　为带状长条肌，位于大腿最内侧。

大腿内侧肌群起自闭孔周围和坐骨结节等骨面，肌群向外下方展开，止于股骨粗线全长。 但股薄肌止于胫骨上端的内侧。 在大收肌腱和股骨之间有一裂孔，称**收肌腱裂孔**（adductor tendinous opening），此孔为股血管与腘血管的分界标志。

内侧肌群收缩可使髋关节内收、旋外，股薄肌还有使膝关节屈曲和旋内的作用。

（三）后群

后群位于大腿的后面，共 3 块（图 2-32）。

1. 股二头肌（biceps femoris）　位于股骨的外侧，有 2 个头。 长头起自坐骨结节，短头起自股骨粗线，两头会合后止于腓骨头。

2. 半腱肌（semitendinosus）　位于股后的内侧，肌腱细长，几乎占肌的一半而得名。与股二头肌长头一起起自坐骨结节，止于胫骨上端的内侧。

3. 半膜肌（semimembranosus）　在半腱肌的深面，以扁薄的腱膜起自坐骨结节，此腱膜几乎占肌的一半而得名，肌的下端以腱止于胫骨内侧髁的后面。

后群肌可屈膝关节、伸髋关节；屈膝时，股二头肌可使小腿旋外，而半腱肌及半膜肌则使小腿旋内。

大腿肌可通过顺口溜 "**大腿三群缺乏外，股内外直中缝挨，内耻长短薄大收，后半腱膜股二头**" 帮助记忆。释义：大腿肌肉无外侧群；股内外直中——股四头肌的 4 个头；缝——缝匠肌；后——后群；半腱膜——半腱肌和半膜肌；股二头——股二头肌。

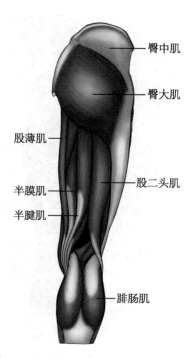

图 2-32　大腿肌（后面观）

三、小腿肌

小腿肌的分化程度不如前臂，肌数目较少，但一般比较粗大，参与维持人体的直立姿势和行走。小腿肌可分 3 群：前群在骨间膜的前面；后群在骨间膜的后面；外侧群在腓骨的外侧面。

（一）前群

前群肌共有 3 块。

自胫侧向腓侧为 **胫骨前肌**（tibialis anterior）、**跗长伸肌**（extensor hallucis longus）、**趾长伸肌**（extensor digitorum longus）。分别起自胫、腓骨和骨间膜前面，三肌的肌腱均经踝关节的前方到足背。其中胫骨前肌到足的内侧缘，止于内侧楔骨及第 1 跖骨底；其他二肌分别止于跗趾和第 2～5 趾的背面。前群各肌经踝关节的前方，因此均有伸踝关节（背屈）的作用。此外，胫骨前肌还能使足内翻，长伸肌和趾长伸肌还分别具有伸跗趾、伸足趾的作用（图 2-33）。

（二）外侧群

外侧群有 **腓骨长肌**（peroneus longus）和 **腓骨短肌**（peroneus brevis）。短肌位于长肌的深面。它们皆起自腓骨的外侧面，肌腱经外踝的后方转向前行，其中腓骨短肌止于第 5 跖骨底；腓骨长肌腱斜过足底，止于内侧楔骨及第 1 跖骨底。两肌作用使足外翻和屈踝关节（跖屈）（图 2-34）。

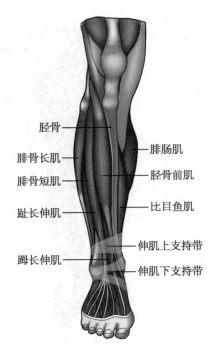

图 2-33　小腿肌（前面观）

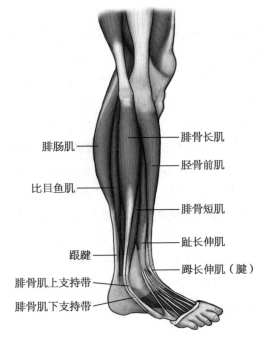

图 2-34　小腿肌（外侧面观）

（三）后群

小腿后群肌分浅、深两层（图 2-35、2-36）。

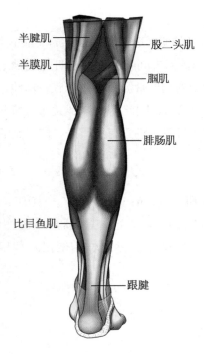

图 2-35　小腿肌（后面观）（一）

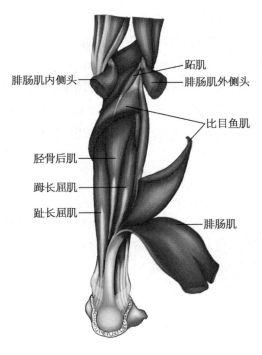

图 2-36　小腿肌（后面观）（二）

1. 浅层　有**小腿三头肌**（triceps surae），由浅面的**腓肠肌**（gastrocnemius）和位于其深面的**比目鱼肌**（soleus）组成。　此肌发达即成"小腿肚"。　腓肠肌内、外侧头分别起于股骨内、外侧髁的后面；比目鱼肌起自胫、腓骨上端的后面，两肌的肌腱在小腿中下部互相结合，形成一条强大的跟腱，止于跟骨。　小腿三头肌可以使足跖屈和屈膝关节；在站立时，能固定踝关节和膝关节，以防止身体前倾。

2. 深层　有4块肌，分别是：①**腘肌**（popliteus），斜位于腘窝底，位于小腿上方。　其他3块均在腘肌下方，从胫侧向腓侧为；②**趾长屈肌**（flexor digitorum longus）；③**胫骨后肌**（tibialis posterior）；④**𧿹长屈肌**（flexor hallucis longus），分别起自胫、腓骨和骨间膜后面，以长腱经内踝的后方转入足底。　其中趾长屈肌止于第2~5趾远节趾骨底；𧿹长屈肌在足底与趾长屈肌腱交叉止于𧿹趾远节趾骨底；胫骨后肌止于足舟骨和楔骨。　上述3块肌能屈踝关节（足跖屈）和使足内翻，并加强足弓；趾长屈肌和𧿹长屈肌有屈足趾作用。

可通过顺口溜 "**小腿三群缺乏内，胫前趾长𧿹长伸，外侧腓骨长短肌，后有三头深前屈**" 帮助记忆。　释义：胫前趾长𧿹长伸即前群胫骨前肌，趾长伸肌和𧿹长伸肌；深前屈意为后群深层肌与前群名称相似，把胫骨前肌的前改成后即为胫骨后肌，把趾长伸肌和𧿹长伸肌中的伸字改为屈即可。

四、足肌

足肌分为足背肌和足底肌。　足背肌较薄弱，为伸𧿹指的**𧿹短伸肌**（extensor hallucis brevis）和伸2~4趾的**趾短伸肌**（extensor digitorum brevis）。　足底肌的配布情况和作用与手掌肌相似，足底肌也分为内侧群、外侧群和中间群，但没有与指和小指相当的对掌肌。　内侧群有**𧿹展肌、𧿹短屈肌和𧿹收肌**；外侧群有**小趾展肌和小趾短屈肌**；中间群由浅入深排列有**趾短屈肌、跖方肌、4条蚓状肌、3块骨间足底肌和4块骨间背侧肌**（图2-37、2-38）。

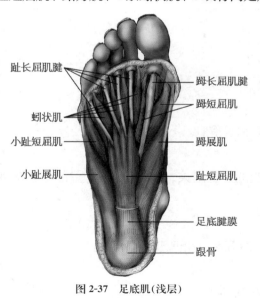

趾长屈肌腱
蚓状肌
小趾短屈肌
小趾展肌

𧿹长屈肌腱
𧿹短屈肌
𧿹展肌
趾短屈肌
足底腱膜
跟骨

图2-37　足底肌（浅层）

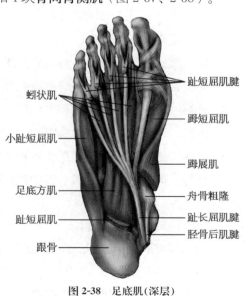

蚓状肌
小趾短屈肌
足底方肌
趾短屈肌
跟骨

趾短屈肌腱
𧿹短屈肌
𧿹展肌
舟骨粗隆
趾长屈肌腱
胫骨后肌腱

图2-38　足底肌（深层）

五、 下肢的深筋膜

下肢肌比较强大，其深筋膜也比较发达。 大腿深筋膜称**阔筋膜**，为全身最强厚的筋膜。阔筋膜的外侧部分因有阔筋膜张肌的腱纤维编入而特别增厚呈扁带状，称**髂胫束**（iliotibial tract）。 在耻骨结节的外下方约 3 cm 处，阔筋膜形成一卵圆形的浅窝，称**卵圆窝**，又称**隐静脉裂孔**（saphenous hiatus），有大隐静脉等穿过。 小腿深筋膜包裹小腿肌，在踝关节附近，筋膜增厚，形成约束肌腱的韧带（支持带）。 这些支持带对经过踝关节前、后方的肌腱有约束作用，小腿肌的肌腱在经过踝关节周围时，也均有腱滑膜鞘包绕。 足底深筋膜在足底中间部增厚，形成跖腱膜（足底腱膜），此腱膜有加强足底纵弓的作用（图 2-39）。

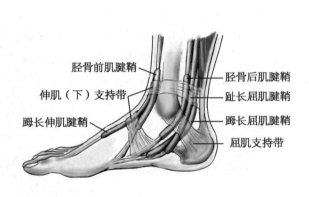
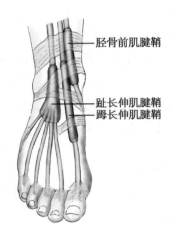

图 2-39 足部腱鞘

六、 运动下肢各部肌的综述

（一）运动髋关节的肌

1. 屈 髂腰肌、股直肌、阔筋膜张肌和缝匠肌。

2. 伸 臀大肌、股二头肌、半腱肌和半膜肌。

3. 外展 臀中肌、臀小肌和梨状肌。

4. 内收 耻骨肌、长收肌、短收肌、大收肌和股薄肌。

5. 旋内 臀中肌和臀小肌的前部肌束。

6. 旋外 髂腰肌、臀大肌、臀中肌和臀小肌的后部肌束、梨状肌、闭孔内肌、股方肌和闭孔外肌。

（二）运动膝关节的肌

1. 屈 半腱肌、半膜肌、股二头肌、腘肌、缝匠肌、股薄肌和腓肠肌。

2. 伸 股四头肌。

3. 旋内 半腱肌、半膜肌、缝匠肌、股薄肌和腘肌。

4. 旋外　股二头肌。

（三）运动踝关节和跗骨间关节的肌

1. 足跖屈　小腿三头肌、趾长屈肌、胫骨后肌、姆长屈肌和腓骨长、短肌。

2. 足背屈　胫骨前肌、姆长伸肌和趾长伸肌。

3. 足外翻　腓骨长肌与腓骨短肌。

4. 足内翻　胫骨前肌、胫骨后肌，姆长屈肌和趾长屈肌.

（四）运动足趾的肌

1. 运动姆趾的肌　屈，趾长屈肌和姆短屈肌；伸，姆长伸肌和姆短伸肌。

2. 运动第 2～5 趾的肌　屈，趾长屈肌和趾短屈肌；伸，趾长伸肌和趾短伸肌。

【附】全身各部的主要骨性和肌性标志

一、项背部

1. 背纵沟　为背部正中纵行的浅沟，沟底可触及各椎骨的棘突。 头俯下时，平肩处可摸到显著突起的第 7 颈椎棘突。 脊柱下端可摸到尾骨尖和骶管裂孔。

2. 竖脊肌　在背纵沟的两侧，呈纵行隆起。

3. 肩胛骨　浅在皮下，可以摸到肩峰、肩胛冈和下角。 肩胛冈的内侧端平第 3 胸椎棘突。 下角平对第 7 肋和第 7 胸椎棘突。

4. 髂嵴　位于皮下，其最高点平第 4 腰椎棘突。

5. 髂后上棘　在皮下脂肪较多者的身上，为一皮肤凹陷，较瘦的人则为一骨性突起，此棘平对第 2 骶椎棘突。

二、头颈部

1. **枕外隆凸**　为头后方正中线处的骨性隆起。

2. **乳突**　为耳郭后方的骨性突起。

3. **颧弓**　位于耳前方的骨性弓。

4. **眶上缘、眶下缘**　为眼眶口上下的骨性边界。

5. **眶上切迹**　位于眶上缘内、中 1／3 交界处。

6. **下颌头**　位于耳郭前方，颧弓下方。 张口、闭口运动时，可发现下颌头在前后移动。

7. **下颌角**　为下颌体下缘的后端。

8. **咬肌**　为咬紧牙关时，在下颌角前上方的条状隆起。

9. **胸锁乳突肌**　头转向对侧时，可以明显看到从后上斜向前下的长条状隆起。

三、胸腹部

1. **锁骨**　全长均可摸到。 锁骨的胸骨端膨大，突出于胸骨颈静脉切迹的两侧。

2. **喙突**　喙突位于锁骨外、中 1/3 交界处的下方一横指处，自三角肌的前缘向后深按即能触及。

3. **胸骨上切迹（颈静脉切迹）** 为胸骨上缘。

4. **胸骨角** 为柄与体交接处，略为隆起，其两侧平第2肋软骨。

5. **剑突** 胸骨体与剑突交界处的下方有1个三角形的凹陷，于此凹处可摸到剑突。

6. **肋弓** 自胸廓下缘外下方斜向内上方。 肋弓下方即为柔软的腹壁。

7. **胸大肌** 为胸前上部的膨隆，其下缘构成腋前襞。

8. **脐** 高度不一，一般在两侧髂嵴最高点的连线以上1横指处。

9. **腹直肌** 外缘呈半月形的弧线，自第9肋软骨尖端开始。 此肌收缩时，可在脐以上见到3条横沟，相当于腹直肌的腱划。

10. **耻骨联合** 位于小腹部下方正中处。

11. **耻骨结节** 为耻骨联合外上方的突起。

12. **髂前上棘** 是髂嵴的前端。

四、上肢

1. **肱骨大结节** 在肩峰的下方，为三角肌所覆盖。

2. **三角肌** 从前、外、后三方包绕肱骨的上端，使肩部构成圆隆的外形。

3. **肱骨小结节** 在肩胛骨喙突的稍外方。

4. **肱骨内、外上髁** 在肘关节两侧的稍上方，内上髁突出较明显。

5. **尺骨鹰嘴** 在肘后方容易摸到。

6. **桡骨头** 在肱骨外上髁的下方，在肘的后方可摸到。

7. **桡骨茎突** 在"鼻烟窝"处可摸到。

8. **尺骨茎突** 前臂旋前时，可在尺骨头下方摸到。

9. **舟骨** 位于腕前桡侧的皮下，相当于手掌部皮肤和前臂皮肤交界的横纹上。

10. **豌豆骨** 位于腕前尺侧的皮下，相当腕横纹处。

11. **肱二头肌** 在臂的前面。 此肌的内、外侧各有一纵行的浅沟，内侧沟较明显。 肱二头肌腱可于肘窝处摸到。

12. **腕掌侧的肌腱** 握拳屈腕时，在掌侧可以见到位于中间的掌长肌腱，其桡侧为桡侧腕屈肌腱，靠近尺侧缘为尺侧腕屈肌腱。

13. **腕背侧的肌腱** 指伸直、外展时，自桡侧向尺侧可看到拇长展肌、拇短伸肌和拇长伸肌的腱，后两肌腱之间有深的凹陷，俗称"鼻烟窝"。

五、下肢

1. **坐骨结节** 取坐位时和凳子接触，在皮下易摸到。

2. **股骨大转子** 为髋部最外侧的骨性隆起。

3. **股骨内、外侧髁和胫骨内、外侧髁** 均位于膝关节两侧皮下。

4. **髌骨** 位于在膝关节前面的皮下。

5. **髌韧带** 在髌骨下方的纵行的粗索，此韧带两侧各有1个凹陷称膝眼。

6. **胫骨粗隆** 为胫骨内、外侧髁间前方的骨性隆起，向下续于胫骨前嵴。

7. **胫骨内侧面** 位于皮下，向下可延至内踝。

8. **腓骨头**　在胫骨外侧髁的后外方，位置稍高于胫骨粗隆。

9. **外踝**　为一窄长的隆起，外踝较内踝低。

10. **臀大肌**　使臀部形成圆隆的外形。

11. **缝匠肌**　在大腿的前方，大腿作前屈、外展和旋外时，轮廓较清楚。

12. **股四头肌**　位于大腿前面。

13. **半腱肌腱、半膜肌腱**　止于胫骨，作成腘窝上界的内侧壁。半腱肌腱较窄，半膜肌腱较粗且圆。

14. **股二头肌腱**　为一粗索，止于腓骨头，作成腘窝上界的外侧壁。

15. **腓肠肌内、外侧头**　构成腘窝的下界，肌腹在小腿后面形成"**小腿肚**"。

16. **跟腱**　在踝关节后方呈粗索状，向下止于跟骨的跟骨结节。

（高　璐）

第二篇 内脏学

解剖学将位于胸、腹、盆腔内的消化、呼吸、泌尿和生殖系统的器官称为内脏（viscera）。内脏位于躯体内，各系统均由1套连续的管道和1个或几个实质性器官组成，并借着一定的孔道直接或间接地与外界相通。胸膜、腹膜和会阴与内脏器官有密切的联系，所以也在内脏学中一并叙述。内脏的主要功能是进行物质代谢和繁殖后代。其中，消化系统的功能是消化食物，吸收营养物质，并将食物的残渣形成粪便排出体外；呼吸系统的功能是从空气中摄取氧气并将体内产生的二氧化碳排出体外；泌尿系统的功能是把机体在物质代谢过程中所产生的代谢产物，特别是含氮的物质（如尿酸、尿素等）和多余的水、盐等，形成尿液，排出体外；生殖系统能产生生殖细胞和分泌性激素，进行生殖活动，借以繁殖后代。此外，内脏中的一些器官还具有内分泌的功能，可产生激素，调节机体活动。

第三章 概　述

一、 内脏器官的一般形态和结构

内脏各系统包括很多器官，它们有各自的形态结构和功能，但按其基本结构可分成两大类。

（一） 中空性器官

中空性器官内有空腔，器官的壁呈分层结构。 其中，消化道各器官的壁由 4 层组织构成，而呼吸道、泌尿道和生殖道各器官的壁由 3 层组织构成。 以消化管为例，由内向外依次为黏膜、黏膜下层、肌层和外膜。

黏膜位于最内层，面向管腔，由上皮组织及其深部的固有层组成，有保护、分泌和吸收的能力。 黏膜下层是疏松结缔组织，可使黏膜有一定的移动性，以利扩大或缩小器官的空腔。 肌层主要是由平滑肌构成，一般可分为内环、外纵两层，环肌、纵肌交替收缩，能使管腔内容物向前推进。 外膜是最外面的一层纤维组织，表面如果覆有一层间皮，则称浆膜，其表面光滑，有保护和滑润器官的能力。

（二） 实质性器官

实质性器官内没有明显的空腔，表面包有结缔组织被膜或浆膜，被膜的结缔组织可伸入器官实质内，将器官分隔成若干**小叶**，如肝、胰、肾和生殖腺等。 其中一些器官属于腺体，以导管开口于中空性器官。 实质性器官均有血管、神经、淋巴管及导管的出入门户，称**门**（hilum 或 porta），如肝门、肾门和肺门等。

二、 内脏的位置和变化

内脏的绝大部分器官均位于胸、腹腔内，它们各自固定在一定的部位。 但各器官的形态和位置可因年龄、体位、体型和功能状态、邻近器官的影响而发生变化。 例如，直立时脏器的位置较卧位时低；瘦长的人胸腹腔较窄长，其脏器的形态细长，位置也因之较低。正常人在深呼吸时，胸腹腔脏器可随膈而上、下移动。 腹壁肌肉松弛时，胃、小肠和横结肠等可下降。 器官本身的充盈程度及邻近器官的挤压，也可使器官的形态和位置发生变化。 幼儿时的膀胱位置很高，几乎完全位于腹腔内，以后随着年龄的增长逐渐降入盆腔。

三、 胸部标志线和腹部分区

内脏大部分器官在胸、腹、盆腔内占据相对固定的位置，而掌握内脏器官的正常位置对于临床诊断和治疗有着重要的意义。为了描述胸、腹腔内各器官的位置及其体表投影，通常在胸、腹部体表确定一些标志线和划分一些区域（图 3-1，表 3-1）。

（一）胸部标志线

1. 前正中线（anterior median line） 是指沿身体前面正中所作的垂直线。

2. 胸骨线（sternal line） 是指沿胸骨最宽处的外侧缘所作的垂直线。

3. 锁骨中线（midclavicular line） 是指经锁骨中点向下所作的垂直线。

4. 胸骨旁线（parasternal line） 是指经胸骨线与锁骨中线之间连线的中点所作的垂直线。

5. 腋前线（anterior axillary line） 是指沿腋前襞向下所作的垂直线。

6. 腋后线（posterior axillary line） 是指沿腋后襞向下所作的垂直线。

7. 腋中线（midaxillary line） 是指沿腋前、后线之间连线的中点所作的垂直线。

8. 肩胛线（scapular line） 是指经肩胛骨下角所作的垂直线。

9. 后正中线（posterior median line） 是指经身体后面正中线即沿各椎骨棘突所作的垂直线。

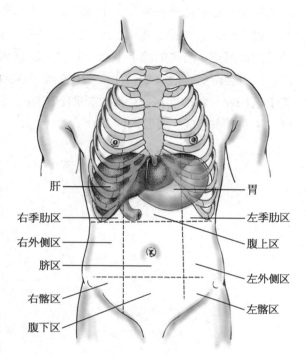

图 3-1 腹部标志线和分区

表 3-1 腹、盆腔各器官在腹部各区内的位置

腹部各区域	腹盆腔器
右季肋区	右半肝大部分、胆囊一部分、结肠右曲、右肾一部分
腹上区	右半肝小部分、左半肝大部分、胆囊一部分、胃贲门部、胃幽门部、胃体一部分、胆总管、十二指肠一部分、胰大部分、两肾各一部分、肾上腺
左季肋区	左半肝小部分、胃底、胃体一部分、脾、胰尾、结肠左曲、左肾一部分
右腰区	升结肠、回肠一部分、右肾一部分
脐区	胃大弯（胃充盈时）、横结肠、大网膜、两侧输尿管各一部分、十二指肠一部分、空、回肠各一部分
左腰区	降结肠、空肠一部分、左肾一部分
右髂区	盲肠、阑尾、回肠末端
腹下区	回肠一部分、膀胱（充盈时）、子宫（妊娠期）、乙状结肠一部分、两侧输尿管各一部分
左髂区	乙状结肠一部分、回肠一部分

（二）腹部的分区

为了便于描述腹部内脏器官的位置，可将腹部分成若干个区域，方法较多。临床上常用的简便方法是通过脐各作一个水平面和矢状面，将腹部分为**左上腹、右上腹、左下腹**和**右下腹**4个区。然而，临床上，更实用的是9区分法，即通过两侧肋弓最低点（或第10肋弓的最低点）所作的**肋下平面**和通过两侧髂结节平面将腹部分成上腹部、中腹部和下腹部，再由经两侧腹股沟韧带中点所作的2个矢状面，将腹部分成9个区域，包括上腹部的**腹上区和左、右季肋区**，中腹部的**脐区**和**左、右腹外侧区**（腰区），下腹部的**腹下区**（耻区）和**左、右髂区**（腹股沟区）。

（李文生）

第四章　消化系统

消化系统（alimentary system）是指将摄取的食物进行物理性和化学性消化，吸收营养物质，并将食物残渣排出体外的系统，由消化管和消化腺组成。**消化管**（alimentary canal）是指从口腔到肛门之间粗细不一、有直有弯的连通器。自上而下依次为口腔、咽、食管、胃、小肠（十二指肠、空肠和回肠）和大肠（盲肠、阑尾、结肠、直肠和肛管）。临床上，通常以十二指肠悬韧带（Treitz 韧带）为界，把从口腔到十二指肠末端的这部分管道称**上消化道**，把空肠起点以下的管道称**下消化道**。上消化道出血时，大便呈柏油样；下消化道出血时，大便暗红或鲜红。**消化腺**（alimentary gland）包括口腔腺、肝、胰和消化管壁内的许多小腺体。消化腺按体积的大小和位置不同，可分为大消化腺和小消化腺两种，**大消化腺**位于消化管壁外，成为一个独立的器官，分泌的消化液经导管流入消化管腔内，如大唾液腺、肝和胰；**小消化腺**分布于消化管壁内，位于黏膜层或黏膜下层，如唇腺、颊腺、舌腺、食管腺、胃腺和肠腺等。

消化系统的主要功能是消化和吸收。食物中的营养成分主要是蛋白质、脂肪、糖类、水、无机盐及维生素等，其中后 3 类可以被人体直接吸收与利用，而前 3 类往往是难于溶解的大分子物质，不能被人体直接吸收。因此，必须将这些食物分解为能溶解的、简单的物质，才能透过肠黏膜被人体吸收和利用，这个过程称**消化**。消化了的营养物质透过消化管壁的上皮细胞进入血液循环的过程称**吸收**（图 4-1）。

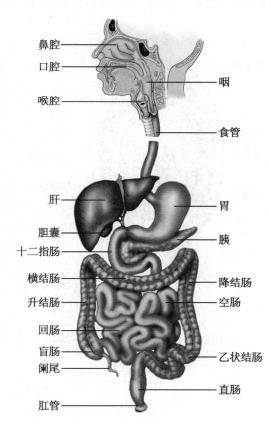

鼻腔
口腔
喉腔
咽
食管
肝
胆囊
十二指肠
横结肠
升结肠
回肠
盲肠
阑尾
肛管
胃
胰
降结肠
空肠
乙状结肠
直肠

图 4-1　消化系统模式图

第一节 消 化 管

一、口腔

口腔（oral cavity）是消化管的起始部，其前方为唇，侧壁为颊，上壁为腭，下壁为口腔底，向后借咽峡与咽相通。

整个口腔借上、下牙弓和牙龈分为前外侧部的**口腔前庭**（oral vestibule）和后内侧部的**固有口腔**（oral cavity proper）。 前者是上、下唇和颊与上、下牙弓和牙龈之间的狭窄间隙；后者位于上、下牙弓和牙龈所围成的空间内（图 4-2）。

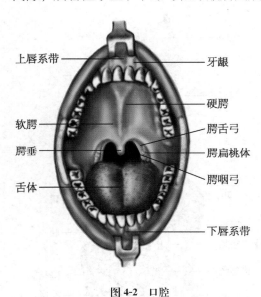

上唇系带 —— 牙龈
—— 硬腭
软腭 —— 腭舌弓
腭垂 —— 腭扁桃体
—— 腭咽弓
舌体
—— 下唇系带

图 4-2 口腔

（一）口唇

口唇（oral lips）分上唇和下唇，外面为皮肤，中间为口轮匝肌，内面为黏膜。 口唇的游离缘是皮肤与黏膜的移行部，称**唇红**，内含皮脂腺。 唇红是体表毛细血管最丰富的部位之一，呈红色，当缺氧时则呈绛紫色，临床称**发绀**。上、下唇两端结合处称**口角**，上唇外面中线处有一纵行浅沟称**人中**，是人类特有的结构，昏迷患者急救时常在此处进行指压或针刺。 上唇的外面两侧与颊部交界处，各有一斜行的浅沟，称**鼻唇沟**。 在上、下唇内面正中线上，分别有上、下唇系带从口唇连于牙龈基部。

（二）颊

颊（cheek）为口腔的两侧壁，由黏膜、颊肌和皮肤组成，在上颌第 2 磨牙牙冠相对的颊黏膜上有腮腺管乳头，其上有腮腺管的开口。

（三）腭

腭（palate）构成口腔上壁，分隔鼻腔与口腔。 腭分硬腭和软腭两部分。

1. 硬腭（hard palate） 位于腭的前 2/3，主要由骨腭（由上颌骨的腭突和腭骨的水平板构成）及黏膜构成。

2. 软腭（soft palate） 位于腭的后 1/3，主要由肌、肌腱和黏膜构成。 软腭的前份呈水平位；后份斜向后下，称**腭帆**。 腭帆后缘游离，其中部垂向下方，形成的突起称**腭垂**或**悬雍垂**。 自腭帆两侧各向下方发出 2 对黏膜皱襞，前方的 1 对为**腭舌弓**（palatoglossal arch），延续至舌根的外侧，后方的 1 对为**腭咽弓**（palatopharyngeal arch），向下延至咽侧壁。 两弓间的三角形凹陷区称**扁桃体窝**，容纳腭扁桃体，具有防御功能。 腭垂、腭帆游离缘、两侧的腭舌弓及舌根共同围成**咽峡**（isthmus of fauces），是口腔和咽之间的狭窄部，也是两者的分界。 软腭在静止状态时垂向下方，当吞咽或说话时，软腭上提，贴近咽后壁，从而将鼻咽与口咽隔离开来（图 4-2）。

（四）牙

牙（tooth）是人体中最坚硬的器官，嵌于上、下颌骨的牙槽内，具有咬切、撕裂、磨碎食物及辅助发音等功能。

1. 牙的种类和排列　人的一生中要出牙两次，出生后约 6 个月开始出**乳牙**（deciduous teeth），约 3 岁出齐，共 20 颗。 6 岁左右乳牙开始脱落，逐渐长出**恒牙**（permanent teeth），共 32 颗。 除第 3 磨牙外，其他各牙约在 14 岁出齐。 第 3 磨牙萌出时间最迟要到 14～28 岁，称**智牙**（wisdom tooth）或迟牙。 有的人智牙终身不长。 乳牙和恒牙的位置和名称如图 4-3、4-4 所示。

根据形状和功能，牙可分**切牙**（incisors）、**尖牙**（canine teeth）和**磨牙**（molars）。恒牙又有**磨牙**和**前磨牙**（premolars）之分。 切牙、尖牙分别用以咬切和撕扯食物，磨牙和前磨牙则有研磨和粉碎食物的功能。

乳牙与恒牙的名称及排列顺序如图 4-3、4-4 所示。 乳牙在上、下颌的左、右半侧各 5 颗。 恒牙在上、下颌的左、右半侧各 8 颗。 临床上，为了记录牙的位置，常以被检查者的方位为准，以"+"记号划分成 4 区，并以罗马数字 Ⅰ～Ⅴ 表示乳牙，用阿拉伯数字 1～8 表示恒牙，如"⌊6"表示左上颌第 1 恒磨牙，"Ⅴ⌉"则表示右下颌第 2 乳磨牙。

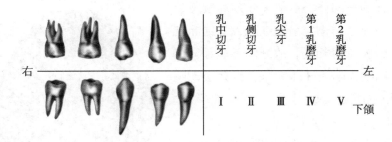

图 4-3　乳牙的名称及符号

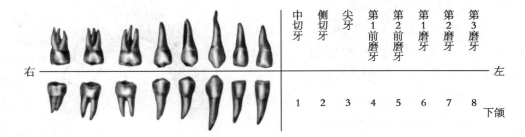

图 4-4　恒牙的名称及符号

2. 牙的形态和构造 每颗牙均可分为牙冠（crown of tooth）、牙颈（neck of tooth）和牙根（root of tooth）3 部分。 暴露在口腔内的部分称**牙冠**；嵌于上、下颌骨牙槽内的部分称**牙根**；介于根和冠之间的交界部称**牙颈**，外包黏膜，称**牙龈**。 牙的中央有一空腔，称**牙腔**（dental cavity），牙的神经、血管和淋巴管从牙根进入牙腔（图 4-5、4-6）。

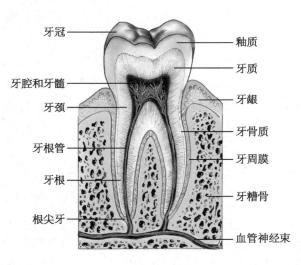

图 4-5　牙的构造

牙由**牙质**、**釉质**、**牙骨质**和**牙髓**组成。 牙质构成牙的大部分，呈淡黄色，硬度次于釉质，大于牙骨质。 在牙冠部的牙质外面覆有釉质，为人体内最坚硬的组织。 正常所见的釉质呈淡黄色，是透过釉质所见的牙质的色泽。 牙根及牙颈处的牙质外面包有牙骨质，其结构与骨组织类似，是牙中硬度最小的一种。 牙髓位于牙腔内，由结缔组织、神经和血管共同组成。 由于牙髓内含有丰富的感觉神经末梢，所以牙髓发炎时，可引起剧烈的疼痛。

牙周组织包括**牙周膜**、**牙槽骨**和**牙龈**3 部分，对牙起保护、固定和支持作用。 牙周膜是介于牙根和牙槽骨间的致密结缔组织。牙龈是口腔黏膜的一部分，紧贴于牙颈周围及邻近的牙槽骨上，血管丰富，呈淡红色，坚韧而有弹性，直接与骨膜紧密相连，故牙龈不能移动。一旦牙周组织患病，即使牙体完整，也会松动脱落，丧失咀嚼能力（图 4-5）。

（五）舌

舌（tongue）位于口腔底，是肌性器官，表面覆盖黏膜，具有协助咀嚼、吞咽食物、感受味觉的功能，也是辅助发音的器官。

1. 舌的形态 舌分上、下两面。 上面隆起称舌背，可见"人"字形的**界沟**（terminal sulcus）将舌分为后 1/3 的**舌根**（root of tongue）和前 2/3 的**舌体**（body of tongue）。 舌体的前端窄小，称**舌尖**（apex of tongue）。 舌根面向口咽（见图 4-2，图 4-6）。 舌的下面正中线上有连于口腔底的黏膜皱襞，称**舌系带**。 舌系带根部的两侧有小的隆起称**舌下阜**，是下颌下腺管和舌

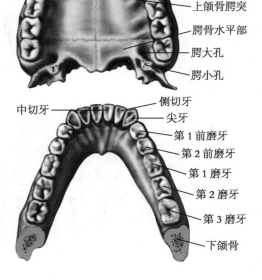

图 4-6　上颌和下颌的恒牙

下腺大管的共同开口处。 在舌下阜的后外侧有一稍隆起的小皱襞，称**舌下襞**，其深面藏有舌下腺，舌下腺小管开口于舌下襞表面（图4-7）。

2. 舌的构造　舌是肌性器官，表面覆盖黏膜。 在舌体的背面，黏膜上有许多微小突起，称舌乳头。 **丝状乳头**形如丝绒，数目多，体积小，呈白色，遍布于舌背前2/3；**菌状乳头**数目较少，呈红色，散布在于丝状乳头之间，多见于舌尖和舌侧缘；**叶状乳头**位于舌侧缘的后部，腭舌弓的前方，每侧有4~8条叶片形的黏膜皱襞，小儿较清楚；**轮廓乳头**体积最大，有7~11个，排列于界沟

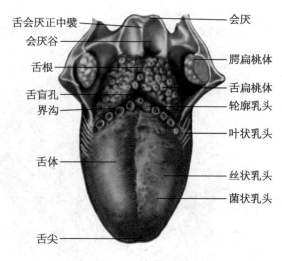

图4-7　舌(背面观)

前方，其中央隆起，周围有环状沟。 轮廓乳头、菌状乳头、叶状乳头及软腭、会厌等处的黏膜上皮中含有味蕾，为**味觉感受器**。 在舌根背面黏膜表面可见由淋巴组织组成的大小不等的丘状隆起，称**舌扁桃体**（lingual tonsil）（图4-8）。

舌肌属于横纹肌，分为舌内肌和舌外肌。 舌肌在舌内呈不同方向配布，互相交织，使舌运动灵活。 舌内肌可分为舌纵肌、舌横肌和舌垂直肌。 舌外肌包括3对，即**颏舌肌**、**舌骨舌肌**和茎突舌肌（图4-9）。

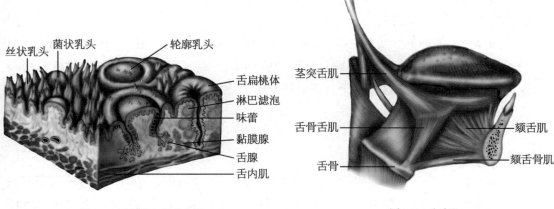

图4-8　舌黏膜立体模式图

图4-9　舌外肌

颏舌肌是一对强有力的舌外肌，起于下颌骨体的颏棘，纤维向后上呈辐射状进入舌内，止于舌中线两侧。 两侧颏舌肌同时收缩时，拉舌向前下；单侧收缩时，使舌尖伸向对侧。

（六）唾液腺

在口腔中除有若干小唾液腺（如唇腺、颊腺等）外还有 3 对大唾液腺（图 4-10）。

1. 腮腺（parotid gland）
略呈三角形，位于外耳道前下方。 腮腺被颈部的深筋膜形成的结缔组织囊所包裹。 由腮腺前缘发出的**腮腺管**（parotid duct）长约 5 cm，位于颧弓下 1 横指处，在咬肌表面前行至咬肌前缘，然后转向内侧，斜穿颊肌而开口于平对上颌第 2 磨牙的颊黏膜上的腮腺管乳头。 腮腺炎患者面颊部肿胀、疼痛，并可见腮腺管开口处红肿、隆起。

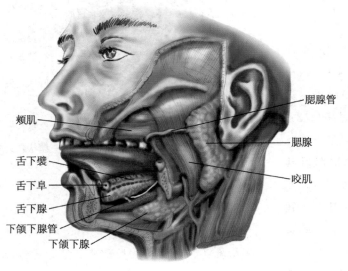

图 4-10　口腔唾液腺

（图中标注）颊肌　舌下襞　舌下阜　舌下腺　下颌下腺管　下颌下腺　腮腺管　腮腺　咬肌

2. 下颌下腺（submandibular gland） 位于下颌体下缘及二腹肌前、后腹所围成的下颌下三角内，略呈椭圆形，发出**下颌下腺管**，沿舌下腺内面前行，开口于舌下阜。

3. 舌下腺（sublingual gland） 位于口腔底舌下襞的深面。 它的排泄管有大小两种，舌下腺大管 1 条，常与下颌下腺管汇合开口于舌下阜。 另有 5 ~ 15 条舌下腺小管自腺上缘发出，直接开口于舌下襞表面。

以上腺体分泌的唾液能使食物湿润，便于咀嚼和吞咽。 此外，唾液中含有淀粉酶，可以把淀粉分解为麦芽糖；还有溶菌酶，具有杀菌作用。 当患急性传染病时，唾液分泌减少，这时口腔内的食物残渣发酵，适宜细菌的繁殖。 因此，必须注意口腔卫生。

二、咽

（一）咽的位置和形态

咽（pharynx）是一个上宽下窄、前后略扁的漏斗形肌性管道，是消化管与呼吸道的共同通道，长约 12 cm，位于第 1 ~ 6 颈椎前方。 其上方起自颅底，下方在第 6 颈椎下缘或环状软骨的高度与食管相续。 咽几乎没有前壁，其前方自上而下分别与鼻腔、口腔、喉口相通。 因此，可分为鼻咽、口咽和喉咽 3 部分（图 4-11 ~ 4-13）。

（二）咽的分部

1. 鼻咽（nasopharynx） 鼻咽为鼻腔向后方的直接延续。 上达颅底，下至腭帆游离缘平面续口咽部。 在吞咽时，软腭向上封闭鼻后孔，可防止食物通向鼻腔。 在呼吸时，软腭下垂，保证空气从鼻腔通向喉。

鼻咽的两侧壁，相当于下鼻甲后方约 1 cm 处，各有 1 个孔，称**咽鼓管咽口**。鼻咽经此口通过咽鼓管与中耳的鼓室相通。该口平时关闭，当吞咽或用力张口时，空气通过咽鼓管进入鼓室，以维持鼓膜两侧的气压平衡。咽部感染时，细菌可经咽鼓管波及中耳，引起中耳炎。小儿的咽鼓管较短、宽，略呈水平位，故儿童患急性中耳炎远较成人多见。该口的前、上、后方有一弧形隆起，称**咽鼓管圆枕**（tubal torus）。圆枕的后方为**咽隐窝**（pharyngeal recess），是鼻咽癌的好发部位。位于咽鼓管咽口周围黏膜内的淋巴组织称**咽鼓管扁桃体**（tubal tonsil）。

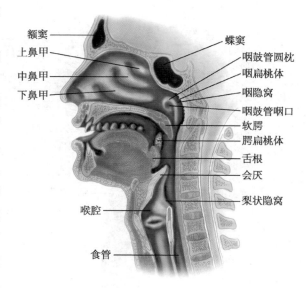

图 4-11 鼻腔、口腔、喉腔与咽（正中矢状切面）

鼻咽的顶壁呈拱顶状，其后部黏膜内有丰富的淋巴组织集聚，称**咽扁桃体**（pharyngeal tonsil），在婴幼儿较发达，6 岁后开始退化。有些儿童咽扁桃体可出现异常增大，致使鼻咽腔变窄，影响呼吸，熟睡时表现为张口呼吸。

2. 口咽（oropharynx） 为口腔向后延续的部分，位于腭帆游离缘与会厌上缘平面之间。口咽的前壁主要为舌根后部，此处有一呈矢状位的黏膜皱襞，称**舌会厌正中襞**，连于舌根后部正中与会厌之间。舌会厌正中襞两侧的深窝称**会厌谷**，为异物易停留处（图 4-11）。口咽的侧壁上有**腭扁桃体**（palatine tonsil），位于扁桃体窝内。

咽后上方的咽扁桃体、两侧的咽鼓管扁桃体、腭扁桃体和下方的舌扁桃体共同构成**咽淋巴环**，对消化道和呼吸道具有防御功能。

3. 喉咽（laryngopharynx） 是咽的最下部，较狭窄，上起自会厌上缘平面，下至第 6 颈椎体下缘平面与食管相续，向前下经喉口通喉腔。喉口的两侧各有 1 个深窝，称**梨状隐窝**（piriform recess），常为异物存留之处（图 4-12、4-13）。

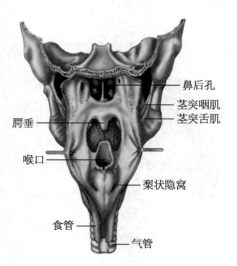

图 4-12 咽腔（后面观）

三、食管

（一）食管的位置和分部

食管（esophagus）是一前后扁平的肌性管道，是消化管各部中最狭窄的部分。上端在第 6 颈椎

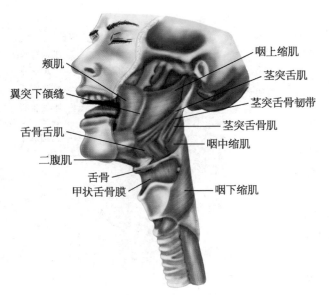

图 4-13　咽肌(侧面观)

颊肌
翼突下颌缝
舌骨舌肌
二腹肌
舌骨
甲状舌骨膜

咽上缩肌
茎突舌肌
茎突舌骨韧带
茎突舌骨肌
咽中缩肌
咽下缩肌

体下缘与咽相接，沿脊柱前方向下，经膈的食管裂孔进入腹腔，约平第 11 胸椎体高度续于胃的贲门，全长约 25 cm。 食管全程以胸骨颈静脉切迹、食管裂孔为界分颈部、胸部和腹部（图 4-14、4-15）。

（二）食管的生理性狭窄部

食管有 3 个狭窄部：第 1 个狭窄在食管起始处，相当于第 6 颈椎体下缘（环状软骨水平），距中切牙约 15 cm；第 2 个狭窄为食管在左主支气管的后方与其交叉处，相当于胸骨角水平（第 4、第 5 胸椎体之间），距中切牙约 25 cm；第 3 个狭窄在食管通过膈的食管裂孔处（平第 10 胸椎），距中切牙约 40cm。 狭窄部位距中切牙的距离可以作为插管时的重要参考。 3 个狭窄处易滞留异物，也是瘢痕性狭窄或癌肿好发部位。 当进行食管镜检或插管时，应注意 3 个狭窄，以免损伤食管壁。

3 个狭窄距门齿的距离可通过 "15＋25＝40" 联想记忆。 3 个狭窄的高度可通过 "6（C6）＋4（T4）＝10（T10）" 来联想记忆。

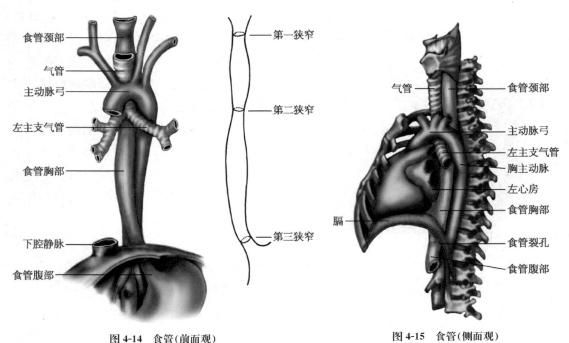

食管颈部
气管
主动脉弓
左主支气管
食管胸部
下腔静脉
食管腹部

第一狭窄
第二狭窄
第三狭窄

气管
膈

食管颈部
主动脉弓
左主支气管
胸主动脉
左心房
食管胸部
食管裂孔
食管腹部

图 4-14　食管(前面观)　　　　　图 4-15　食管(侧面观)

四、胃

胃（stomach）是消化管最膨大部分。 上连食管，下续十二指肠。 成人胃的容量约1 500 ml。 胃除有受纳食物和分泌胃液的作用外，还有内分泌功能。 胃是消化管行程中的临时储存库，并可分泌胃液参与食物的化学性消化过程。 胃壁可吸收酒精和少量水分，但对食物的吸收则较小。 因此，酗酒不仅损伤胃，还可因乙醇的迅速吸收而导致中毒，对身体十分有害。

（一）胃的形态与分部

胃分前、后两壁，上、下两缘和入、出两口。 其上缘称**胃小弯**（lesser curvature of stomach），凹向右上方。 胃小弯上有一切迹，称**角切迹**（angular incisure）。 下缘较长，称**胃大弯**（greater curvature of stomach），凸向左下方。 胃的入口称**贲门**（cardia），出口称**幽门**（pylorus），通向十二指肠。 由于幽门括约肌的存在，在幽门表面，有一缩窄的环行沟，幽门前静脉常横过幽门前方，这是胃手术时确定幽门的标志（图 4-16）。

胃分为 4 部：近贲门的部分称**贲门部**（cardiac part）；自贲门向左上方膨出的部分称**胃底**（fundus of stomach），临床有时称**胃穹窿**（fornix of stomach），内含吞咽时进入的空气，约 50ml，X 线胃片检查可见此气泡；胃的中部称**胃体**（body of stomach）；近幽门的部分称**幽门部**（pyloric part），临床上也称**胃窦**。 在幽门部大弯侧常有一浅沟，称**中间沟**。此沟又将幽门部分为左、右两部，左部

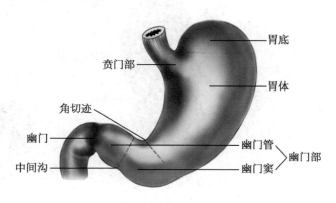

图 4-16 胃的形态与分部

为**幽门窦**（pyloric antrum），右部为**幽门管**（pyloric canal）；幽门部和胃小弯附近是溃疡好发部位。

（二）胃的位置

胃大部分位于左季肋区，小部分位于腹上区。 但其位置、大小、形态可随其充盈程度和体位的变更而发生改变；还可因年龄、性别、体型的不同而有差别。

胃的贲门位于第 11 胸椎体左侧，幽门约在第 1 腰椎体右侧。 胃大弯的位置较低，其最低点一般在脐平面。 胃高度充盈时，大弯下缘可达脐以下，甚至超过髂嵴平面。 胃底最高点在左锁骨中线外侧，可达第 6 肋间隙高度（图 4-17）。

（三）胃壁的构造

胃壁从内向外依次由黏膜、黏膜下层、肌层和浆膜构成。

1. 黏膜 胃黏膜在活体上呈微红的橙色。 黏膜皱襞在胃小弯处呈纵行方向，有 4～5

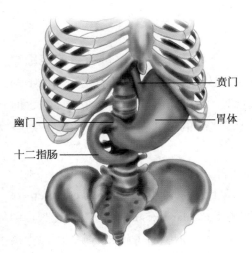

图 4-17　胃的位置

条，比较恒定，其余部分皱襞呈放射状排列（图 4-18）。

2. 黏膜下层　疏松发达，故胃黏膜移动性很大。

3. 肌层　较厚，由外纵、中环、内斜 3 层平滑肌构成。 环形肌在幽门处增厚，形成幽门括约肌，其内表面覆有黏膜。 突入管腔形成幽门瓣，有节制食物进入小肠和防止小肠内容物逆流的作用（图 4-19）。

4. 浆膜　被覆于胃的表面，由腹膜构成。

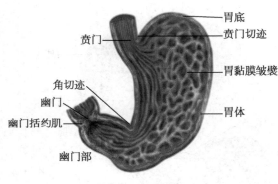

图 4-18　胃粘膜

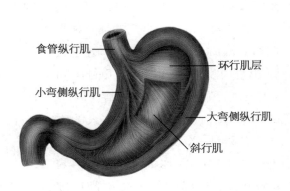

图 4-19　胃肌

五、小肠

小肠（small intestine）是消化管中最长的一段，是消化和吸收的重要场所。 其上端起于胃的幽门，下端与盲肠相接，全长 5 ~ 7m，盘曲在腹腔内。 小肠分为十二指肠、空肠和回肠 3 部。

（一）十二指肠

十二指肠（duodenum）是小肠的起始部，由于相当于 12 个横指并列的长度而得名，全长约 25 cm。 十二指肠是小肠中长度最短、管径最大、位置最深且最为固定的部分。 十二指肠除始、末两端被腹膜包裹外，其余大部均为腹膜外位器官，被腹膜覆盖而固定于腹后壁。 因为它既接受胃液，又接受胰液和胆汁，所以十二指肠的消化功能十分重要。 十二指肠整体上呈 "C" 形，包绕胰头，可分为上部、降部、水平部和升部 4 个部分（图 4-20）。

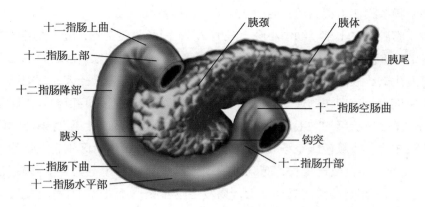

图 4-20 十二指肠和胰

1. 上部（superior part） 长约5cm，起自胃的幽门，水平行向右后方，至肝门下方转向下，移行为降部。 上部与降部转折处形成的弯曲称**十二指肠上曲**（superior duodenal flexure）。 上部与幽门相连接的一段肠管，长约2.5cm，由于其肠壁薄，管径大，黏膜面光滑平坦，无环状襞，临床常称此段为**十二指肠球**（duodenal bulb），是十二指肠溃疡及其穿孔的好发部位。

2. 降部（descending part） 长7~8cm。 起自十二指肠上曲，垂直下行于第1~3腰椎体和胰头的右侧，至第3腰椎体水平转向左侧，移行为水平部，转折处的弯曲称**十二指肠下曲**（inferior duodenal flexure）。 降部的黏膜形成发达的环状襞，在中部后内侧壁上有一纵行的皱襞，称**十二指肠纵襞**（longitudinal fold of duodenum）。 其下端的圆形隆起称**十二指肠大乳头**（major duodenal papilla），距中切牙约75cm，为肝胰壶腹的开口处，为临床上十二指肠营养管插管的参考。 在大乳头上方1~2cm处，有时可见到**十二指肠小乳头**（minor duodenal papilla），是副胰管的开口处。

3. 水平部（horizontal part） 又称下部，长约10cm，起自十二指肠下曲，横过下腔静脉和第3腰椎体的前方，至腹主动脉前方、第3腰椎体左侧移行为升部。 肠系膜上动、静脉紧贴此部前面下行，在某些情况下，肠系膜上动脉可压迫此部引起十二指肠梗阻，临床上称肠系膜上动脉压迫综合征。

4. 升部（ascending part） 最短，仅2~3cm，自水平部末端起始，斜向左上方，至第2腰椎体左侧转向下，移行为空肠。 十二指肠与空肠转折处形成的弯曲称**十二指肠空肠曲**。

十二指肠空肠曲的上后壁被一束由肌纤维和结缔组织构成的**十二指肠悬肌**（suspensory muscle of duodenum）固定于右膈脚上。 十二指肠悬肌和包绕于其下段表面的腹膜皱襞共同构成**十二指肠悬韧带**，又称**Treitz韧带**（ligament of Treitz）。 在腹部手术中，Treitz韧带可作为确定空肠起始的重要标志。

（二）空肠和回肠

空肠（jejunum）上端起自十二指肠空肠曲，**回肠**（ileum）下端接盲肠。 两者位于腹腔中部,并借肠系膜连于腹后壁,活动性较大,合称系膜小肠。

空肠位于腹腔的左上部,约占小肠全长的 2/5;**回肠**紧接空肠,位于腹腔的右下部,约占小肠全长的 3/5,末端在右髂窝部与盲肠相连。 空肠和回肠的形态结构不完全一致,但变化是逐渐发生的,故两者间无明显界限。 一般说来,空肠的管径大,管壁厚,黏膜面环状襞的绒毛密而高,有散在的孤立淋巴滤泡,血管丰富,外观呈粉红色。 回肠管径较小,管壁较薄,黏膜面环状襞的绒毛疏而低,除了有孤立淋巴滤泡外,还有集合淋巴滤泡,血管也不如空肠丰富,故颜色比空肠浅。 肠系膜内血管的分布也有区别,空肠的动脉弓级数较少(有 1~2 级),直血管较长;而回肠的动脉弓级数较多(可达 4~5 级),直血管较短。 婴儿空、回肠固定较差而活动度大,易发生肠套叠。 肠伤寒的病变发生于集合淋巴滤泡,可并发肠穿孔或肠出血(图 4-21)。

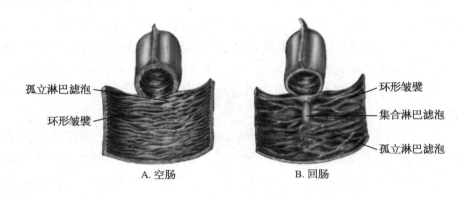

图 4-21 小肠的黏膜

此外,约 2% 的成人的回肠在距末端 0.3~1 m 处有长 2~5 cm 的囊状突起,自肠壁向外突出,称 Meckel **憩室**。 此为胚胎时期卵黄囊管未完全消失形成的。 Meckel 憩室易发炎或合并溃疡出血及穿孔,因其位置靠近阑尾,故症状与阑尾炎相似。

六、大肠

大肠(large intestine)全长约 1.5 m,在腹腔内围成方框形,框内为小肠。 大肠的主要功能是吸收水分、维生素和无机盐,形成和排出粪便,可分为盲肠、阑尾、结肠、直肠和肛管 5 部分。 除阑尾、直肠和肛管外,盲肠和结肠具有 3 种特征性结构,即结肠带、结肠袋和肠脂垂。 **结肠带**(colic bands)有 3 条,由肠壁的纵行肌增厚所形成,沿大肠的纵轴平行排列,3 条结肠带会聚于阑尾根部,为阑尾切除手术时寻找阑尾的重要标志。 **结肠袋**(haustra of colon)是肠壁由横沟隔开并向外膨出的囊状突起,这是由于结肠带短于肠管的长度使肠管皱缩所形成。 **肠脂垂**(epiploic appendices)是沿结肠带两侧分布的许多大小不等的脂肪突起。 在正常情况下,大肠管径较大,肠壁较薄,但在疾病情况下可有较大变化。 在手术中,主要依据大肠的上述 3 个特征鉴别大肠和小肠(图 4-22)。

(一)盲肠和阑尾

盲肠(caecum)位于右髂窝内,是大肠的起始端,是大肠中最短的一段,长 6~8 cm,

其下端为盲端,向上连接升结肠。 在盲肠内侧壁,回肠通入盲肠的入口处有一口唇样的黏膜皱襞,称**回盲瓣**（ileocecal valve）。 此瓣具有括约肌作用,既可控制回肠内容物进入盲肠的速度,又可防止盲肠内容物返流到小肠。 瓣的下方有阑尾的开口。 5 岁以前的小儿盲肠位置较成人高,婴幼儿的回盲部尚未固定,活动度大,为肠套叠最常见的部位（图 4-23、4-24）。

阑尾（vermiform appendix）为附着于盲肠的一条蚓状突起,其长度因人而异,一般长 7 ~ 9 cm。 阑尾的末端为游离盲端,活动性较大,近端开口于盲肠的后内侧壁。 因此,盲肠中的内容物,可经此口进入阑尾（图 4-23、4-24）。

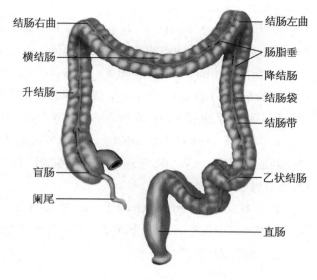

图 4-22　结肠

阑尾被腹膜完全包被,具有三角形的系膜称**阑尾系膜**。

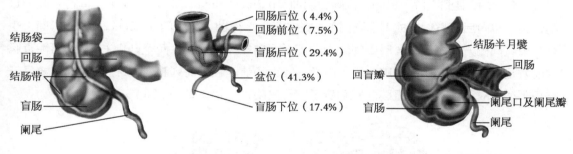

图 4-23　盲肠和阑尾(一)　　　　　　　　　　图 4-24　盲肠和阑尾(二)

阑尾的位置变化较大,可位于回肠下、盲肠后、盲肠下、回肠前及回肠后位等。 根据国人统计,以回肠下位和盲肠后位较多见。 由于阑尾位置差异较大,手术中有时寻找困难,由于 3 条结肠带向阑尾根部集中,因此,阑尾手术时可沿结肠带向下寻找阑尾。

阑尾的位置虽然各有不同,但多数位于右髂窝内。 其根部的体表投影位置通常以脐和右侧髂前上棘连线的中、外 1/3 交点作为标志,临床上称麦克伯尼（McBurney）点。 有时也用 Lanz 点表示,即左、右髂前上棘连线的右、中 1/3 交点处。 由于阑尾的位置常有变化,所以诊断阑尾炎时,确切的体表投影位置并非十分重要,而在右下腹的局限性压痛点和脐向右下腹的转移性疼痛有重要诊断意义。

（二）结肠

结肠（colon）是大肠中最长的部分,按其走行可分为升结肠、横结肠、降结肠和乙状结肠 4 段（见图 4-22）。

1. 升结肠（ascending colon）　长约 15 cm，从右腹股沟部的盲肠开始，向上到肝的下面，转折向左形成**结肠右曲**（right colic flexure）（结肠肝曲），续为横结肠。

2. 横结肠（transverse colon）　长约 50 cm，向左横行，到左季肋区脾的下缘处转向下形成**结肠左曲**（left colic flexure，结肠脾曲），续为降结肠。横结肠属腹膜内位器官，由横结肠系膜连于腹后壁，活动度较大，其中间部分可下垂至脐或其下方。

3. 降结肠（descending colon）　长约 25 cm，固定在腹后壁的左侧，下降至左髂嵴处，移行为乙状结肠。降结肠与升结肠属腹膜间位器官，无系膜，借结缔组织直接贴附于腹后壁，活动性很小。

4. 乙状结肠（sigmoid colon）　长约 40 cm，沿左髂窝转入盆腔内，弯曲呈"S"形，在第 3 骶椎平面续于直肠。因它具有系膜，属腹膜内位器官，故活动范围较大，常成为乙状结肠扭转易发的因素之一。

（三）直肠

直肠（rectum）位于盆腔内，是大肠的末段，全长 12～15 cm，沿骶骨和尾骨前面下行，穿盆膈移行于肛管。直肠并不"直"，在矢状面上形成两个明显的弯曲：**直肠骶曲**（sacral flexure of rectum）是直肠上段沿着骶、尾骨的盆面下降，形成 1 个突向后方的"弓"形弯曲，距肛门 7～9 cm；**直肠会阴曲**（perineal flexure of rectum）是直肠末段绕过尾骨尖，转向后下方，形成 1 个突向前方的"弓"形弯曲，距肛门 3～5cm。在冠状面上也有 3 个突向侧方的弯曲，一般中间较大的 1 个凸向左侧，上、下两个凸向右侧。男性直肠的前方是膀胱、精囊和前列腺，故可用手指经直肠前壁触查前列腺。女性直肠的前方是子宫和阴道，故可用手指经直肠前壁触查子宫及其附件（图 4-25、4-26）。

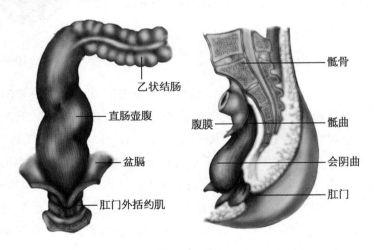

图 4-25　直肠

直肠上端与乙状结肠交接处管径较细。向下，肠腔显著膨大，称**直肠壶腹**（ampulla of rectum）。直肠内面有 3 个**直肠横襞**（Houston 瓣），由黏膜及环行肌构成，具有阻挡粪便下移的作用。　最上方的直肠横襞接近直肠与乙状结肠交界处，位于直肠左侧壁上，距肛门约11 cm；中间的直肠横襞大而明显，位置恒定，通常位于直肠壶腹稍上方的直肠右前壁上，距肛门约 7 cm，相当于直肠前壁腹膜返折的水平。　因此，在乙状结肠镜检查中，确定肿瘤与腹膜腔的位置关系时，常以中直肠横襞为标志。　最下方的直肠横襞位置不恒定，一般多位于直肠左侧壁上，距肛门约 5 cm（图 4-26）。

　　了解上述直肠弯曲、横襞的位置，在进行直肠镜、乙状结肠镜检查时，应注意这些部位，以免损伤肠壁。

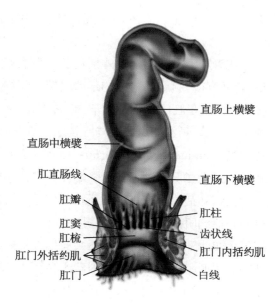

图 4-26　直肠和肛管（内面观）

（四）肛管

　　肛管（anal canal）的上界为直肠穿过盆膈的平面，下界为肛门，长约 4cm。　肛管被肛门括约肌所包绕，平时处于收缩状态，有控制排便的作用。

　　肛管内面有 6~10 条纵行的黏膜皱襞，称**肛柱**（anal columns），内有血管和纵行肌。各肛柱下端借半月形黏膜皱襞相连，此襞称**肛瓣**（anal valves）。　每一肛瓣与其相邻的两个肛柱下端之间形成开口向上的隐窝，称**肛窦**（anal sinuses），深 3~5 mm，其底部有肛腺的开口。　肛窦内积存粪屑，如感染则易致肛窦炎，严重者可导致肛门周围脓肿或肛瘘等。

　　通常将各肛柱上端的连线称**肛直肠线**（anorectal line），即直肠与肛管的分界线；将连接各肛柱下端与各肛瓣边缘的锯齿状环行线称**齿状线**（dentate line）或**肛皮线**（anocutaneous line）（图 4-26）。

　　齿状线以上肛管由内胚层演化而来，其内表面为黏膜，黏膜上皮为单层柱状上皮，癌变时为腺癌；齿状线以下肛管由外胚层演化而来，其内表面为皮肤，被覆上皮为复层扁平上皮，癌变时为鳞状细胞癌。　此外，齿状线上、下部分的肠管在动脉来源、静脉回流、淋巴引流及神经分布等方面均不相同。

　　在齿状线下方有一宽约 1 cm 的环状区域，称**肛梳**（anal pecten）或痔环（haemorrhoidal ring），表面光滑，因其深层有静脉丛，故呈浅蓝色。　肛梳下缘有一不甚明显的环行线，称**白线**（white line，Hilton 线）。　该线位于肛门外括约肌皮下部与肛门内括约肌下缘之间的水平，故活体肛诊时可触知此处为一环行浅沟即括约肌间沟（图 4-26）。　**肛门**（anus）是肛管的下口，为一前后纵行的裂孔。

　　肛梳部的皮下组织和肛柱部的黏膜下层内含有丰富的静脉丛，可由于病理原因而形成静脉曲张，向肛管腔内突起，形成痔。　齿状线以上的痔称**内痔**，齿状线以下的痔称**外痔**，跨越于齿状线上、下的痔称**混合痔**。 由于神经的分布不同，所以内痔不疼，而外痔常感疼痛。

肛管周围有肛门内、外括约肌和肛提肌等。 **肛门内括约肌**（sphincter ani internus）是由肠壁环行肌增厚形成的平滑肌管，环绕肛管上 3/4 段，从肛管直肠交界向下延伸到白线，故白线是肛门内括约肌下界的标志。 肛门内括约肌有协助排便的作用，但无括约肛门的作用。 直肠壁的纵行肌与肛提肌一起形成纤维性隔，分隔肛门内、外括约肌。 **肛门外括约肌**（sphincter ani externus）为骨骼肌，位于肛管平滑肌之外，围绕整个肛管。 肛门外括约肌受意识支配，有较强的控制排便功能。

肛门外括约肌按其纤维所在部位可分为皮下部、浅部和深部。 **皮下部**位于内括约肌下缘和外括约肌浅部的下方，为围绕肛管下端的环行肌束，在肛门附近和白线下方位于皮肤深层，如此部纤维被切断，不会产生大便失禁。 浅部位于皮下部上方，为环绕内括约肌下部的椭圆形肌束，前后分别附着于会阴中心腱和尾骨尖，这是外括约肌附着于骨的唯一部分。 深部位于浅部上方，为环绕内括约肌上部的较厚环形肌束。 浅部和深部是控制排便的重要肌束（见图 4-26）。

肛门外括约肌的浅部和深部、直肠下份的纵行肌、肛门内括约肌及肛提肌等，共同构成一围绕肛管的强大肌环，称**肛直肠环**，此环对肛管起着极重要的括约作用，若手术损伤将导致大便失禁。

第二节 消 化 腺

消化腺包括口腔腺（唾液腺）、肝、胰及许多消化管壁内的小腺体如胃腺、肠腺等。口腔腺已在口腔部分介绍，本节内只介绍肝和胰。

一、肝

肝（liver）是人体内最大的腺体，具有储存糖原、解毒、分泌胆汁及吞噬防御等重要功能。 在胚胎时期还有造血功能。 肝血液供应丰富，呈红褐色，质地柔软而脆弱，受暴力打击容易破裂，引起大出血。

（一）肝的形态

肝近于楔形，右端圆钝，左端扁薄，肝的上面隆突，对着膈，称**膈面**（diaphragmatic surface）。 其表面借肝镰状韧带分为左、右两叶，左叶小而薄，右叶大而厚。 肝的下面凹凸不平，向后下方，与腹腔脏器相对，称**脏面**（visceral surface）。 此面有 "H" 形的左、右2条纵沟和1条横沟。 横沟为**肝门**（porta hepatis），有肝管、肝固有动脉、肝门静脉、神经和淋巴管出入。 这些结构为结缔组织所包绕，总称为**肝蒂**。 左纵沟可分为前、后两部，前部**肝圆韧带裂**，内有肝圆韧带，为脐静脉的遗迹；后部为**静脉韧带裂**，内有

静脉韧带，为静脉导管的遗迹。 右纵沟前半部容纳胆囊，称**胆囊窝**；后半部内有下腔静脉通过，称**腔静脉沟**。 在沟的上端，有肝左、中、右静脉出肝后立即进入下腔静脉，临床上称第2肝门。 肝下面借"H"形的左右纵沟分为左、右两叶，以横沟为界，分为前下方的**方叶**（quadrate lobe）和后上方的**尾状叶**（caudate lobe）（图4-27、4-28）。

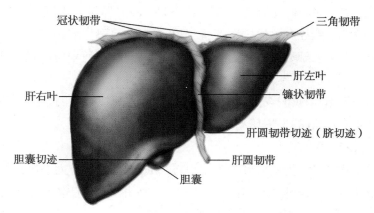

图 4-27　肝（膈面）

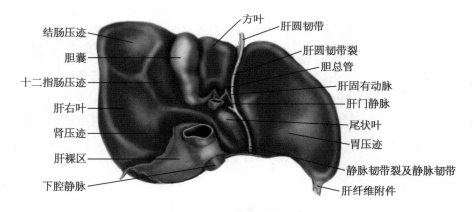

图 4-28　肝（脏面）

　　肝前缘（下缘）锐利，在胆囊窝处有胆囊切迹。 肝后缘钝圆，朝向脊柱。 肝右缘也钝圆。 肝左缘薄而锐利。 肝的表面大部分覆有浆膜。 浆膜与肝实质间有1层由结缔组织构成的纤维囊。 在肝门处，纤维囊较发达，缠绕在肝管、肝固有动脉和肝门静脉及其分支周围并进入肝实质，构成血管周围纤维囊，称 Glisson 囊。

（二）**肝的位置和毗邻关系**

　　肝大部分位于右季肋区和腹上区，小部分在左季肋区。 肝的前面大部分被肋所掩盖，仅在腹上区的左、右肋弓之间有一小部分露出于剑突之下，直接与腹前壁相接触（见图3-1）。

　　肝上界与膈穹窿一致，可用以下3点的连线来表示：右锁骨中线与第5肋的交点、前正中线与剑胸结合线的交点、左锁骨中线与第5肋间隙的交点。 肝下界与肝前缘一致，右侧与右肋弓一致、中部超出剑突下约 3 cm、左侧被肋弓掩盖。 故在体检时，在右肋弓下不能触到肝。 但 3 岁以下的健康幼儿由于腹腔容积较小，肝的体积相对较大，故肝前缘常低于右肋弓下 1.5~2.0 cm。 到 7 岁以后，在右肋弓下不能触到，若能触及，则应考虑病理性肝大。

肝上方为膈，膈上有右侧胸膜腔、右肺及心等，故肝脓肿有时可与膈粘连，并经膈侵入右肺，甚至其脓液还能经支气管排出。 肝右叶下面，前部与结肠右曲邻接，中部近肝门处邻接十二指肠上曲，后部邻接右肾上腺和右肾。 肝左叶下面与胃前壁相邻，后上方邻接食管腹部。

肝借镰状韧带和冠状韧带连于膈下面和腹前壁，因而在呼吸时，肝可随膈的活动而上下移动。 平静呼吸时，肝的上下移动范围为 2~3 cm。

（三）肝的分叶和分段

肝的上面借镰状韧带分为左叶和右叶，肝的下面按外形可分为左叶、右叶、方叶和尾状叶。 肝下面的右叶、方叶和尾状叶与上面的肝右叶相当。 但这种分叶方法不完全符合肝内管道系统的配布，因而不能满足肝内占位性病变定位诊断和肝外科手术治疗的要求。研究证明，肝内有 4 套管道，即肝门静脉系统、胆管系统、肝固有动脉系统和肝静脉系统。 它们形成两个系统，即 Glisson 系统和肝静脉系统。 肝管、肝固有动脉和肝门静脉的各级分支在肝内的走行、分支和配布基本一致，并有 Glisson 囊包绕，共同组成 Glisson 系统。 肝段是依据 Glisson 系统和肝静脉系统在肝内的分布情况划分的。 按照常用的 Couinaud 肝段划分法，可将肝分为左、右半肝，进而再分成 5 个叶和 8 个段。 Glisson 系统位于肝叶和肝段内，肝静脉系统的各级属支，行于肝段之间，而其主干即肝左、中、右静脉，相应地行于各肝裂中，最后在第 2 肝门处出肝，分别注入下腔静脉（图 4-29、4-30）。

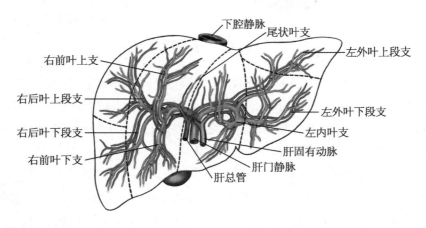

图 4-29　Glisson 系统在肝内的分部

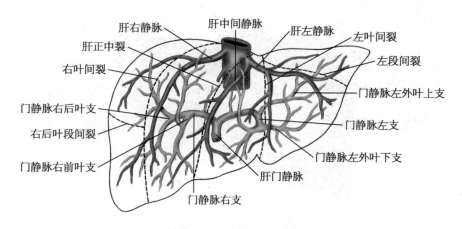

图 4-30 肝门静脉和肝静脉系统的关系

通过对肝内各管道铸型标本的研究，发现肝内有些部位缺少 Glisson 系统，这些部位称**肝裂**（hepatic fissure）。 肝裂不仅是肝内分叶、分段的自然界线，也是肝部分切除的适宜部位。 肝内有 3 个叶间裂和 3 个段间裂。 **叶间裂**有：①**正中裂**在肝的膈面，相当于自肝前缘的胆囊切迹中点，至下腔静脉左缘连线的平面，在肝的脏面以胆囊窝和腔静脉沟为标志。 裂内有肝中静脉走行，此裂将肝分为左、右半肝，直接分开相邻的左内叶与右前叶。 ②**右叶间裂**位于正中裂的右侧。 此裂在膈面相当于从肝前缘的胆囊切迹右侧部的外、中 1/3 交界处，斜向右上方到达下腔静脉右缘连线的平面，转至脏面连于肝门右端，裂内有肝右静脉走行。 此裂将右半肝分为右前叶和右后叶。 ③**左叶间裂**位于正中裂的左侧，起自肝前缘的肝圆韧带切迹，向后上方至肝左静脉汇入下腔静脉处连线的平面，在膈面相当于镰状韧带附着线的左侧 1 cm，脏面以左纵沟为标志，裂内有肝左静脉的左叶间支走行。 此裂将左半肝分为左外叶和左内叶。 **段间裂**有：①**左段间裂**相当于自肝左静脉汇入下腔静脉处与肝左缘的中、上 1/3 交界处连线的平面，裂内有肝左静脉走行。 此裂将左外叶分为上、下两段。 ②**右段间裂**在脏面相当于肝门横沟的右端与肝右缘中点连线的平面，再转到膈面，向左至正中裂。 此裂相当于肝门静脉右支主干平面，既把右前叶分开右前上、下段，又将右后叶分为右后上、下段。 ③**背裂**位于尾状叶前方，将尾状叶与左内叶和右前叶分开。 它上起自肝左、中、右静脉出肝处（第 2 肝门），下至第 1 肝门，在肝上极形成一弧形线。

临床上，可根据叶、段的区分对肝的疾病进行较为精确的定位，也可作为施行肝叶或肝段切除的依据之一（图 4-31、4-32）。

（四）肝外胆道系统

肝外胆道系统包括胆囊和输胆管道，这些管道与肝内胆道一起，将肝分泌的胆汁输送到十二指肠腔内（图 4-33）。

1. 胆囊（gallbladder） 呈梨形，位于肝下面的胆囊窝内。 胆囊有储存和浓缩胆汁的功能，容量为 40～60 ml。

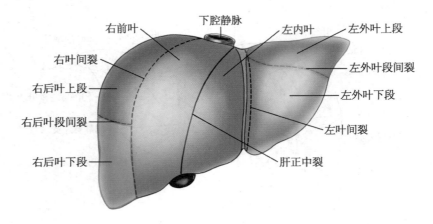

图 4-31 肝叶与肝段(前面观)

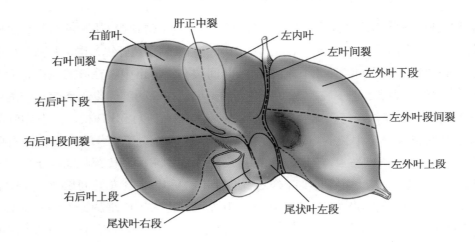

图 4-32 肝叶与肝段(下面观)

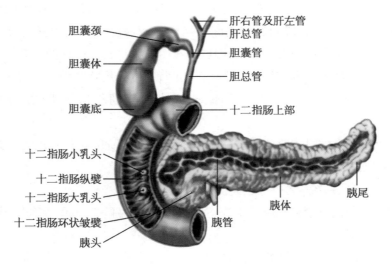

图 4-33 胆囊、输胆管道及胰腺

胆囊可分底、体、颈、管4部分。 **胆囊底**略暴露于肝的前缘，它的体表投影在腹直肌右侧缘与右肋弓的交界处。 急性胆囊炎时此处出现疼痛及触痛。 **胆囊体**是胆囊的主要部分，与底无明显分界，向后逐渐变细，移行为**胆囊颈**，由颈延续为**胆囊管**。 胆囊内面衬有黏膜，黏膜呈蜂窝状，胆囊颈和胆囊管的黏膜形成**螺旋襞**，可以控制胆汁的出入。 如胆囊内有结石时，因螺旋襞的阻挡可嵌顿于胆囊内。 胆囊管、肝总管和肝的脏面围成的三角形区域称**胆囊三角**（**Calot 三角**）。 三角内常有胆囊动脉通过，因此，该三角是胆囊手术中寻找胆囊动脉的标志。

2. 输胆管道 输胆管道是将肝脏分泌的胆汁输送至十二指肠的管道系统。 肝内的胆小管逐渐汇成**肝左管和肝右管**，出肝门合为1条**肝总管**（common hepatic duct）。 肝总管与胆囊管汇合，共同形成**胆总管**（common bile duct）。 胆总管在十二指肠和胰头后方下行，进入十二指肠降部的左后壁，与**胰管**汇合，开口于**十二指肠大乳头**。 两管汇合处，形成膨大的**肝胰壶腹**（Vater 壶腹）。 在肝胰壶腹周围有**肝胰壶腹括约肌**，在胆总管和胰管末端亦有少量平滑肌，以上括约肌统称 **Oddi 括约肌**。 平时肝胰壶腹括约肌收缩，由肝分泌的胆汁经肝总管、胆囊管入胆囊储存。 进食后，由于食物及消化液的刺激，反射性地引起胆囊收缩和肝胰壶腹括约肌舒张，使胆汁由胆囊经胆囊管、胆总管排入十二指肠腔内（见图4-33，图4-34）。

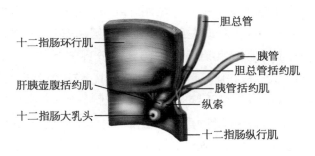

图4-34 肝胰壶腹结构

二、胰

胰（pancreas）是人体第二大消化腺，由外分泌部和内分泌部组成。 外分泌部的腺细胞能分泌胰液，内含多种消化酶，有分解和消化蛋白质、脂肪和糖类等作用；内分泌部即胰岛，散在于胰实质内，胰尾部较多，主要分泌胰岛素（insulin），调节血糖浓度。 当胰岛素分泌不足，或靶细胞对胰岛素的敏感性下降，可以导致糖尿病。

（一）胰的位置和毗邻

胰呈长条形，质地柔软，呈灰红色，长17～20 cm，宽3～5 cm，厚1.5～2.5 cm，位于腹上区和左季肋区，横置于第1、第2腰椎体前方，紧贴腹后壁。 胰的前面隔网膜囊与胃相邻，后方有下腔静脉、胆总管、肝门静脉和腹主动脉等结构。 其右端被十二指肠环抱，左端抵达脾门。 上缘约平脐上10 cm，下缘相当于脐上5 cm处。 由于胰的位置较深，前方有胃、横结肠和大网膜等遮盖，故胰病变时，早期腹壁体征不明显，从而增加诊断和手术时的难度。

（二）胰的分部

胰自右向左依次可分头、颈、体、尾 4 部分，各部之间界限不明显。 头、颈部在中线右侧，体、尾部在中线左侧（见图 4-33）。

1. 胰头（head of pancreas） 为胰右端膨大的部分，位于第 2 腰椎体的右前方，其上、下方和右侧被十二指肠包绕。 在胰头的下部有一向左后上方的**钩突**（uncinate process）。 由于钩突与胰头和胰颈之间夹有肝门静脉起始部和肠系膜上动、静脉，故胰头肿大时，可压迫肝门静脉起始部，影响其血液回流，出现腹水、脾大等症状。 在胰头与十二指肠降部之间的后方常有胆总管经过。 因此，当胰头肿大压迫胆总管时，可影响胆汁排出，发生阻塞性黄疸。

2. 胰颈（neck of pancreas） 是位于胰头与胰体之间的狭窄扁薄部分，长 2～2.5 cm。胰颈的后面有肠系膜上静脉和肝门静脉起始部通过。 由于肠系膜上静脉经过胰颈后面时，没有来自胰腺的小静脉注入其中，因此，行胰头十二指肠切除术时，可沿肠系膜上静脉前面与胰颈后面之间进行剥离，以备切断胰腺。

3. 胰体（body of pancreas） 位于第 1 腰椎体前方，占胰的大部分，略呈三棱柱形。胰体的前面隔网膜囊与胃后壁相邻，故胃后壁癌肿或溃疡穿孔常与胰体粘连。

4. 胰尾（tail of pancreas） 行向左上方至左季肋区，较细，在脾门下方与脾的脏面相接触。 因胰尾各面均包有腹膜，此点可作为与胰体分界的标志。 由于胰尾与脾血管一起，位于脾肾韧带两层之间，故在脾切除结扎脾血管时，应注意勿损伤胰尾。

5. 胰管（pancreatic duct） 位于胰实质内，偏背侧，其走行与胰的长轴一致，从胰尾经胰体走向胰头，沿途接受许多小叶间导管，最后于十二指肠降部的后内侧壁内与胆总管汇合成肝胰壶腹，开口于十二指肠大乳头。 在胰头上部常可见一小管，行于胰管上方，称**副胰管**（accessory pancreatic duct），开口于十二指肠小乳头，主要引流胰头前上部的胰液。 当胰腺发育过程中主、副胰管未融合，出现先天性发育不全，称胰腺分裂症，可导致胰性腹痛和胰腺炎发作（图 4-33）。

（李文生）

第五章 呼 吸 系 统

呼吸是人体与外界环境之间进行气体交换的过程，即呼出体内的二氧化碳和从外界吸取氧气。**呼吸系统**（respiratory sys-tem）由呼吸道和呼吸部组成。呼吸道由鼻、咽、喉、气管、支气管和肺内各级支气管分支组成。呼吸部是肺内能够进行气体交换的部分，主要由呼吸性细支气管和肺泡构成。临床应用中常把鼻、咽和喉（至环状软骨）称**上呼吸道**，把气管、支气管和肺内各级分支称**下呼吸道**。呼吸道感染是临床常见疾病，其防治方法除了坚持适当的体育锻炼外，还应强调戒烟的作用。因为吸烟可使支气管黏膜上皮细胞的纤毛失去活力，甚至脱落。还能使呼吸道内的黏液腺增生肥大，甚至引发支气管痉挛，从而导致呼吸道黏膜的炎症。呼吸道是气体进出的通道，结构特点是具有骨或软骨支架，这一特点可在气体出入时确保管壁不塌陷，进而保证了气流的畅通（图 5-1）。

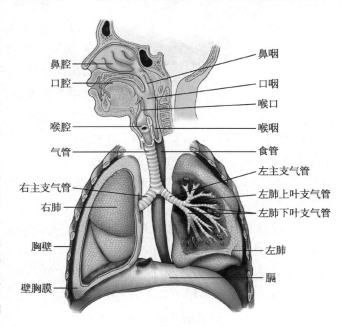

图 5-1 呼吸系统

第一节 呼 吸 道

一、鼻

鼻（nose）是呼吸道的起始部，能帮助发音并有嗅觉功能，可分为外鼻、鼻腔和鼻旁窦 3 部分。

（一）外鼻

外鼻（external nose）位于面部的中央，由骨和软骨作为支架，外面覆盖着皮肤。上端狭窄，称**鼻根**，中部为**鼻背**，下端为**鼻尖**。 鼻尖的两侧扩展成为**鼻翼**（nasal ala），呼吸困难时可见鼻翼扇动。 左、右鼻翼的下缘各围成 1 个**鼻孔**（nostril）（图 5-2）。

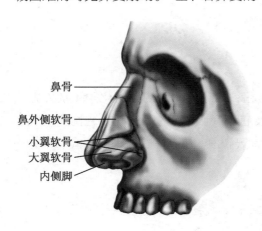

图 5-2　外鼻

固有鼻腔（nasal cavity proper）是鼻腔的主要部分，由骨和软骨并覆以黏膜而成。其前下方血管丰富、位置浅表，外伤或温度刺激均易引起出血，故称**易出血区**（little area），约 90% 的鼻出血发生于此区。 鼻腔中央有**鼻中隔**（nasal septum），它将鼻腔分为左、右两半。 在鼻腔外侧壁上依次可见上、中、下 3 个**鼻甲**（nasal concha），以及上、中、下 3 个**鼻道**（nasal meatus）。外侧壁上还可见到鼻旁窦和鼻泪管的开口（图 5-3、5-4）。

（二）鼻腔

鼻腔（nasal cavity）是由骨和软骨围成的空腔，内面衬有黏膜。 鼻腔被鼻中隔分为左、右两半，向前经鼻孔和外界相通，向后经鼻后孔通向鼻咽部。 鼻腔可分为前部的鼻前庭和后部的固有鼻腔。

鼻前庭（nasal vestibule） 是靠近鼻孔的部分。 以 1 条弧形的隆起——**鼻阈**（nasal limen）为界。 鼻阈前方为鼻前庭，后方为固有鼻腔。鼻前庭覆以皮肤，长有鼻毛，借以滤过吸入空气中的尘埃，具有净化空气的作用。 皮肤含有毛囊、汗腺，为疖肿的好发部位。

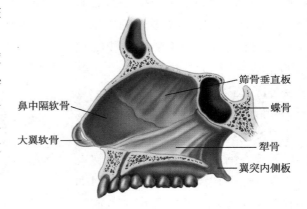

图 5-3　鼻中隔

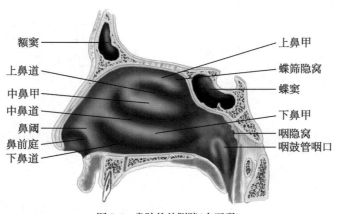

图 5-4　鼻腔的外侧壁（内面观）

鼻黏膜覆盖固有鼻腔及鼻旁窦的表面，按其构造和功能，可分为嗅区和呼吸区。 **嗅区**（olfactory region）位于上鼻甲和与其相对的鼻中隔部，以及两者上方的鼻腔顶部，在活体呈淡黄色，黏膜内富含可感受嗅觉刺激的嗅细胞。 **呼吸区**占鼻腔的大部分，在活体呈粉红色，黏膜内有丰富的毛细血管和黏液腺，具有温暖和湿润吸入空气的作用，而位于黏膜表面的纤毛和黏液还具有向外清除灰尘和异物的作用。

（三） 鼻旁窦

鼻旁窦（paranasal sinuses）也被称为**副鼻窦**，为骨性鼻旁窦衬以黏膜而成，共有 4对，分别为**上颌窦**（maxillary sinus）、**额窦**（frontal sinus）、**筛窦**（ethmoidal sinus）和**蝶窦**（sphenoidal sinus）。 它们均开口于鼻腔，对发音起共鸣作用。 其中，上颌窦、额窦、筛窦的前群和中群均开口于中鼻道；筛窦的后群开口于上鼻道；蝶窦开口于蝶筛隐窝。 由于鼻旁窦黏膜与鼻腔黏膜相延续，故鼻腔发炎时，可波及鼻旁窦，引起鼻旁窦的炎症。 上颌窦是鼻旁窦中最大的 1 对，此窦的开口较高，窦内发炎化脓引流不畅时，常可造成**慢性上颌窦炎**。

二、 咽

详见消化系统。

三、 喉

喉（larynx）不仅是呼吸的管道，也是发音器官。 它位于颈前部正中，上接咽，下续气管，两侧有颈部大血管、神经和甲状腺。 喉向上借韧带连于舌骨，向下借肌肉固定于胸骨，当吞咽或发音时，能上、下移动。 成年人的喉，上界约为第 4、第 5 颈椎之间水平，下界约为第 6 颈椎体下缘水平。 女子比男子稍高，小儿比成人高，老年人较低。

喉的结构比较复杂。 它以软骨作支架，软骨之间有关节、韧带连结，并附有肌肉，内面衬以黏膜。 喉的黏膜感觉敏锐，稍有异物刺激，便能引起咳嗽。

（一） 喉软骨

1. 环状软骨（cricoid cartilage） 位于第 6 颈椎水平，呈环形，前低后高。 环状软骨的后上缘和外侧面各有 1 对关节面，与杓状软骨和甲状软骨形成环杓关节和环甲关节。 环状软骨是喉和气管中唯一完整的软骨环，对保持喉腔畅通甚为重要（图 5-5）。

2. 甲状软骨（thyroid cartilage） 位于环状软骨上方，是喉软骨中最大的一块，形如盾甲，由左、右两块方形软骨连合而成。 其前缘上端突起，称**喉结**（laryngeal prominence），成年男子尤为明显。 板的两侧游离，向上、向下各有 1 个突起，称上角和下角（图 5-5）。

3. 会厌软骨（epiglottic cartilage） 位于舌根的后方，形似树叶，上宽下窄，其下端贴附在甲状软骨的内面。 会厌软骨在吞咽时，有封闭喉口的作用（图 5-5）。

4. 杓状软骨（arytenoid cartilage） 为 1 对呈三角锥体形的软骨，尖端向上，基底向下，与环状软骨板的上缘形成关节。该软骨的基底上有两个突起：向前方的称**声带突**，有声韧带附着；向后外方的称**肌突**，较圆钝，有肌附着（图 5-5）。

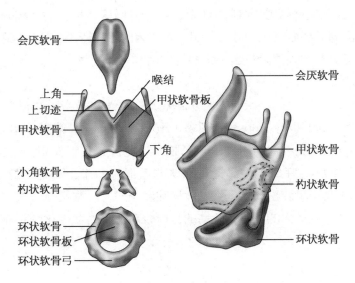

图 5-5　喉软骨

（二）喉的连结

喉的连结包括喉软骨间的连结及舌骨、气管与喉之间的连结（图 5-6、5-7）。

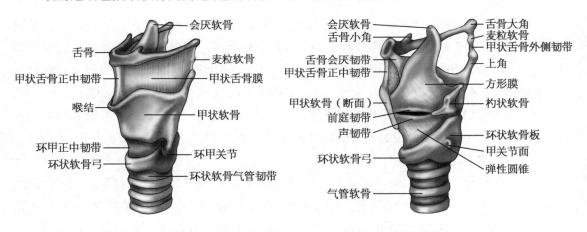

图 5-6　喉软骨连结（侧面观）（一）　　　　　**图 5-7　喉软骨连结（侧面观）（二）**

1. 甲状舌骨膜（thyrohyoid membrane）　是位于甲状软骨上缘与舌骨之间的结缔组织膜，其中部增厚称**甲状舌骨正中韧带**（median thyroarytenoid ligament）。

2. 环甲关节（cricothyroid joint）　由甲状软骨的下角与环状软骨板侧部的关节面构成，属于联合关节。在环甲肌的牵引下，甲状软骨可在冠状轴上做前倾运动。前倾使甲状软骨前角与杓状软骨间的距离变大，声带紧张。复位时与之相反，距离变小，声带松弛。

3. 环杓关节（cricoarytenoid joint） 是由环状软骨板上缘外侧部的杓关节面和杓状软骨底的关节面共同构成的连结。 杓状软骨可沿该关节垂直轴做旋转运动。 旋内时使声带突互相靠近，缩小声门；旋外时使声带突互相分开，开大声门。

4. 方形膜（quadrangular membrane） 起于甲状软骨前角后面和会厌软骨两侧缘，向后附着于杓状软骨前内侧缘，构成喉前庭外侧壁的基础。 其下缘游离，称**前庭韧带**（vestibular ligament），即**室韧带**。

5. 弹性圆锥（conus elasticus） 是喉腔内呈圆锥形的弹性结缔组织膜，起于甲状软骨前角内面，扇形向后、向下止于杓状软骨声带突和环状软骨上缘。 其上缘游离，连结甲状软骨和声带突，称**声韧带**（vocal ligament）。 声韧带连同声带肌及覆盖于其表面的喉黏膜，一同形成**声带**（vocal cord）。 弹性圆锥的中部增厚，形成**环甲正中韧带**（median cricothyroid ligament）。 急性喉阻塞抢救时，可在环甲正中韧带处进行穿刺，以建立暂时性的通气道（图 5-8、5-9）。

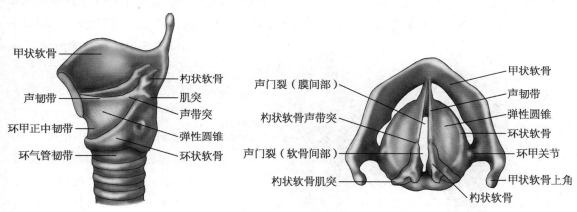

图 5-8 弹性圆锥（侧面观，甲状软骨已切除）　　　　图 5-9 喉软骨和弹性圆锥（上面观）

（三）喉肌

喉肌（laryngeal muscle） 均为横纹肌，是发音的动力器官，肌腹细小。 这些肌的作用是通过运动喉软骨关节，紧张或松弛声带，缩小或开大声门裂及缩小喉口等（表 5-1）。 正常情况下，两侧喉肌同时收缩。吞咽时，喉肌收缩，喉口缩小，喉和咽上提，会厌封闭喉口，防止食物进入喉腔和气道内。 喉肌收缩，关闭后鼻孔，避免异物返流入鼻腔（图 5-10）。

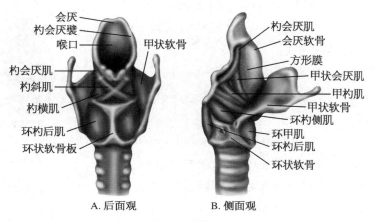

A. 后面观　　　　B. 侧面观

图 5-10 喉肌

表 5-1　喉肌的名称、起止和作用

名　称	起止点	作　用
环甲肌	起于环状软骨弓前外侧面，止于甲状软骨下缘和下角	紧张声带
环杓后肌	起于环状软骨板后面，止于杓状软骨肌突	开大声门裂、紧张声带
环杓侧肌	起于环状软骨上缘和外面，止于杓状软骨肌突	声门裂变窄
杓横肌	肌束横行连于两侧杓状软骨的肌突和外侧缘	缩小喉口和喉前庭，紧张声带
杓斜肌	起于杓状软骨肌突，止于对侧杓状软骨尖	缩小喉口和声门裂
甲杓肌	起于甲状软骨前角后面，止于杓状软骨外侧面内侧部	松弛声带，外侧部使声门裂变窄

（四）喉腔

喉腔（laryngeal cavity）是由喉软骨、韧带、纤维膜、喉肌和喉黏膜等共同围成的管腔。 喉腔侧壁上有上、下 2 对黏膜皱襞，上方 1 对为前庭襞，下方 1 对为声襞。 **前庭襞**（vestibular fold）连于甲状软骨前角后面与杓状软骨声带突上方的前内侧缘之间，**声襞**（vocal fold）连于甲状软骨前角后面与杓状软骨声带突之间，两者均呈矢状位。 两侧前庭襞之间的裂隙称**前庭裂**（rima vestibuli），两侧声襞之间的裂隙称**声门裂**（fissure of glottis），声门裂较前庭裂更突向喉腔（图 5-11、5-12）。

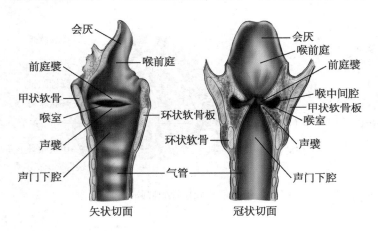

图 5-11　喉腔

1. **喉口**（aperture of larynx） 是喉腔的上口。 由会厌上缘、杓状会厌襞和杓间切迹共同围成。

2. **喉前庭**（laryngeal vestibule） 是喉口与前庭襞间上宽下窄呈漏斗型的喉腔部分。

3. **喉中间腔**（intermediate cavity of larynx） 是喉腔中前庭襞与声襞间的部分，向两侧经前庭襞与声襞间的裂隙至**喉室**（ventricle of larynx）。

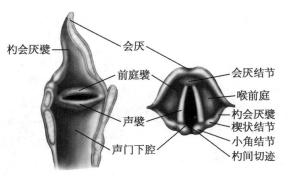

图 5-12　喉腔矢状切面与喉镜所见

4. 声门下腔（infraglottic cavity）　是声襞与环状软骨下缘之间的喉腔部分。 其黏膜下组织疏松，感染时易发生喉水肿致喉梗死，引起呼吸困难，尤其是婴幼儿。

四、气管与主支气管

（一）气管

气管是一个长筒形的管道，上连喉部的环状软骨，下方通过颈部进入胸腔，在胸骨角水平分为左、右主支气管。 气管长 11～13 cm，由 14～18 个 "C" 形的气管软骨和连于其间的结缔组织构成。 气管软骨的后壁由平滑肌及结缔组织所封闭。

气管位于人体正中线上、食管的前方。 气管在颈部位置浅表，可在颈部正中摸到。当呼吸道发生严重梗阻时，需实施气管切开进行抢救。 临床上，通常在第 3～5 气管软骨处进行气管切开术（见图 5-12）。

（二）主支气管

气管下端分叉形成左、右主支气管，分别进入左、右肺。 在气管分叉的内面有一矢状位向上的半月状嵴称**气管隆嵴**（carina of trachea），略偏向左侧，是支气管镜检查时判断气管分叉的重要标志（图 5-13）。

左主支气管相对较细、较长，男性平均长 4.8 cm，女性平均长 4.5 cm，斜行入肺。 右主支气管相对较粗、较短，男性平均长 2.1 cm，女性长 1.9 cm，比较陡直。 因此，误入气管内的异物易落入右主支气管内。

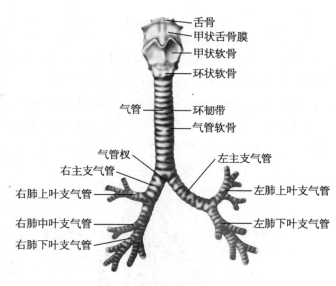

图 5-13　气管和支气管

第二节　肺

一、肺的位置和形态

肺（lung）为气体交换的场所，位于胸腔内，膈之上，纵隔两侧，左、右各一。 因右肺膈下毗邻肝，较左肺宽而短。 左肺因心脏偏左，故较右肺窄而长。 肺的颜色随年龄和职业而不同。 小儿呈淡红色，成人由于不断吸入尘埃，呈深灰色，老年人颜色最深，呈蓝黑色。 呼吸过的肺内含有空气，呈海绵状，故入水不沉。 胎儿的肺未经呼吸，入水则下

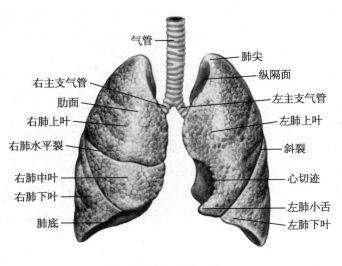

图 5-14　肺的形态

沉，法医可借此鉴别是否是死胎（图 5-14）。

肺呈圆锥形，上端为**肺尖**（apex of lung），下面为**肺底**（base of lung）。肺有 3 个面：外侧面称**肋面**，内侧面称**纵隔面**，下面称**膈面**。在 3 个面的交界处有前、后、下 3 个缘。肺尖钝圆，突向颈根部。肺下面向上凹陷。外侧面对向肋骨和肋间肌。内侧面对向纵隔，中间有一凹陷，称**肺门**（hilum of lung）。肺门是支气管、血管、淋巴管和神经出入肺之处。这些结构被结缔组织包裹形成一束，称**肺根**（root of lung）。在左、右肺根内，从前向后依次排列为肺静脉、肺动脉和支气管。左肺根内的结构自上而下依次为肺动脉、主支气管和肺静脉。右肺根内的结构自上而下依次为主支气管、肺动脉和肺静脉。在肺门处还分布有一些淋巴结。肺的前缘锐薄，左肺下份有凹入的**心切迹**（cardiac notch），在该切迹下方有向内下方的舌状突出部分，称**左肺小舌**（lingula of left lung）。肺后缘圆钝，下缘则较锐（图 5-15）。

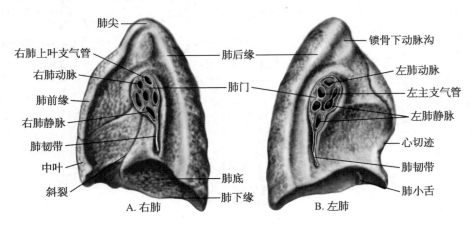

A. 右肺　　　　　B. 左肺

图 5-15　肺的内侧面（纵隔面）

左肺分上、下两叶，两叶之间有 1 条斜裂（oblique fissure）。右肺除了有斜裂以外，还有 1 条水平裂（horizontal fissure），故右肺分为上、中、下 3 叶。

二、肺内支气管与肺段

支气管入肺后，依次形成多级分支，似树枝分支。左、右主支气管先分出相应的**肺叶**

支气管（lobar bronchi）到各肺叶，每个肺叶支气管再发出几个**肺段支气管**（segmental bronchi）。 每个肺段支气管及其分布区域的肺组织在结构和功能上为 1 个独立的单位，称**支气管肺段**，又称**肺段**（pulmonary segment）。 一般将左、右肺各分为 10 段。 肺段呈圆锥形，尖端对向肺门，段间有少量结缔组织，故临床上可以支气管肺段为单位进行手术切除。 全部各级支气管在肺内反复分支直达肺泡，共分 23 ~ 25 级，形状如树，合称为**支气管树**（bronchial tree）。

第三节 胸 膜

一、 胸膜与胸膜腔的概念

胸膜（pleura）是衬覆于胸壁内面、膈上面、纵隔两侧和肺表面等部位的一层浆膜。依据衬覆部位的不同，胸膜分为壁胸膜和脏胸膜。 其中，**壁胸膜**（parietal pleura）覆盖于胸壁内面、膈上面、纵隔两侧，以及颈根部胸廓上口以上的胸膜部分；**脏胸膜**（visceral pleura）覆盖于肺表面，并伸入至叶间裂内，与肺实质紧密相连（图 5-16）。

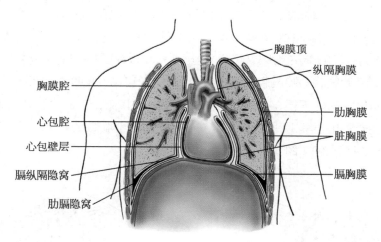

图 5-16 胸膜和胸膜腔（冠状切面）

脏、壁两层胸膜在肺根处相互移行，两者之间围成的密闭的潜在的腔隙，为**胸膜腔**（pleural cavity）。 胸膜腔左右各一，互不相通，呈负压，内有少量浆液，借以减少肺呼吸时两层胸膜之间的摩擦。

二、 胸膜的分部及其结构

壁胸膜可根据衬覆部位的不同分为以下 4 个部分。

1. 胸膜顶（**cupula of pleura**） 突至颈根部胸廓上口平面以上，包被在肺尖的上方。

在胸锁关节与锁骨中、内 1/3 交界处之间，胸膜顶高出锁骨上方 2.5cm。 故在颈根部针刺时注意勿伤及肺，而造成气胸。

2. 肋胸膜（costal pleura） 衬覆于肋、胸骨、肋间肌、胸横肌及胸内筋膜等诸结构的内面。

3. 膈胸膜（diaphragmatic pleura） 覆盖于膈的上面，与膈紧密相贴，不易剥离。

4. 纵隔胸膜（mediastinal pleura） 衬覆于纵隔的两侧，其中部包裹肺根并移行为脏胸膜。

不同部分的壁胸膜返折并相互移行处的胸膜腔即使在深吸气时也不能完全被肺所充满，故称**胸膜隐窝**（pleural recesses），包括**肋膈隐窝**、**肋纵隔隐窝**和**膈纵隔隐窝**等。

肋膈隐窝（costodiaphragmatic recess）是肋胸膜与膈胸膜相互移行返折形成的一个半环形间隙，是胸膜隐窝中位置最低、容量最大的，胸膜腔积液常先积存于此，为临床上抽出积液的部位。 **肋纵隔隐窝**（costomediastinal recess）是覆盖心包表面的纵隔胸膜与肋胸膜相互移行返折形成的胸膜隐窝。 因左肺前缘有心切迹，故左侧肋纵隔隐窝较大。

三、 胸膜与肺的体表投影

胸膜（pleura）的前界是肋胸膜与纵隔胸膜前缘间的返折线。 两侧均起自锁骨中、内 1/3 交界处上方 2.5cm 处的胸膜顶，向下内经胸锁关节后方至第 2 胸肋关节水平，两侧相互靠拢，沿中线稍左垂直下行。 右侧在第 6 胸肋关节处向右转，移行为下界。 左侧至第 4 胸肋关节处转向外下方，沿胸骨左侧缘外侧下行，至第 6 肋软骨后方移行为下界（图 5-17）。

胸膜的下界是肋胸膜与膈胸膜的返折线。 右侧起自第 6 胸肋关节后方，左侧起自第 6 肋软骨后方，两侧均向外下行，在锁骨中线处与第 8 肋相交，在腋中线处与第 10 肋相交并转向后、内侧，最终止于第 12 肋骨颈的下方。 右侧由于肝脏的影响，膈的位置较高，所以胸膜下界常略高于左侧（图 5-18）。

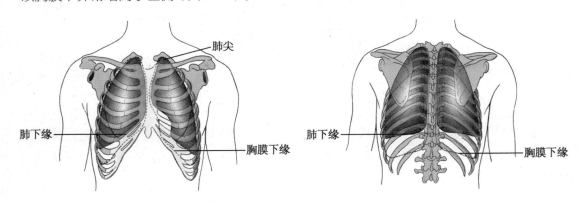

图 5-17　胸膜和肺的体表投影（前面观）　　　　图 5-18　胸膜和肺的体表投影（后面观）

在肺的体表投影中，肺尖的投影与胸膜顶相同。 肺前界的投影与胸膜前界大致相同，仅在左侧第 4 胸肋关节处，沿第 4 肋软骨转向外侧，形成心切迹，至第 6 肋软骨中点处移行为下界。 肺下界的投影线左、右基本一致，但在上述各标志线处均较胸膜下界高 2 个肋骨（表 5-2），即锁骨中线处与第 6 肋相交，腋中线处与第 8 肋相交，最终止于第 10 胸椎棘突平面。 胸膜腔内有积液时，可于腋中线第 8 肋间隙处进行穿刺抽液，不会损伤肺（图 5-19）。

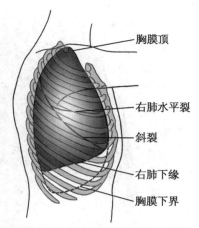

图 5-19　胸膜和肺的体表投影(右侧面观)

表 5-2　肺和胸膜下界的体表定位

内　容	起　点	锁骨中线	腋中线	肩胛线	后正中线
肺	第 6 肋软骨中点	第 6 肋	第 8 肋	第 10 肋	第 10 胸椎棘突
胸膜	第 6 肋软骨处	第 8 肋	第 10 肋	第 11 肋	第 12 胸椎棘突

第四节　纵　隔

一、纵隔的境界

纵隔（mediastinum）为左、右两侧纵隔胸膜间全部器官、结构和结缔组织的总称。纵隔的前界是胸骨，后界为脊柱胸段，两侧为纵隔胸膜，上方是胸廓上口，下界为膈。 由于心脏位置偏左，故纵隔略偏左侧。

二、纵隔的分区

纵隔可通过胸骨角和第 4 胸椎下缘水平面分为上、下两部分。 上部为**上纵隔**（superior mediastinum），下部为**下纵隔**（inferior mediastinum），后者又以心包为界分成前、中、后纵隔。 心包前方与胸骨体之间为前纵隔，心包连同其包裹的心脏为**中纵隔**（middle mediastinum），心包后方与脊柱胸段之间为**后纵隔**（posterior mediastinum）。

三、纵隔的内容

纵隔内自前向后有胸腺、头臂静脉、上腔静脉、膈神经、迷走神经、喉返神经、主动脉弓及其分支、气管、食管和胸导管等。 胸腺瘤是前、上纵隔较常见的肿瘤。 临床上，胸腺瘤最主要的表现是压迫上腔静脉或头臂静脉，导致上半身静脉回流障碍

（图 5-20～5-22）。

前纵隔容纳胸腺（成年人退化为胸腺遗迹）、纵隔前淋巴结、胸廓内动脉纵隔支和疏松结缔组织等。中纵隔主要容纳心脏及出入心脏的大血管、心包、心包膈动脉、膈神经和淋巴结等。后纵隔容纳气管杈及左、右主支气管，食管，胸主动脉，奇静脉，半奇静脉，胸导管，交感干胸段和淋巴结等。

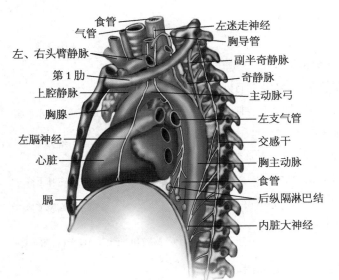

图 5-20　纵隔的内容模式图(一)

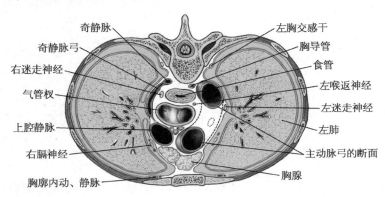

图 5-21　纵隔的内容模式图(二)——经气管杈的横断面

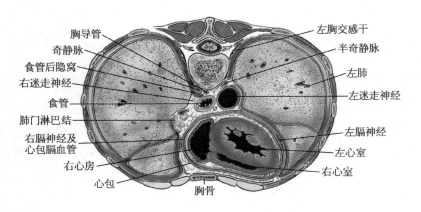

图 5-22　纵隔的内容模式图(三)——经第 8 胸椎横断面

（秦　杰）

第六章 泌尿系统

泌尿系统（urinary system）由肾、输尿管、膀胱和尿道4部分组成，主要功能是排出机体内的代谢产物。机体在进行新陈代谢过程中产生的废物，如尿素、尿酸、肌酐、无机盐及多余的水分等，由循环系统运送至肾，在肾内形成尿液，再经输尿管运送至膀胱储存，最后通过尿道将尿排出体外。作为人体代谢产物最重要的排泄途径，尿的质和量经常随着机体内环境的变化而发生变化。如果肾的功能发生障碍，代谢产物则蓄积于体液中，这将破坏体内环境的相对恒定，从而影响机体新陈代谢的正常进行，严重时可出现尿毒症，危及生命（图6-1）。

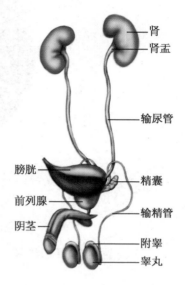

图6-1 男性泌尿生殖系统

第一节 肾

一、肾的形态

肾（kidney）是一个实质性器官，左、右各一，形似蚕豆。新鲜肾呈红褐色。肾可分

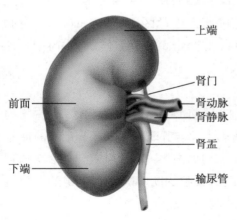

图6-2 肾的外形（前面观）

为上、下两端，内、外两缘，前、后两面。外缘隆凸，内缘中部凹陷，称**肾门**（renal hilum），为肾的血管、神经、淋巴管和**肾盂**（renal pelvis）出入的门户。出入肾门诸结构被结缔组织所包裹，称**肾蒂**（renal pedicle）。由于下腔静脉靠近右侧，故右侧肾蒂较短。肾蒂内各结构的排列关系自前向后分别为肾静脉、肾动脉和肾盂；自上而下分别为肾动脉、肾静脉和肾盂。由肾门伸入肾实质内的凹陷称**肾窦**（renal sinus），窦内含有肾血管、肾小盏、肾大盏、肾盂和脂肪组织等。肾窦是肾门的延续，肾门是**肾窦**的开口（图6-2、6-3）。

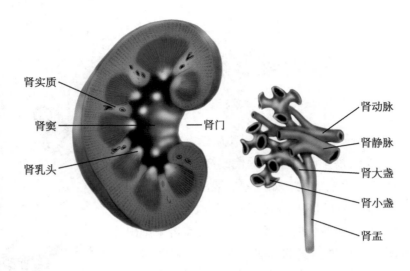

图 6-3　肾窦及其内容物

二、肾的位置和毗邻

（一）肾的位置

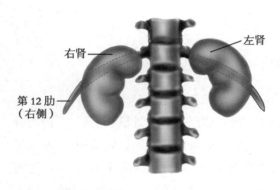

图 6-4　肾的位置（前面观）

肾位于脊柱两旁，紧贴腹后壁。 肾的长轴上端向内倾。 因受肝的影响，右肾比左肾略低。 左肾在第 12 胸椎体上缘至第 3 腰椎体上缘之间，右肾在第 12 胸椎体下缘至第 3 腰椎体下缘之间。 右肾较左肾低 1～2 cm。 女性低于男性，儿童低于成人。 第 12 肋斜过左肾的中部、右肾的上部。 竖脊肌外侧缘与第 12 肋相交处的区域在临床上称**肾区**（renal region）（脊肋角），肾病患者该部位被触压或叩击可引起疼痛（图 6-4）。

（二）肾的毗邻

两肾上方为肾上腺，两者之间有结缔组织分隔。 左肾前上部与胃底后面毗邻，中部与胰尾、脾血管接触，下部邻接空肠和结肠左曲。 右肾前上部与肝毗邻，下部与结肠右曲相接触，内侧缘与十二指肠降部相邻。 两肾后面的上 1/3 与膈相邻，下部自内向外依次与腰大肌、腰方肌和腹横肌相邻。 由于肾后上部与膈肌及胸膜腔的肋膈隐窝有一定的重叠关系，所以在肾手术时需注意避免损伤胸膜，防止误入胸膜腔而发生气胸（图 6-5～6-7）。

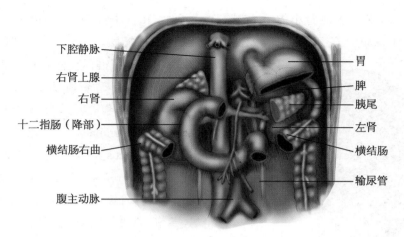

下腔静脉
右肾上腺
右肾
十二指肠（降部）
横结肠右曲
腹主动脉

胃
脾
胰尾
左肾
横结肠
输尿管

图 6-5　肾的毗邻(前面观)

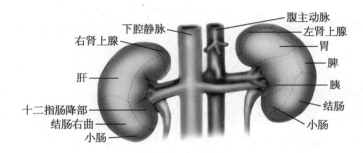

下腔静脉
右肾上腺
肝
十二指肠降部
结肠右曲
小肠

腹主动脉
左肾上腺
胃
脾
胰
结肠
小肠

图 6-6　肾的毗邻示意图(前面观)

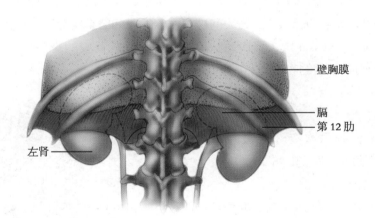

壁胸膜
膈
第 12 肋
左肾

图 6-7　肾的毗邻示意图(后面观)

三、肾的结构

在肾的冠状切面上，肾实质可分为**肾皮质**（renal cortex）和**肾髓质**（renal medulla）两部分。肾皮质位于肾实质的表层，富含血管，新鲜标本呈红褐色，肉眼观察可见密布的细小颗粒。 肾皮质主要由**肾小体**（renal corpuscles）和**肾小管**（renal tubulus）构成。 肾髓质位于皮质深面，色泽较淡，致密而有条纹。 肾髓质由 15 ~ 20 个**肾锥体**（renal pyramid）构成。 肾锥体呈圆锥形，底朝向皮质，尖钝圆，突向内侧，称**肾乳头**（renal papillae）。 每个肾有 7 ~ 12 个肾乳头。 肾乳头上有许多**乳头孔**（papillary foramina），为乳头管向**肾小盏**（minor renal calices）的开口。 皮质伸入锥体之间的部分称**肾柱**（renal column）。 漏斗状的肾小盏包绕肾乳头并收集由肾乳头排出的尿液。 2 ~ 3 个肾小盏汇合成 1 个**肾大盏**（major renal calices），再由 2 ~ 3 个肾大盏汇合形成 1 个**肾盂**（renal pelvis）。 肾盂呈扁漏斗状，出肾门后向下弯行，至肾下缘水平处逐渐变细，移行为输尿管（图 6-8）。

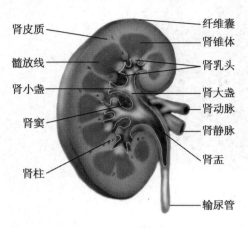

图 6-8　左肾冠状切面（后面观）

四、肾动脉与肾段

肾动脉（renal artery）的第 1 级分支在肾门处常分为 2 支，即前支和后支。 前支相对较粗，并再分出 4 个二级分支，与后支一起进入肾实质内。 肾动脉的 5 个二级分支在肾内呈节段性分布，称**肾段动脉**（renal segmental artery）。 每支肾段动脉分布到的肾实质区域被称为**肾段**（renal segment）。 每个肾有 5 个肾段，即上段、上前段、下前段、下段和后段。 各肾段由其同名动脉供应，各段间被少血管的段间组织所分隔，该段间组织称**乏血管带**（zone devoid of vessel）。 肾段动脉阻塞可导致相应肾段的肾坏死。 肾内静脉无一定节段性，相互间有丰富的吻合支。

五、肾的被膜

肾表面由内向外依次有 3 层被膜，即纤维囊、脂肪囊和肾筋膜（图 6-9、6-10）。

（一）纤维囊

纤维囊（fibrous capsule）为一薄层结缔组织膜，紧贴肾的表面。 正常情况下，这层膜很容易从肾表面剥离。 但在某些病理状态下，该层膜与肾实质紧密粘连，不易剥离。 在肾破裂或部分切除时，需要缝合此膜。

（二）脂肪囊

脂肪囊（fatty capsule）主要由脂肪组成，位

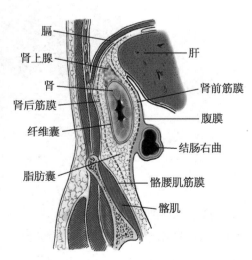

图 6-9　肾被膜示意图（矢状切面）

于肾纤维囊的周围，对肾起到缓冲外力的软垫作用。　此层的发达程度因个体的胖瘦而不同。

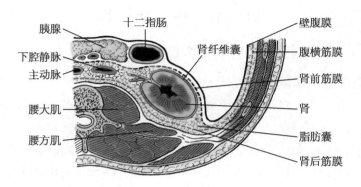

图 6-10　肾被膜示意图(横切面)

（三）肾筋膜

肾筋膜（renal fascia）位于肾脂肪囊的外面，由腹膜外组织移行而来，可分前、后两层。　前层覆盖肾前面，向内并越过腹主动脉和下腔静脉前面，与对侧肾筋膜前层相延续。后层被覆于肾后面，与腰大肌和腰方肌筋膜相延续。　前、后两层肾筋膜在肾外缘和肾上腺上方相融合，并与膈下筋膜相延续；在肾的下方，肾筋膜两层仍分离，其间有输尿管通过。　肾周围脓肿时，脓液可沿肾前、后筋膜向下蔓延至髂腰间隙，形成腰大肌脓肿。

肾的固定主要依赖 3 层肾的被膜。　由肾筋膜发出许多纤维小带穿过脂肪囊与肾纤维囊相连。　此外，出入肾脏的血管、邻近器官及腹内压等对肾也有固定作用。　当肾的固定装置不健全时，如脂肪消耗过多时，其他支持因素不健全时，肾可向下移位造成肾下垂或游走肾。

在发育过程中，肾可出现畸形或位置、数量的异常，如马蹄肾、多囊肾、双肾盂及双输尿管、单肾和低位肾等。　马蹄肾（horseshoe kidney）即双侧肾脏的下端互相连接呈马蹄形，易引起肾盂积水、感染或结石。　多囊肾(multicystic kidney)即胚胎时期肾小管与集合管不交通，致使肾小管分泌物排出困难，引起肾小管膨大呈囊状。　随着囊肿的增大，肾组织会逐渐萎缩、坏死，最终导致肾衰竭。　如果肾脏功能严重受损，将导致代谢产物在体内聚集，引起尿毒症（uremia）。　肾移植（renal transplantation）是目前器官移植中疗效最显著，肾移植的适应证是各种肾病进展到慢性终末期肾衰竭——尿毒症。　肾移植的受体位置多放在受体的盆腔内，髂窝部是移植肾放置的较理想部位。　1956 年，Murray 首次报道了从腹膜外将肾脏移植到髂窝的手术方法，即肾动脉与髂内或髂外动脉吻合，肾静脉与髂外静脉吻合，输尿管经过一段膀胱浆肌层形成的短隧道与膀胱黏膜吻合，以防止尿液回流。　肾脏有较强的代偿功能，如果一侧肾脏因病而失去功能，另一侧肾脏可以代称性增大，而维持机体的生命活动。

第二节 输 尿 管

一、输尿管的位置和毗邻

输尿管（ureter）是 1 对细长的肌性管道，左、右各一，长 20~30 cm，管径 0.5~0.7 cm，起自肾盂，终于膀胱。它先沿腰大肌的前面下降，进入盆腔，最后斜穿膀胱壁，开口于膀胱。当膀胱充满尿液时，膀胱内压力增高，挤压斜穿膀胱壁内的输尿管口，可以阻止尿液反流。在女性，输尿管经过子宫颈的两旁，并被由外向内行走的子宫动脉跨越，临床上比喻为**"桥下流水"**（即输尿管从子宫动脉的后下方经过）（图 6-11）。

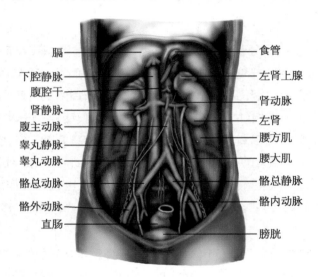

膈 食管
下腔静脉 左肾上腺
腹腔干 肾动脉
肾静脉 左肾
腹主动脉 腰方肌
睾丸静脉 腰大肌
睾丸动脉
髂总动脉 髂总静脉
髂外动脉 髂内动脉
直肠 膀胱

图 6-11 肾和输尿管的位置

二、输尿管的分部与生理性狭窄

输尿管全长可分为输尿管腹部、输尿管盆部和输尿管壁内部。

（一）输尿管腹部

输尿管腹部（abdominal part of ureter）起自肾盂下端，经腰大肌前面下行至其中点附近，与睾丸血管（男性）或卵巢血管（女性）交叉；经血管的后方下行，至骨盆入口处。此处，左输尿管跨过左髂总动脉末端的前方，右输尿管则跨过右髂外动脉起始部的前方。

（二）输尿管盆部

输尿管盆部（pelvic part of ureter）起自小骨盆入口处，经盆腔侧壁，在髂内血管、腰骶干和骶髂关节前方下行，跨过闭孔神经血管束，到达坐骨棘水平。男性输尿管走向前、内、下方，经直肠前外侧壁与膀胱后壁之间下行，在输精管后外方与之交叉，最后从膀胱底外上角向内下斜穿膀胱壁。 女性输尿管经子宫颈外侧约 2.5 cm 处，从子宫动脉后下方绕过，行向下内至膀胱底处穿入膀胱壁内。 子宫切除术结扎子宫动脉时，切忌将输尿管一并结扎造成尿路梗阻。

（三） 输尿管壁内部

输尿管壁内部（intramural part of ureter） 位于膀胱壁内，斜行，长约 1.5 cm。 当膀胱空虚时，膀胱三角区两输尿管口的间距约 2.5 cm。 当膀胱充盈时，膀胱内压力的升高可引起输尿管壁内部管腔的闭合，从而阻止尿液由膀胱向输尿管反流。

输尿管全程有 3 处生理性的狭窄：第 1 个狭窄在输尿管与肾盂的移行处（即起始处）；第 2 个狭窄在小骨盆入口处，髂总血管的前方；第 3 个狭窄位于膀胱壁内部。 结石可滞留在这些狭窄部位，引发输尿管痉挛性收缩，产生剧烈的绞痛（图 6-12）。

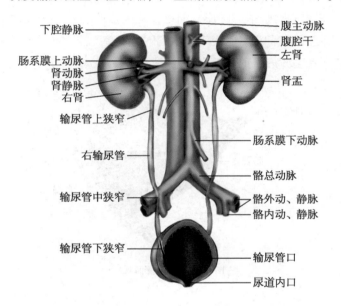

图 6-12　肾、输尿管和膀胱

第三节　膀　胱

膀胱（urinary bladder）是储存尿液的囊状器官，其大小、形状、位置及壁的厚度随尿液充盈程度而异。 正常成年人的膀胱容量平均为 350 ~ 500 ml，女性的容量小于男性，老年人因膀胱肌张力降低而容量增大。 新生儿的膀胱容量约为成人的 1/10。

一、 膀胱的位置

成人膀胱位于小骨盆腔的前部，前方有耻骨联合，后方在男性有精囊、输精管壶腹和直肠，在女性有子宫和阴道。 膀胱空虚时，膀胱尖不超过耻骨联合上缘。 充满尿液时，膀胱尖可高出耻骨联合上缘。 幼儿因骨盆不发达，膀胱可超出耻骨联合上缘，随年龄的增长，膀胱可逐渐降入盆腔内。

二、 膀胱的形态

空虚的膀胱呈三棱锥体形，顶端朝向前上方，称**膀胱尖**（apex of bladder）。 底部朝向后下方，呈三角形，称**膀胱底**（fundus of bladder）。 顶和底之间的大部分称**膀胱体**（body of bladder）。 膀胱的最下部称**膀胱颈**（neck of bladder），与男性的前列腺底和女性的盆膈相毗邻。 充盈的膀胱呈卵圆形，但是，神经源性膀胱［一类由神经病变或损害引起的膀胱和（或）尿道的功能障碍性疾病］常同时伴有膀胱尿道功能的协调性失常。 其充盈的膀胱造影所见呈塔松树形，顶端朝向前上方（图 6-13）。

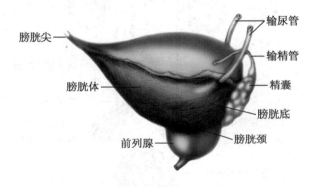

图 6-13 膀胱（侧面观）

三、 膀胱壁的结构

膀胱壁由平滑肌、黏膜下层和黏膜构成，其外表面大部分被腹膜所覆盖。 肌层在尿道内口处形成膀胱括约肌，内层黏膜在膀胱收缩时可聚集形成皱襞，称**膀胱襞**（vesical plica）。 在膀胱底内面有 1 个三角形区域，位于左、右**输尿管口**（ureteric orifice）和**尿道内口**（internal orifice of urethra）之间。 此处膀胱黏膜与肌层直接相连，缺少黏膜下层组织，故无论膀胱扩张或收缩，均不形成黏膜皱襞，始终保持平滑，称**膀胱三角**（trigone of bladder）。 此区为膀胱肿瘤、结核和炎症的好发部位，膀胱镜检查时应予以注意。 两个输尿管口间的皱襞称**输尿管间襞**（interureteric fold），膀胱镜下所见为一苍白带，是临床寻找输尿管口的标志（图 6-14）。

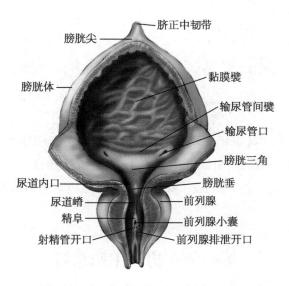

图 6-14 膀胱及尿道前列腺部（男性，前面观）

第四节 尿 道

一、男性尿道（male urethra）

男性尿道除有排尿功能外，兼有排精功能，详见男性生殖系统。

二、女性尿道（female urethra）

女性尿道平均长 3~5 cm，直径约 0.6 cm，与男性尿道相比，其特点是短、宽，而且直。起自尿道内口，行向前下方，穿过尿生殖膈，开口于阴道前庭的尿道外口。尿道内口（internal urethral orifice）即膀胱的出口，约平耻骨联合上部，有环形的膀胱括约肌包绕。尿道外口（external urethral orifice）位于阴道口的前方、阴蒂后方 2 cm 处，由尿道阴道括约肌所环绕。尿道旁腺位于尿道下端周围，导管开口于尿道口附近，感染时可形成囊肿，引起尿道阻塞，需手术切除。女性尿道仅有排尿功能。

（秦 杰）

第七章 生 殖 系 统

两性的**生殖系统**（reproductive system）均包括内生殖器和外生殖器两部分。 内生殖器由生殖腺、生殖管道和附属腺组成；外生殖器是两性交媾器官。 生殖系统的功能是形成生殖细胞、繁殖后代并维持第 2 性征。 女性乳房与生殖活动密切相关，也在本章叙述。

第一节　男性生殖系统

男性的生殖腺为睾丸，输精管道包括附睾、输精管、射精管和男性尿道，附属腺包括精囊腺、前列腺和尿道球腺。 男性外生殖器为阴茎和阴囊（图 7-1）。

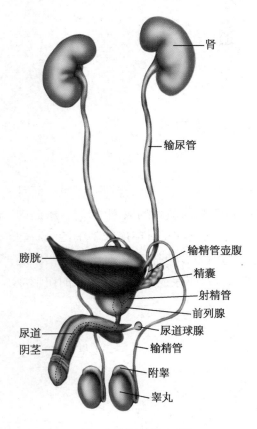

图 7-1　男性泌尿生殖器

一、男性内生殖器

（一）睾丸

睾丸（testis）呈卵圆形，位于阴囊内，左右各一。 其表面光滑，包有 1 层浆膜（鞘膜脏层）。 睾丸后缘与附睾紧密相连。 睾丸是产生精子和分泌雄性激素的器官（图 7-2）。

睾丸表面覆盖的浆膜即鞘膜脏层。 在其深面是1 层坚韧的结缔组织膜，称**白膜**（tunica albuginea）。 睾丸白膜背侧增厚，形成**睾丸纵隔**（mediastinum testis）。 从纵隔发出许多结缔组织小隔，呈放射状伸入睾丸实质内，将睾丸分成 100～200 个**睾丸小叶**（septula testis）。 每个小叶内含有2～4 条盘曲的**生精小管**（seminiferous tubules）。该小管的上皮能产生精子。 生精小管之间的结缔组织内有具有内分泌功能的间质细胞，能分泌雄性激素，促进男性生殖器官的发育和第 2 性征的出现。生精小管汇合成**精直小管**（straight seminiferous tubules）。 精直小管进入睾丸纵隔内，互相吻合形成**睾丸网**（rete testis）。 睾丸网发出 12～15 条睾丸输出小管（efferent ductules of testis），经睾丸后缘上部进入附睾头部。 睾丸的血管、神经和淋巴管由睾丸的后缘出入（图 7-3）。

（二）附睾

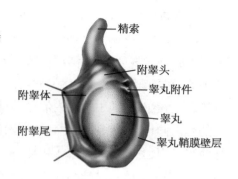

附睾（epididymis）呈新月形，紧贴睾丸的上端及后缘，主要由附睾管盘曲而成。 附睾质地较柔软，临床检查时可与质地较坚韧的睾丸相鉴别。

附睾上端膨大，称**附睾头**，中部为**附睾体**，下端为**附睾尾**。 睾丸输出小管进入附睾，盘曲形成附睾头，然后汇合形成 1 条**附睾管**。 该管长约 6m，迂曲盘回形成附睾体和尾。 附睾尾向后上弯曲，移行为**输精管**。 附睾的主要功能是暂时储藏精子，并促使精子进一步成熟。 附睾为结核的好发部位（图 7-2、7-3）。

图 7-2　睾丸和附睾

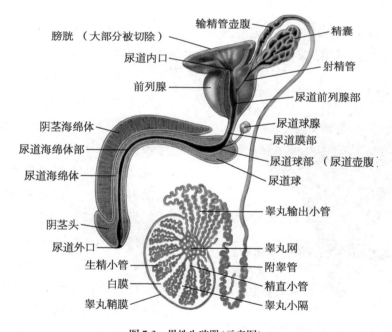

图 7-3　男性生殖器(示意图)

（三）输精管和射精管

1. 输精管（ductus deferens） 是输送精子的管道，为附睾管的直接延续，长约 50cm。 该管管壁较厚，肌层发达而管腔细小，活体触摸时，呈细圆索状，似"琴弦"。

输精管的行程较长，可分为 4 部：①**睾丸部**，起于附睾尾部，沿睾丸后缘上升，至附睾头部移行于精索部。 ②**精索部**，介于附睾头与腹股沟管皮下环之间，位于精索内侧。此部位置表浅，直接隐藏于皮下，易于触及。 ③**腹股沟部**，自腹股沟管皮下环经腹股沟管腹环入盆腔移行于盆部。 ④**盆部**，为输精管最长的一段，沿骨盆侧壁行向后下，在到达膀胱底的后方时，输精管末端呈纺锤形膨大，称**输精管壶腹**（ampulla ductus deferentis）。壶腹下端逐渐变细，与精囊的排泄管共同汇合成射精管（见图7-3，图7-4）。

2. 精索（spermatic cord） 是1对柔软的圆索状结构，起于睾丸上端，经腹股沟管，终于腹股沟管腹环处。 精索自睾丸至皮下环之间的一段，活体上易于触及。 输精管是精索内的重要结构，位于精索的后内侧。 精索内还有睾丸动脉、蔓状静脉丛、淋巴管、神经丛等。 精索的被膜由外向内依次为精索外筋膜、提睾肌和精索内筋膜。 精索内蔓状静脉丛的异常伸长、扩张和迂曲导致精索静脉曲张，常以左侧发病为多见。 通常认为，精索静脉曲张是引起男性不育症的原因之一。 精索静脉结扎术可以改善睾丸发育，提高精液质量。 皮下环下精索静脉结扎术的疗效优于其他途径和方法的处理。

3. 射精管（ejaculatory duct） 由输精管的末端与精囊的输出管汇合而成，长约2 cm，向前下穿入前列腺内，开口于尿道前列腺部。 射精管管壁有平滑肌纤维，能够产生有力的收缩，以帮助排出精液（见图7-3）。

（四）附属腺体

1. 精囊（seminal vesicle） 又称精囊腺，是1对长椭圆形的囊状腺体。 精囊位于膀胱底、输精管壶腹的外侧，其排泄管与输精管末端合成射精管（图7-4）。

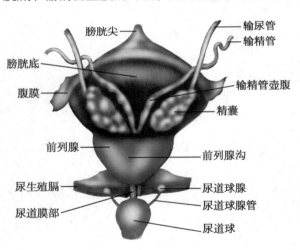

图7-4 前列腺、精囊腺和尿道球腺（后面观）

2. 前列腺（prostate） 是男性体内最大的性腺，是由腺组织和平滑肌组织构成的实质性器官，位于膀胱下方，形似栗子，结构坚实，重8～20 g。 前列腺上端宽而大，为**前列腺底**，下端尖细，为**前列腺尖**，底与尖之间为前列腺体。体的后面平坦，中间有1条纵行浅沟，称**前列腺沟**（sulcus of prostate）。 前列腺的后面邻直肠，通过直肠指检可触摸到前列腺的形状、大小和质地，以及前列腺沟。 前列腺增生肥大时，前列腺沟可变浅或消失。 前列腺和精囊的输出管均开口于尿道前列腺部，分泌物参与精液的组成，有稀释精液、利于精子活动的作用。

前列腺一般分为前叶、中叶、后叶和左、右2个侧叶，共5个叶。 前叶较小，位于尿道前方和左、右侧叶之间；中叶呈楔形，位于尿道和射精管之间；左、右侧叶分别位于尿道、中叶和前叶两侧；后叶位于中叶和侧叶的后方，是前列腺肿瘤的好发部位。 小儿前列腺较小，青春期前列腺迅速生长发育成熟，中年以后腺体逐渐萎缩、结缔组织增生，常形成老年性前列腺增生肥大。 前列腺增生肥大多发生在中叶和侧叶，由于有尿道穿过，所以前列腺增生肥大时常压迫尿道，导致排尿困难。

3. 尿道球腺（bulbourethral gland） 是 1 对豌豆大小的球形腺体，位于会阴深横肌内。 腺体的排泄管开口于尿道球部。 尿道球腺的分泌物参与精液的组成（见图 7-4）。

二、男性外生殖器

男性外生殖器包括阴囊和阴茎（图 7-5）。

（一）阴囊

阴囊（scrotum） 为阴茎根部下垂的皮肤囊袋，内藏睾丸、附睾和输精管起始部。 阴囊壁由皮肤和肉膜组成，是腹壁皮肤及浅筋膜的延续。 阴囊皮肤薄而柔软，成年人可有少量的阴毛。 **肉膜（dartos coat）** 为阴囊的浅筋膜，含有平滑肌纤维。 该平滑肌随外界温度变化可产生反射性舒缩活动，以调节阴囊内的温度，有利于精子的发育和生存。 肉膜在阴囊正中线上向深部发出**阴囊中隔（septum of scrotum）**，分隔阴囊成左、右两半。

在阴囊皮肤和肉膜的深面有共同包绕睾丸和精索的被膜。 外层为**精索外筋膜**（external spermatic fascia），为腹外斜肌腱膜的延续；其深面为**提睾肌（cremaster）**，是来自腹内斜肌和腹横肌下端的肌纤维束。 提睾肌的深面有**精索内筋膜**（internal spermatic fascia），为腹横筋膜的延续。 被膜的最内层为**睾丸鞘膜（tunica vaginalis）**，分为壁层和脏层。 脏层紧贴睾丸和附睾的表面，壁层衬于精索内筋膜的内面。 壁层和脏层在睾丸后缘互相返折移行，两者间形成的 1 个密闭的腔隙称为**鞘膜腔（vaginal cavity）**，内含少量液体。 在病理情况下，腔内液体大量增多，称**睾丸鞘膜腔积液**（图 7-5）。

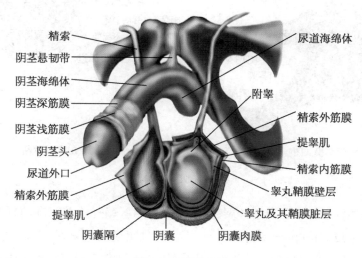

图 7-5 男性生殖器

（二）阴茎

阴茎（penis） 为男性的性交器官，可分为头、体、根 3 部分。 阴茎根藏在阴囊及会阴皮肤的深面。阴茎体呈圆柱形，体的前端为膨大的**阴茎头**（glans penis）。阴茎头的尖端有**尿道外口**（external orifice of urethra），阴茎头后方狭窄处称**阴茎颈**（图 7-6）。

阴茎呈圆柱状，由 2 条阴茎海绵体和 1 条尿道海绵体组成。**阴茎海绵体**（cavernous body of penis）形似两端尖细的圆锥体，位于阴茎背侧，左、右各一。两者紧密相连，构成阴茎的基础。其前端嵌入阴茎头后面的凹陷内，后端分离为**阴茎脚**（crus of penis），分别附着于两侧的坐骨支和耻骨下支。**尿道海绵体**（cavernous body of urethra）位于阴茎海绵体的腹侧，尿道贯穿其全长。其前端膨大为阴茎头；后端扩大为**尿道球**（bulb of urethra），位于两侧的阴茎脚之间，外面包绕球海绵体肌，固定于尿生殖膈的下面。海绵体内部由许多海绵体小梁和与血管相通的腔隙组成，当腔隙充血时，阴茎即变硬、变粗而勃起（图 7-6）。

阴茎的 3 个海绵体外面包裹有深、浅筋膜和皮肤。深筋膜在阴茎前端逐渐变薄而消失；在阴茎根处，深筋膜形成富含弹性纤维的**阴茎悬韧带**（suspensory ligament of penis），将阴茎悬吊于耻骨联合前面。浅筋膜疏松无脂肪组织，在其深面有阴茎背静脉、阴茎背动脉和阴茎背神经等结构（图 7-6）。

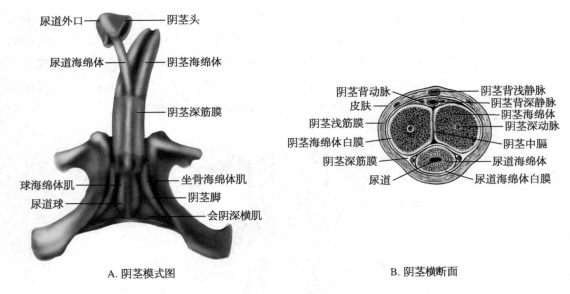

A. 阴茎模式图　　　　　　　　　　　B. 阴茎横断面

图 7-6　阴茎的结构

阴茎的皮肤薄弱、柔软，富于伸展性。皮肤从阴茎颈开始游离向前延伸，形成双层皮肤皱襞，称**阴茎包皮**（prepuce of penis）。小儿时期包皮包被阴茎头，成年后阴茎头外露。如果成年后包皮仍包被阴茎头称为包皮过长，或包皮不能上翻露出阴茎头，称**包茎**。在这种情况下可行包皮环切手术。包皮内层与阴茎头皮肤之间的裂隙称**包皮腔**，腔内常有包皮垢，易引起包皮炎，也可诱发阴茎癌。在阴茎头的腹侧中线上，包皮与尿道外口相连处有 1 条纵行的小皱襞,称**包皮系带**（frenulum of prepuce）。 做包皮环切手术时,需注意勿损伤包皮系带,以免影响阴茎的勃起。

三、男性尿道

男性尿道除排尿外,兼有排精的功能。 它起自膀胱的尿道内口,终于阴茎的尿道外口,全长 16 ~ 22 cm,可分为 3 部分,即前列腺部、膜部和海绵体部（图 7-7）。

男性尿道的**前列腺部**（prostatic part）为尿道穿过前列腺的部分,长约 3 cm。 在此部后壁上有一纵行隆起,称**尿道嵴**（urethral crest）。 嵴中部隆起称**精阜**（seminal colliculus）。 在精阜两侧各有一细小的射精管口,两侧的尿道黏膜上还有许多细小的前列腺输出管开口。 精阜在临床上为经尿道前列腺切除手术界限的标志,需要避免损伤膜部的尿道外括约肌,以防止术后尿失禁（图 7-7、7-8）。

膜部（membranous part）为尿道穿过尿生殖膈的部分,长 1.5 cm,是尿道全程中最短的部分。 膜部周围有尿道外括约肌（横纹肌）环绕,此肌能控制尿液的排出。 膜部位置比较固定,当骨盆骨折时易损伤此部。 临床上,将尿道前列腺部和膜部合称为**后尿道**（图 7-7、7-8）。

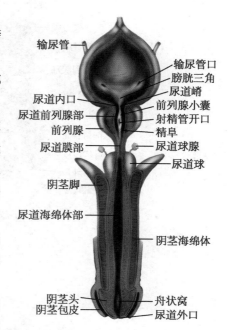

图 7-7 膀胱和男性尿道（前面观）

海绵体部（cavernous part）为尿道穿过尿道海绵体的部分,长 12 ~ 17 cm,临床上称为**前尿道**。 其起始部膨大称**尿道球部**,尿道球腺开口于此,为尿道管腔最宽处。 阴茎头内的尿道扩大成**尿道舟状窝**（navicular fossa of urethra）（图 7-7）。

男性尿道全长有 3 个狭窄、3 个膨大和 2 个弯曲。 3 个狭窄分别位于尿道内口、尿道膜部和尿道外口。 其中,外口最窄,呈矢状裂隙。 3 个膨大分别位于尿道前列腺部、尿道球部和近尿道外口处的尿道舟状窝。 2 个弯曲分别是耻骨下弯和耻骨前弯。 **耻骨下弯**（subpubic curvature）位于耻骨联合下方 2 cm 处,凸向后下方,包括尿道的前列腺部、膜部和海绵体部起始段,位置恒定,不能改变。 **耻骨前弯**（prepubic curvature）位于耻骨联合的前下方、阴茎根与阴茎体之间,凸向前上方,可以纠正。 阴茎勃起或将阴茎上提时,耻骨前弯可变直而消失,仅留下耻骨下弯。 临床上行膀胱镜检查或导尿时应注意尿道的这些解剖特点,慎防损伤尿道（图 7-8、7-9）。

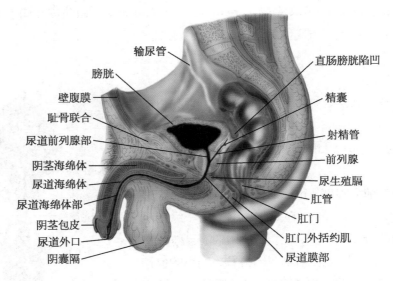

图 7-8　男性盆腔正中矢状断面（一）

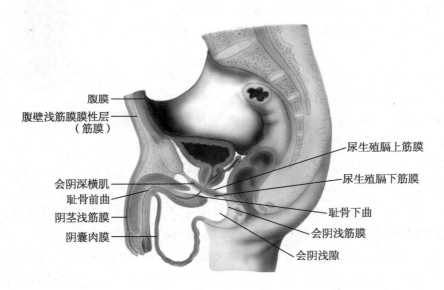

图 7-9　男性盆腔正中矢状断面（二）

第二节　女性生殖系统

女性内生殖器位于盆腔内，由生殖腺（卵巢）、输卵管道（输卵管、子宫、阴道）和附属腺体（前庭大腺）组成。临床上通常把输卵管和卵巢合称为**子宫附件**。女性外生殖器即**女阴**（vulva），位于两股内侧间，前为耻骨联合，后为会阴（图 7-10、7-11）。

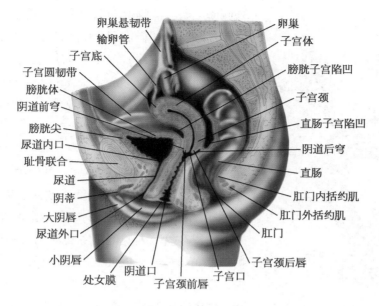

图 7-10 女性盆腔 (正中矢状断面)

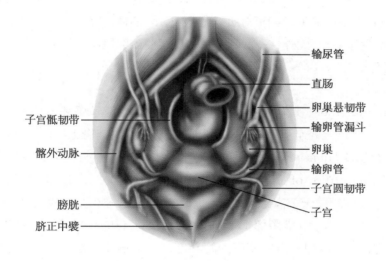

图 7-11 女性盆腔器官 (上面观)

一、女性内生殖器

（一）卵巢

卵巢（ovary）是成对的实质性器官，呈扁卵圆形，略带灰白色，是产生卵子和分泌雌性类固醇激素的性器官。 卵巢位于盆腔髂内、外动脉分叉处，即**卵巢窝**内，并包在阔韧带后层中。

卵巢分内、外侧面，前、后两缘和上、下两端。 卵巢内侧面朝向盆腔，与小肠相邻；

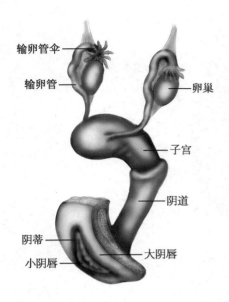

输卵管伞
输卵管
卵巢
子宫
阴道
阴蒂
大阴唇
小阴唇

图 7-12 女性生殖系统

外侧面贴着骨盆侧壁的卵巢窝。 卵巢上端与输卵管末端相接触，下端借卵巢固有韧带连于子宫底的两侧。卵巢后缘为**独立缘**，前缘借卵巢系膜连于阔韧带的后层，称**卵巢系膜缘**（mesovarian border of ovary）。 该缘的中央部有血管、神经等出入，称**卵巢门**（hilum of ovary）（图 7-12）。

卵巢的大小、外形因年龄而异。 幼儿的卵巢表面光滑。 性成熟期时卵巢最大，以后由于多次排卵，在卵巢表面出现结缔组织瘢痕，致使其表面凹凸不平。绝经期，随着月经的停止，卵巢逐渐萎缩。

卵巢在盆腔内的位置主要靠韧带来维持。 **卵巢悬韧带**（suspensory ligament of ovary）又称卵巢漏斗韧带，是起自小骨盆侧壁，向内下连于卵巢上端的腹膜皱襞，内含卵巢血管、淋巴管、神经丛和结缔组织等，是寻找卵巢血管的重要标志。 **卵巢固有韧带**（proper ligament of ovary）由结缔组织和平滑肌纤维构成，表面覆以腹膜，自卵巢下端连于输卵管与子宫结合处的后下方。 此外，子宫阔韧带的后层覆盖卵巢和卵巢固有韧带，也起到固定卵巢的作用（图 7-13、7-14）。

（二）输卵管

输卵管（uterine tube）是输送卵子的肌性管道，也是卵子受精的地方，左、右各一，长 10 ~ 14 cm；从卵巢上端连于子宫底的两侧，位于子宫阔韧带上缘内。 输卵管由内向外可分 4 部：①**子宫部**（uterine part）是位于子宫壁内的一段，直径最细，约 1 mm；借**输卵管子宫口**（uterine orifice of uterine tube）连通子宫腔。 ②**峡部**（isthmus of uterine tube）短而直，其内端续于子宫部；由于壁厚腔窄，血管分布少，故女性绝育手术，输卵管结扎术多在此处进行。 ③**壶腹部**（ampulla of uterine tube）粗而长，壁薄腔大，腔面多皱襞，血供丰富，行程弯曲，向外移行为漏斗部，约占输卵管全长的 2/3，卵子多在此受精。 ④**漏斗部**（infundibulum of uterine tube）位于输卵管的末端，膨大呈漏斗状。 漏斗部有**输卵管腹腔口**（abdominal orifice of uterine tube），开口于腹膜腔，卵巢排出的卵子由此进入输卵管。 在输卵管腹腔口的边缘有许多细长突起，称**输卵管伞**（fimbriae of uterine tube），盖在卵巢的表面，其中较长的一条称**卵巢伞**（ovarian fimbria）。 有人认为卵子是沿着卵巢伞进入输卵管腹腔口的，也有人认为是化学因子引诱卵细胞进入输卵管内的。

卵子在输卵管内受精后，进入子宫内并着床。 若受精卵停留在输卵管内发育，称**输卵管妊娠**，是异位妊娠（宫外孕）中最常见的一种。 女性做节育手术常结扎输卵管，使精子和卵子不能相遇而达到节育的目的（图 7-12 ~ 7-14）。

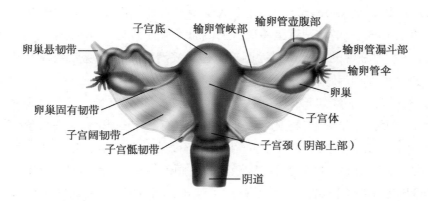

图 7-13　女性内生殖器(后面观)

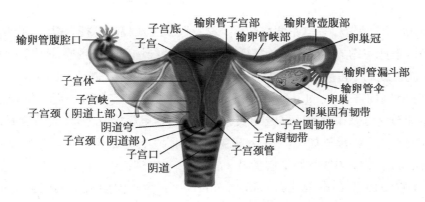

图 7-14　女性内生殖器(前面观)

（三）子宫

子宫（uterus）壁厚腔小，是孕育胎儿和产生月经的肌性器官，有"胎儿的宫殿"、"生命的摇篮"和"月经的故乡"之称（见图 7-12，图 7-13、7-14）。

1. 子宫的形态　子宫的形态、大小随年龄、功能状况而变化。　成年未孕子宫前后稍扁，呈倒置的梨形，长 7～8 cm，宽 4～5 cm，厚 2～3 cm，可分子宫底、体、颈 3 部分。输卵管子宫口水平以上隆凸部分为**子宫底**（fundus of uterus），下端狭窄呈圆柱状部分为**子宫颈**（neck of uterus），在成人长 2.5～3.0 cm，颈与底之间的部分为**子宫体**（body of uterus）。　子宫颈的下部突入阴道内，称**子宫颈阴道部**（vaginal part of cervix）。　在阴道以上的部分称**子宫颈阴道上部**（supravaginal part of cervix）。　子宫颈上端与子宫体相接较狭窄，称**子宫峡**（isthmus of uterus），在非孕期长约 1cm。　在妊娠 12 周后逐渐扩展成为宫腔的一部分，至妊娠末期逐渐被拉长形成子宫下段，临产后的规律宫缩进一步拉长子宫下段达 7～10 cm，肌壁变薄成为软产道的一部分。　产科常在此处进行剖宫产术，可避免进入腹膜腔，减少感染的机会。

子宫的内腔分两部分，在子宫体内的称**子宫腔**（cavity of uterus），在子宫颈内的称子

宫颈管（canal of cervix of uterus）。 子宫腔呈倒三角形，上部两侧角与输卵管相通，尖端向下与子宫颈管相通。 子宫颈管呈梭形，上口通子宫腔，下口通阴道，称**子宫口**（orifice of uterus）。 未经分娩的子宫口多为圆形，边缘光滑整齐；分娩后变成横裂状，横裂的前、后缘分别称前唇和后唇。

2. 子宫的位置 子宫位于小骨盆中央，前为膀胱，后为直肠，下端接阴道，两侧有输卵管和卵巢。 膀胱、直肠的充盈程度对子宫的位置有一定的影响。 未受孕时，子宫底位于小骨盆入口平面以下，子宫颈的下端在坐骨棘平面稍上方。 直立时，子宫体伏于膀胱上面。 当膀胱空虚时，成年女性的子宫呈轻度的前倾前屈位。 **前倾**即整个子宫向前倾斜，子宫长轴与阴道长轴之间形成 1 个向前开放的钝角，略 > 90°。 **前屈**即子宫体与子宫颈不在一条直线上，两者间形成 1 个向前开放的钝角，约 170°。 子宫位置的异常是女性不孕的原因之一。

3. 子宫的固定装置 子宫主要靠韧带、盆膈和尿生殖膈的承托，以及周围结缔组织的牵拉等作用以维持正常的轻度前倾前屈位。 如果这些结构薄弱或受损，可导致子宫位置异常，形成不同程度的子宫脱垂。 维持子宫正常位置的主要韧带如下（见图 7-13、7-14）。

（1）**子宫阔韧带**（broad ligament of uterus）：是覆盖子宫前、后面的腹膜自子宫侧缘向两侧延伸至盆侧壁和盆底所形成的双层腹膜皱襞，呈冠状位。 其上缘游离，包裹输卵管；上缘外侧 1/3 为卵巢悬韧带。 子宫阔韧带根据附着部位的不同，可分为上方的输卵管系膜，后方的卵巢系膜和下方的子宫系膜 3 部分。 子宫阔韧带可限制子宫向两侧移动。

（2）**子宫圆韧带**（round ligament of uterus）：由平滑肌和结缔组织构成，呈圆索状，起于子宫体前面的上外侧，输卵管子宫口的下方。 此韧带在阔韧带前叶的覆盖下向前外侧弯行，后穿经腹股沟管止于大阴唇前端。 它是维持子宫前倾的主要结构。

（3）**子宫主韧带**（cardinal ligament of uterus）：也称**子宫旁组织**（parametrium），由阔韧带下部两层之间的结缔组织和平滑肌纤维构成，横行于宫颈阴道上部与子宫体下部侧缘达盆壁，以维持子宫在盆腔正中的位置。 它是维持子宫颈正常位置，防止子宫脱垂的重要结构。 子宫血管与输尿管穿越此韧带。

（4）**子宫骶韧带**（uterosacral ligament）：由平滑肌和结缔组织构成的扁索状韧带自子宫颈后面的上外侧起（相当于子宫峡部水平）向后绕过直肠的两侧，止于第 2、第 3 骶椎前面的筋膜。 其表面覆盖腹膜，形成弧形的**直肠子宫襞**（rectouterine fold）。 此韧带向后上牵引子宫颈，协同子宫圆韧带维持子宫的前屈、前倾位。

除上述韧带外，盆底肌和周围结缔组织对子宫正常位置也起到承托和固定的作用。

4. 子宫的年龄变化 新生儿的子宫颈较子宫体长而粗。 性成熟期，子宫颈和体的长度几乎相等。 经产妇的子宫，除各径和内腔均增大外，重量可增加 1 倍。 绝经期后，子宫萎缩变小，壁也变薄。

（四）阴道

阴道（vagina）是连接子宫和外生殖器的肌性管道，富有伸展性，是两性交媾的器官，也是导入精液、排出月经和娩出胎儿的通路。 阴道位于真骨盆下部中央,呈上宽下窄的管道,前壁长 7~9 cm,与膀胱和尿道相邻,后壁长 10~12 cm,与直肠贴近。 上端包绕宫颈,下端开口于阴道前庭后部(见图 7-10)。

阴道上端宽阔,包绕子宫颈阴道部形成环状凹陷,称**阴道穹**(fornix of vagina)。 阴道穹可分前部、后部和 2 个侧部,以后部最深。 阴道穹后部与后上方腹膜腔的直肠子宫陷凹紧密相邻,仅隔阴道壁和 1 层腹膜。 临床上,直肠子宫陷凹内如有积液,可经阴道穹后部穿刺或引流。 阴道前壁与膀胱、尿道间,阴道后壁与直肠间,均有结缔组织相隔。 上述部位若受到损伤,相邻器官间可发生瘘管,致使尿液或粪便进入阴道。 阴道壁极富静脉丛,受创伤后易出血或形成血肿(见图 7-10、7-14)。

阴道位于小骨盆中央,下部穿经尿生殖膈。 膈内的尿道阴道括约肌和肛提肌的内侧肌纤维对阴道均有闭合括约作用。

(五) 前庭大腺

前庭大腺(greater vestibular gland)位于大阴唇后部、前庭球后端深面,状如豌豆,被球海绵体肌覆盖。 前庭大腺导管向内侧开口于阴道前庭,分泌液有润滑阴道的作用。炎症阻塞导管,可形成囊肿。

二、女性外生殖器

女性外生殖器包括阴阜、大阴唇、小阴唇、阴道前庭、阴蒂及前庭球等结构(图 7-15)。

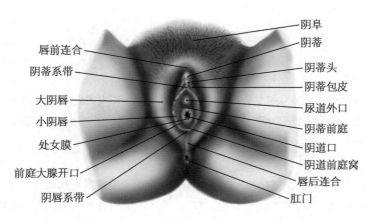

图 7-15　女性外生殖器

(一) 阴阜

阴阜(mons pubis)为位于耻骨联合前方的皮肤隆起,由大量富含皮下脂肪的结缔组织组成。 青春期皮肤长有阴毛,分布呈倒三角形。

(二) 大阴唇和小阴唇

1. 大阴唇(greater lips of pudendum)　为 1 对隆起的皮肤皱襞,前接阴阜,后连会

阴。 外侧面为皮肤，皮下含有皮脂腺和汗腺；内侧面湿润似黏膜。 大阴唇皮下组织松弛，脂肪中有丰富的静脉，神经及淋巴管，若受外伤，容易形成血肿，疼痛较甚。

2. 小阴唇（**lesser lips of pudendum**） 是位于大阴唇内侧的 1 对较薄的皮肤皱襞，左、右小阴唇在前端互相连接，形成阴蒂包皮和阴蒂系带，后端也彼此会合形成阴唇系带。 其神经末梢丰富，故非常敏感。

（三）阴道前庭

阴道前庭（vaginal vestibule）是两侧小阴唇间的菱形区，前为阴蒂，后以阴唇系带为界，内有尿道外口、前庭大腺、前庭球、阴道口及处女膜。 阴道口与阴唇系带之间一浅窝称舟状窝（又称阴道前庭窝），经产妇受分娩影响，此窝消失。

（四）阴蒂

阴蒂（clitoris） 由 2 个**阴蒂海绵体**（cavernous body of clitoris）组成，是男性阴茎海绵体的同源体，可勃起。 **阴蒂脚**（crus of clitoris）附着于耻骨下支和坐骨支，向前与对侧汇合形成**阴蒂体**（body of clitoris），表面盖以阴蒂包皮。 **阴蒂头**（glans of clitoris）露于表面，富有神经末梢，感觉敏锐。

（五）前庭球

前庭球（bulb of vestibule） 是男性尿道海绵体的同源体，由具有勃起功能的静脉丛构成，位于阴道两侧的大阴唇皮下。 两侧前端狭窄并相连，位于尿道外口与阴蒂体之间的皮下；后端膨大，与前庭大腺相邻。

【附】

一、女性乳房

乳房（breast，mamma）是皮肤特殊分化的器官，为哺乳动物和人类所特有的结构。 女性自青春期开始乳房逐渐发育生长，在妊娠和哺乳期有分泌功能，该分泌功能与女性激素相关，哺乳停止后，乳房内的腺体逐渐萎缩、变小。

（一）形态

女性乳房的大小和形态随年龄变化较大。 成年女性未授过乳的乳房呈规则的半球形，紧张而富有弹性。 在妊娠和哺乳期，由于激素的影响使腺组织发育、增殖，乳房显著增大，乳头和乳晕色素沉着明显而呈紫褐色。 停止哺乳后，激素消退，乳腺萎缩，乳房变小。 30 岁以后，由于腺组织和结缔组织逐渐减少，女性乳房开始下垂。 更年期后，由于性激素水平下降明显，致使乳腺萎缩明显，脂肪消退，乳房显著缩小。 小儿和男性的乳房不发达。

乳房表面中央有**乳头**（nipple），其表面有许多小孔，为**输乳孔**。 乳头周围色素较深的皮肤称**乳晕**（areola of breast）。 乳晕区表面有许多圆形小隆起，即乳晕腺，可分泌脂性物质润滑乳头，以防皮肤薄弱的乳头和乳晕受到损伤（图 7-16）。

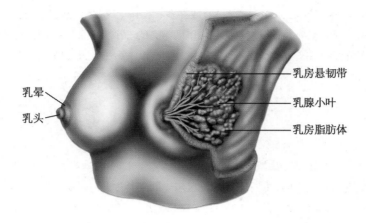

A. 前面观

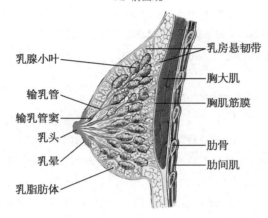

B. 矢状面

图 7-16 女性乳房

（二）位置

乳房位于胸大肌和胸肌筋膜的表面，上方起自第 2～3 肋，下方达第 6～7 肋，内侧至胸骨旁线，外侧可达腋中线。 乳房与胸肌筋膜之间有一间隙，称**乳房后间隙**（retromammary space）。 该间隙内充填有疏松结缔组织和淋巴管，但无大血管分布，这使得乳房可在胸肌表面轻度移动，同时该间隙也可在隆乳术时植入假体。 乳腺癌患者，由于肿瘤组织的浸润，乳房可被固定于胸大肌上。

（三）结构

乳房由皮肤、脂肪组织、纤维组织和**乳腺**（mammary gland）共同构成。 乳腺被伸入其间的结缔组织分隔成 15～20 个**乳腺叶**，每个乳腺叶再分成若干个乳腺小叶。 每个乳腺叶有 1 条排泄管，为**输乳管**（lactiferous ducts）。 输乳管在靠近乳头处膨大形成**输乳管窦**（lactiferous sinus），其末端变细，在乳头处开口于输乳孔。 因乳腺叶和输乳管均以乳头为中心呈放射状排列，所以乳房手术应尽量采用放射状切口，以免损伤输乳管和乳腺组织。 乳房后间隙脓肿的切开引流，多在乳房下缘做弧形切口。

胸壁浅筋膜不仅包裹乳腺，而且还发出许多小的纤维束。 该纤维束浅面连于皮肤，深面连于胸肌筋膜，称**乳房悬韧带**（suspensory ligament of breast）或 Cooper 韧带，对乳房起支持和固定的作用。 乳腺癌时纤维组织增生，乳房悬韧带变短，牵引皮肤形成许多小凹陷。 另外，淋巴回流受阻引发皮肤淋巴水肿，使局部皮肤呈现橘皮样特征性改变，是乳腺癌早期常有的一个征象。 有些人的乳腺外上部常有一突出部分伸入腋窝，称**腋突**，在乳腺癌检患者查或手术是应予以注意（见图 7-16 ）。

（秦　杰）

二、会阴

会阴（perineum）有狭义会阴和广义会阴之分。 狭义会阴即临床常称的会阴，系指外生殖器与肛门之间的区域，在女性也称产科会阴，由于分娩时此区承受的压力较大，易发生会阴撕裂，助产时应注意保护此区。 广义会阴是指盆膈以下封闭骨盆下口的全部软组织，呈菱形，其前界为耻骨联合下缘；后界为尾骨尖；两侧界为耻骨下支、坐骨支、坐骨结节及骶结节韧带。 以两侧坐骨结节的连线为界，将会阴分为前、后两个三角形的区域，前方是**尿生殖区**（urogenital region），又称**尿生殖三角**，男性有尿道、女性有尿道和阴道通过；后方是**肛区**（anal region），又称**肛三角**，有肛管通过。

会阴的结构，除男、女生殖器外，主要是肌和筋膜。

（一）肛区的肌

肛区的肌群包括肛提肌、尾骨肌和肛门外括约肌。

1. 肛提肌（levator ani） 为 1 对宽的扁肌，起自耻骨后面、坐骨棘及张于两者之间的肛提肌腱弓，纤维向后下及内侧，止于会阴中心腱和尾骨等，两侧肛提肌的前内侧留有 1 个三角形的裂隙，称**盆膈裂孔**，位于直肠和耻骨联合之间，男性有尿道、女性有尿道和阴道通过（图 7-17 ）。

2. 尾骨肌（coccygeus） 位于肛提肌后方，起于坐骨棘，止于骶、尾骨的两侧缘。

3. 肛门外括约肌（sphincter ani externus） 环绕肛门的骨骼肌，分为皮下部、浅部和深部。

肛提肌和尾骨肌封闭骨盆下口的大部分，有承托盆腔脏器及固定骶、尾骨的作用。

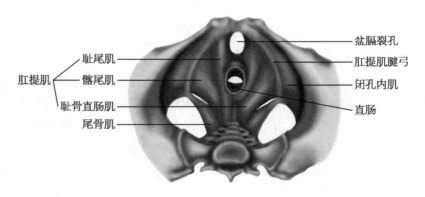

图 7-17　盆膈肌

（二）尿生殖区的肌

尿生殖区的肌群位于肛提肌前部的下方，封闭盆膈裂孔，分为浅、深两层。

1. 浅层肌

（1）**会阴浅横肌**（superficial transverse muscle of perineum）：一对狭窄的小肌，起自坐骨结节，止于会阴中心腱（图7-18、7-19）。

（2）**坐骨海绵体肌**（ischiocavernosus）：在男性，起自坐骨结节，止于并覆盖阴茎脚表面，收缩时压迫阴茎海绵体根部，使阴茎勃起；在女性，此肌覆盖于阴蒂脚表面，收缩使阴蒂勃起（图7-18、7-19）。

（3）**球海绵体肌**（bulbocavernosus）：在男性，起自会阴中心腱和正中缝，围绕尿道球和尿道海绵体后部，止于阴茎背面的筋膜，收缩时使尿道缩短变细，协助排尿射精，参与阴茎勃起。在女性，覆盖于前庭球表面，称**阴道括约肌**，收缩时缩小阴道口（图7-18、7-19）。

会阴中心腱（perineal central tendon）为狭义会阴深面的腱性结构，尿生殖区的肌多附着于此，有加强盆底的作用。在女性，会阴中心腱较大，有韧性和弹性（图7-18、7-19）。

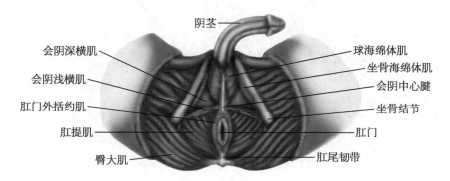

图7-18 男性会阴肌(浅层)

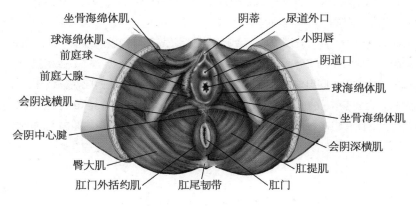

图7-19 女性会阴肌(浅层)

2. 深层肌

（1）**会阴深横肌**（deep transverse muscle of perineum）：位于尿生殖膈上、下筋膜之间，肌束横行于两侧坐骨支之间，肌纤维在中线上互相交织，部分纤维止于会阴中心腱，收缩稳定会阴中心腱。

（2）**尿道括约肌**（sphincter of urethra）：位于会阴深横肌前方，环形围绕尿道膜部，是尿道的随意括约肌。在女性，此肌围绕尿道和阴道，称**尿道阴道括约肌**，可缩紧尿道和阴道。

（三）会阴的筋膜

1. 浅筋膜　肛区的浅筋膜为富含脂肪的结缔组织，充填在坐骨结节与肛门之间的**坐骨肛门窝**（ischioanal fossa），旧称坐骨直肠窝。该窝是脓肿的好发部位，大量积脓时，脓液可扩散到对侧，形成马蹄状脓肿，向上可穿过盆膈形成盆腔脓肿。如肛窦的炎症穿过肠壁经过此窝并穿通皮肤时，可形成肛瘘。

尿生殖区的浅筋膜分浅、深两层。浅层称脂肪膜，富含脂肪，向前与腹前壁浅筋膜浅层（Camper筋膜）延续；深层呈膜状，称**会阴浅筋膜**（superficial fascia of perineum）（Colles筋膜），向后附于尿生殖膈后缘，向两侧附于耻骨下支和坐骨支，向前与腹前壁浅筋膜深层（Scarpa筋膜）延续，在男性与阴囊肉膜及阴茎浅筋膜相续（图7-20）。

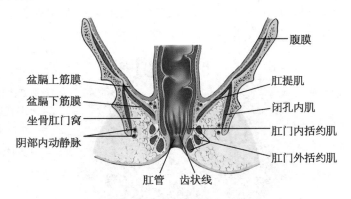

图 7-20　盆腔冠状切面(示坐骨肛门窝)

2. 深筋膜　肛区的深筋膜覆盖于坐骨肛门窝的各壁。覆盖于肛提肌和尾骨肌下面的筋膜称**盆膈下筋膜**；覆盖于肛提肌和尾骨肌上面的筋膜称**盆膈上筋膜**，为盆壁筋膜的一部分。盆膈上、下筋膜及其间的肛提肌和尾骨肌共同组成**盆膈**（pelvic diaphragm）。

尿生殖区的深筋膜分为两层，分别覆盖在会阴深横肌和尿道括约肌的下面和上面，称**尿生殖膈下筋膜**和**尿生殖膈上筋膜**。其两侧附于耻骨下支和坐骨支，前缘和后缘两层愈合。尿生殖膈上、下筋膜及其间的会阴深横肌和尿道括约肌共同组成**尿生殖膈**（urogenital diaphragm），封闭盆膈裂孔。

会阴浅筋膜与尿生殖膈下筋膜之间围成**会阴浅隙**（superficial perineal space），内有尿生殖区浅层肌，男性有阴茎根，女性有阴蒂脚、前庭球和前庭大腺等。尿生殖膈上、下筋膜之间的间隙称**会阴深隙**（deep perineal space），有会阴深横肌、尿道括约肌、尿道膜部和尿道球腺等结构。

（李文生）

第八章　腹　　膜

一、概述

　　腹膜（peritoneum）为覆盖于腹、盆腔壁内面和腹、盆腔脏器表面的一层薄而光滑的浆膜，呈半透明状。衬于腹、盆腔壁内的腹膜称**壁腹膜**（parietal peritoneum）或腹膜壁层，覆盖于腹、盆腔脏器表面的腹膜称**脏腹膜**（visceral peritoneum）或腹膜脏层。壁腹膜和脏腹膜互相延续、移行，共同围成不规则的潜在性腔隙，称**腹膜腔**（peritoneal cavity），腔内仅有少量浆液。男性腹膜腔为封闭的腔隙；女性腹膜腔则借输卵管腹腔口，经输卵管、子宫、阴道与外界相通，故女性的腹膜炎较男性多见（图 8-1）。

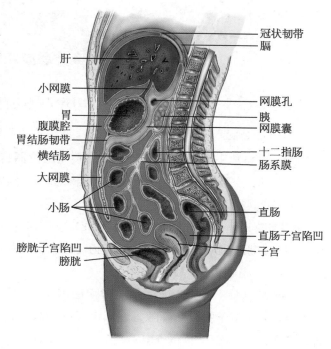

图 8-1　腹膜和腹膜腔（女性经腹部和盆部的正中矢状切面）

　　腹膜具有分泌、吸收、支持、保护、修复等功能：①分泌少量浆液（正常情况下维持在 100～200 ml），起润滑减少摩擦作用。②吸收腹腔内的液体和空气等，一般认为上腹部特别是膈下区的腹膜吸收能力较强。因此，腹腔炎症或手术后的患者多采取半卧位，这样渗出液或脓液，可因重力作用而聚集于盆腔，以免这些液体更多更快地吸收入机体，引起不良反应。利用腹膜的渗出和吸收作用，临床上进行腹膜透析，以清除血液中的有害物质。③支持并固定腹腔内脏器。④防御保护功能，腹膜和腹膜腔内浆液中含有大量的巨噬细胞，可吞噬细菌和有害物质。⑤修复和再生功能，所分泌的浆液中含有纤维素，其粘连作用可促进伤口的愈合和炎症的局限化，但若手术操作粗暴，或腹膜在空气中暴露时间过长，也可因此造成肠袢纤维性粘连等后遗症。

二、腹膜与腹盆腔脏器的关系

　　根据脏器被腹膜覆盖的情况，可将腹、盆腔脏器分为 3 种类型（图 8-2）。

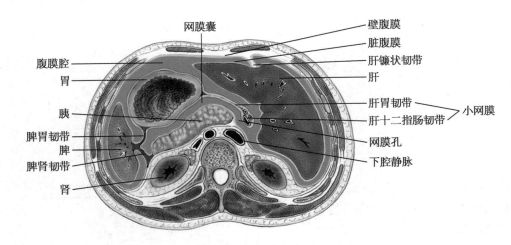

图 8-2　经网膜孔的腹部横切面

（一）腹膜内位器官

脏器表面几乎全部由腹膜包绕的称**腹膜内位器官**（intraperitoneal organ），如胃、十二指肠上部、空肠、回肠、盲肠、阑尾、横结肠、乙状结肠、脾、卵巢和输卵管等。

（二）腹膜间位器官

脏器的 3 面（一般为前面和两侧面）被腹膜包绕的称**腹膜间位器官**（interperitoneal organ），如肝、胆囊、升结肠、降结肠、膀胱、子宫和直肠上段等。

（三）腹膜外位器官

脏器的一面（一般为前面）被腹膜覆盖的称**腹膜外位器官**（extraperitoneal organ），这些器官大多位于腹膜后间隙，临床上又称腹膜后位器官，如肾，肾上腺，输尿管，十二指肠降部、水平部和升部，胰和直肠中、下段等。

掌握脏器与腹膜的关系具有重要的临床意义。例如，肾和输尿管属于腹膜外位器官，因此，其手术常在腹膜外进行。这样，可以避免腹膜腔的感染和术后脏器的粘连；而做腹膜内位器官手术时，则必须打开腹膜腔。

三、腹膜形成的结构

腹膜壁层与脏层之间或脏层与脏层之间互相返折移行，形成许多结构。这些结构不仅对器官起着连结和固定的作用，也是血管、神经等进入脏器的途径。

（一）网膜

网膜（omentum）是指与胃小弯和胃大弯相连的双层腹膜皱襞，两层间有血管、神经、淋巴和结缔组织等，包括小网膜和大网膜（图 8-3）。

1. 小网膜（lesser omentum）　是指从肝门移行到胃小弯和十二指肠上部的双层腹膜结构。由肝门连于胃小弯的部分为**肝胃韧带**（hepatogastric ligament）；由肝门连于十二指肠上部的部分为**肝十二指肠韧带**（hepatoduodenal ligament），其内有位于右前方的胆总管、左前方肝固有动脉及后方的肝门静脉。 小网膜的右缘游离，后方为网膜孔，经此孔可进入网膜囊（图8-3）。

2. **大网膜**（**greater omentum**） 是指连于胃大弯与横结肠之间的腹膜结构，形似围裙，由4层腹膜构成。 前2层为胃和十二指肠上部的前、后2层腹膜向下延伸，降至脐平面下方，再向后返折向上，形成大网膜的后两层，连于横结肠并形成横结肠系膜，贴于腹后壁。 大网膜前2层与后2层之间的潜在性腔隙是网膜囊的下部，随着年龄的增长，大网膜4层常粘连在一起，致使网膜囊下部消失。 连于胃大弯和横结肠之间的大网膜前2层形成**胃结肠韧带**（gastrocolic

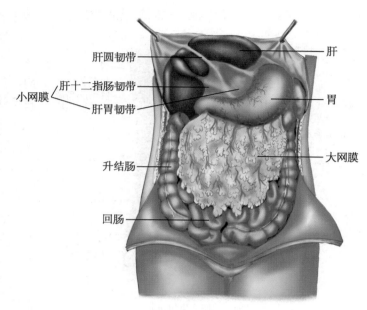

图8-3 网膜

ligament）。 大网膜通常呈筛状，内含丰富的脂肪、毛细血管和巨噬细胞，有重要的吸收和防御功能。 在活体上大网膜的下垂部分可移动，当腹膜腔内有炎症时，大网膜可包围病灶以防止炎症扩散，故有腹腔卫士之称。 小儿的大网膜较短，一般在脐平面以上。 因此，当阑尾炎或其他下腹部炎症时，病灶区不易被大网膜包裹而局限化，常导致弥漫性腹膜炎（图8-3）。

3. **网膜囊**（**omental bursa**）**和网膜孔**（**omental foramen**） 网膜囊是小网膜和胃后壁与腹后壁的腹膜之间的一个扁窄间隙，又称小腹膜腔，为腹膜腔的一部分。 网膜囊借肝十二指肠韧带后方的网膜孔与腹膜腔相交通。 网膜囊有6个壁：前壁为小网膜、胃后壁的腹膜和胃结肠韧带；后壁为横结肠及其系膜及覆盖在胰、左肾、左肾上腺等处的腹膜；上壁为肝尾状叶和膈下方的腹膜；下壁为大网膜前、后两层的愈着处；左侧为脾、胃脾韧带和脾肾韧带；右侧借网膜孔通腹膜腔。 网膜囊是个盲囊，位置较深，毗邻关系复杂，有关器官的病变能够相互影响。 当胃后壁穿孔或某些炎症导致网膜囊内积液（脓）时，早期常局限于囊内，给诊断带来一定困难。 手术时容易有积液或积血存留于此。 因此，手术结束前须冲洗，以保证清洁。

网膜孔（omental foramen）平第12胸椎至第2腰椎体，可容纳1～2指。 上界为肝尾状叶，下界为十二指肠上部，前界为肝十二指肠韧带，后界为覆盖在下腔静脉表面的腹膜。

（二）系膜

由于壁、脏腹膜相互移行而形成的将器官固定于腹、盆壁的双层腹膜结构称系膜，其内有出入该器官的血管、神经、淋巴管和淋巴结等。 主要的系膜有以下几种（图8-4）。

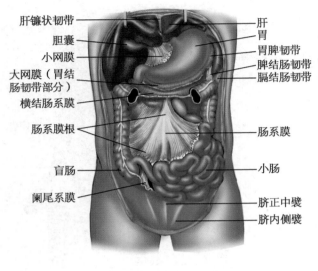

图中标注：肝镰状韧带、胆囊、小网膜、大网膜（胃结肠韧带部分）、横结肠系膜、肠系膜根、盲肠、阑尾系膜、肝、胃、胃脾韧带、脾结肠韧带、膈结肠韧带、肠系膜、小肠、脐正中襞、脐内侧襞

图 8-4 肠系膜和韧带

1. 肠系膜（mesentery） 是将空肠和回肠固定于腹后壁的双层腹膜结构，面积较大，呈扇形。 其附着于腹后壁的部分称**肠系膜根**（radix of mesentery），长约15 cm，起自第2腰椎左侧，斜向右下跨过脊柱及其前方结构，止于右骶髂关节前方。 肠系膜的肠缘系连空、回肠，长达5～7m，由于肠系膜根和肠缘的长度相差悬殊，故有利于空、回肠的活动，对消化和吸收有促进作用，但活动异常时也易发生肠扭转、肠套叠等急腹症。

2. 阑尾系膜（mesoappendix） 是将阑尾连于肠系膜下方的双层腹膜结构，呈三角形。 阑尾的血管走行于系膜的游离缘，故阑尾切除时，应从系膜游离缘进行血管结扎。

3. 横结肠系膜（transverse mesocolon） 是将横结肠连于腹后壁的横位双层腹膜结构，其根部起自结肠右曲，向左跨过右肾中部、十二指肠降部、胰等器官的前方，沿胰前缘达到左肾前方，直至结肠左曲。 横结肠系膜内含有中结肠血管及其分支、神经和淋巴等。

4. 乙状结肠系膜（sigmoid mesocolon） 是将乙状结肠固定于左下腹的双层腹膜结构，其根部附着于左髂窝和骨盆左后壁。 由于系膜较长，故乙状结肠活动度较大，易发生肠扭转。 系膜内含有乙状结肠血管、直肠上血管、神经和淋巴管和淋巴结等。

（三）韧带

韧带（ligament）是指连结腹壁、盆壁与脏器之间或连结相邻脏器之间的腹膜结构，多数为双层，少数由单层腹膜构成，对脏器有固定作用（图8-4）。

1. 肝的韧带 **镰状韧带**（falciform ligament of liver）是指上腹前壁和膈下面连于肝上面的呈矢状位的双层腹膜结构，侧面观形似镰刀。 该韧带的下缘游离并增厚，由脐连至肝下面的肝圆韧带裂，内含肝圆韧带（ligamentum teres hepatis），它是脐静脉闭锁后的遗迹。 由于镰状韧带偏中线右侧，脐以上腹壁正中切口需向下延长时，应偏向中线左侧，以避免损伤肝圆韧带及伴其内走行的附脐静脉。 **冠状韧带**（coronary ligament）由膈下面的壁腹膜返折至肝上面所形成的呈冠状位的双层腹膜结构。 前层向前与镰状韧带相延续，前、后两层之间无腹膜被覆的肝表面称**肝裸区**（bare area of liver）。 在冠状韧带左、右两端，前、后两层彼此黏合、增厚，形成**左、右三角韧带**（left and right triangular ligament）。

2. 脾的韧带 **胃脾韧带**（gastrosplenic ligament）是指连于胃底和胃大弯上份与脾门之间的双层腹膜结构，向下与大网膜左侧部相延续，内含胃短血管和胃网膜左血管等。 **脾肾韧带**（splenorenal ligament）为脾门至左肾前面的双层腹膜结构，内含胰尾、脾血管及神经等。**膈脾韧带**（phrenicosplenic ligament）为脾肾韧带的上部，由脾上极连至膈下。

3. 胃的韧带 包括肝胃韧带、胃脾韧带、胃结肠韧带和胃膈韧带。 **胃膈韧带**（gastrophrenic ligament）是指胃贲门左侧和食管腹段连于膈下面的腹膜结构。

（四）腹膜皱襞、腹膜隐窝和陷凹

脏器之间或脏器与腹壁、盆壁之间的腹膜形成的隆起称**腹膜襞**。 在腹膜襞之间或腹膜襞与腹壁、盆壁之间形成的凹陷称腹膜隐窝，较大的隐窝称陷凹。

1. 腹前壁的腹膜襞和隐窝 腹前壁内面有 5 条腹膜襞，均位于脐下。 **脐正中襞**（media umbilical fold）是指连于脐与膀胱尖之间的腹膜襞，内含脐尿管闭锁后形成的脐正中韧带。 **脐内侧襞**（medial umbilical fold）位于脐正中襞的两侧，左右各一，内含脐动脉闭锁后形成的脐内侧韧带。 **脐外侧襞**（lateral umbilical fold）位于脐内侧襞的外侧，左右各一，内含腹壁下动脉和静脉。 在腹股沟韧带上方，上述 5 条腹膜襞之间形成了 3 对浅凹，由中线向外侧依次为**膀胱上窝**（supravesical fossa）、**腹股沟内侧窝**（medial inguinal fossa）及**腹股沟外侧窝**（lateral inguinal fossa）。 腹股沟内侧窝和外侧窝分别与腹股沟管浅环和深环的位置相对应。 与腹股沟内侧窝相对应的腹股沟韧带的下方有一浅凹，称**股凹**（femoral fossa），是股疝的好发部位。

2. 腹后壁的腹膜襞和隐窝 常见的有位于十二指肠升部左侧的十二指肠上襞及其深面的十二指肠上隐窝（国人出现率为 50%），其左侧有肠系膜下静脉通过壁腹膜深面。 十二指肠上隐窝开口朝下，与十二指肠下襞深面的十二指肠下隐窝（国人出现率为 75%）开口相对。 **盲肠后隐窝**（retrocecal recess）位于盲肠后方，盲肠后位阑尾常位于其内。 **乙状结肠间隐窝**（intersigmoid recess）位于乙状结肠左后方、乙状结肠系膜与腹后壁之间，其后壁内为左髂总动脉分叉处，并有左输尿管通过。 **肝肾隐窝**（hepatorenal recess）位于肝右叶与右肾之间，仰卧位时，是腹膜腔的最低部位。

3. 腹膜陷凹 为腹膜在盆腔脏器之间移行返折所形成，主要在盆腔内。 男性在膀胱与直肠之间有**直肠膀胱陷凹**（rectovesical pouch）。 女性在膀胱与子宫之间有**膀胱子宫陷凹**（vesicouterine pouch），在直肠与子宫之间有**直肠子宫陷凹**（rectouterine pouch），又称 Douglas 腔，较深，与阴道后穹窿之间仅隔以阴道后壁和腹膜。 站立或坐位时，男性的直肠膀胱陷凹和女性的直肠子宫陷凹是腹膜腔的最低部位，故腹膜腔内的积液多聚积于此。 临床上，可进行直肠穿刺和阴道后穹窿穿刺抽液以进行诊断和治疗（见图 8-1）。

四、腹膜腔的分区和间隙

腹膜腔借横结肠及其系膜分为结肠上区与结肠下区。

（一）结肠上区

结肠上区为膈与横结肠及其系膜之间的区域，又称**膈下间隙**（subphrenic space），以肝为界分为肝上间隙与肝下间隙。

1. 肝上间隙 位于膈与肝上面之间。 此间隙借镰状韧带可分为左肝上间隙与右肝上间隙。 左肝上间隙以冠状韧带和左三角韧带分为前方的左肝上前间隙和后方的左肝上后间隙。 右肝上间隙以冠状韧带划分为 3 个间隙：冠状韧带前方的右肝上前间隙、冠状韧带后方的右肝上后间隙及冠状韧带两层间的肝裸区（腹膜外间隙）。

2. 肝下间隙 位于肝下面与横结肠及其系膜之间。 此间隙借肝圆韧带分为左肝下间隙与右肝下间隙，前者再借小网膜和胃分为左肝下前间隙和左肝下后间隙（网膜囊），后者即**肝肾隐窝**，介于肝右叶下面与右肾、右肾上腺表面之间，在人体仰卧时是腹膜腔的最低部位，如腹膜腔内有积脓、积液应避免这种体位，以免脓液积聚于此隐窝。

（二）结肠下区

结肠下区为横结肠及其系膜与盆底上面之间的区域，包括左、右结肠旁沟与左、右肠系膜窦 4 个间隙。

1. 结肠旁沟（paracolic sulcus） 位于升、降结肠外侧。 左结肠旁沟位于降结肠与左侧腹壁之间，由于上方膈结肠韧带的限制，不与结肠上区相通，但向下可经左髂窝、小骨盆上口与盆腔相通。 右结肠旁沟位于升结肠与右侧腹壁之间，向上与肝肾隐窝相通，向下经右髂窝和小骨盆上口与盆腔相通，阑尾炎引起穿孔或脓肿时，脓液可经此沟到达肝肾隐窝，甚至形成膈下脓肿。

2. 肠系膜窦（mesenteric sinus） 位于肠系膜与升、降结肠之间。 左肠系膜窦为肠系膜根与降结肠之间的斜方形间隙，向下与盆腔相通，如有积液可沿乙状结肠向下流入盆腔。 右肠系膜窦则位于肠系膜根与升结肠之间的三角形间隙，下方有回肠末端相隔，故间隙内的炎性渗出物常积存于局部，不能直接通向盆腔。

（李文生）

第三篇

脉管学

脉管系统包括心血管系统和淋巴系统，是一个几乎遍布于全身各部、连续封闭的管道系统。 心血管系统由心、动脉、毛细血管和静脉组成，其内循环流动的是血液。 淋巴系统由淋巴管道、淋巴器官和淋巴组织组成，其内流动的是淋巴液。 淋巴液沿着一系列的淋巴管道向心脏流动，最终汇入静脉。 因此，淋巴系统也被认为是静脉的辅助部分。

脉管系统的主要功能是将消化系统吸收的营养物质和肺吸入的氧运送到全身各器官、组织和细胞；同时又将组织和细胞的代谢产物，如二氧化碳、尿素等运送到肺、肾、皮肤等器官排出体外，保证机体新陈代谢的正常进行。 脉管系统还承担了维持体内的酸碱平衡、体温调节和内分泌器官或细胞分泌的激素及生物活性物质的输送功能。 此外，脉管系统本身还具有重要的内分泌功能，如心肌细胞可产生心钠素、血管紧张素等，心的神经和血管内皮细胞、平滑肌细胞等均能产生和分泌一些激素和生物活性物质，它们共同参与机体的功能调节。

淋巴系统内的淋巴结等淋巴器官和组织能产生淋巴细胞和抗体，它们参与机体的免疫功能，构成机体重要的免疫防御体系。

心血管和淋巴系统的活动受神经调节和体液调节，以保持机体内环境的稳定和对外环境的适应。

第九章　心血管系统

第一节　概　述

一、心血管系统的组成

心血管系统（cardiovascular system）包括心、动脉、毛细血管和静脉。

（一）心

心（heart）是中空的肌性器官，主要功能是为血液循环提供动力，也具有重要的内分泌功能。心借房间隔和室间隔分成互不相通的左半心和右半心，每半侧心又借左、右房室口相通，上部为心房，下部为心室。因此，心有 4 个腔，即右心房、右心室、左心房和左心室。心房接受静脉的血液汇入，心室射出血液到动脉。在每个房室口和动脉的出口处均有瓣膜，其顺血流开放，逆血流关闭，以保证血液沿一个方向流动。在神经和体液的调节下，心有节律地收缩和舒张，像泵一样将血液从静脉吸入，并由动脉射出，使血液能周而复始地循环。

（二）动脉

动脉（artery）是指运送血液离心的管道。动脉在行程中不断分支，分为大、中、小动脉，最后移行为毛细血管。动脉的管壁较厚，管腔呈圆形，并随心舒缩而搏动。动脉的结构特点与其功能密切相关。大动脉管壁内弹性纤维多，故有较大弹性，当心室射血时，动脉管壁扩张，心室舒张时，管壁回缩，推动血液不断向前流动。中、小动脉，特别是小动脉的管壁平滑肌较厚，在神经和体液调节下，通过血管的收缩和舒张改变管腔的大小，调节局部血流量和血管阻力，维持和调节机体的血压。

（三）毛细血管

毛细血管（capillary）是指连结于小动脉、小静脉之间，相互交织成网状的微细血管，管径为 $6\sim9\,\mu m$。毛细血管除了软骨、眼的角膜、晶状体、毛发、牙釉质和被覆上皮外，遍布全身各部。毛细血管数量多、管壁薄、通透性大，血液在其内流动缓慢，有利于血液和组织、细胞之间进行物质交换。毛细血管的开放和关闭与组织器官的功能状态有关。当组织处于静息时，许多毛细血管关闭；组织功能活跃时，毛细血管大量开放，增加血液的供应和物质交换。此外，机体内还有一种腔大、形状不规则的毛细血管，称**血窦**，存在于肝、脾、骨髓和某些内分泌器官等。

（四）静脉

静脉（vein）是指引导血液回心的血管，始于毛细血管的静脉端，在回心的过程中不断接受其属支，逐渐汇合成中静脉和大静脉，最后注入心房。静脉管壁较薄，弹性小，管腔大而不规则，血液在静脉内流动缓慢。因此，静脉的数量较动脉多，以保证回心的血流量。

二、血液循环的途径

在神经体液调节下，血液沿心血管系统循环不息。血液从心室射出，经动脉、毛细血管和静脉返回心房。这种周而复始的循环流动称**血液循环**（blood circulation）。血液循环可分为相互连续同时进行的体循环和肺循环两部分（图 9-1）。

（一）体循环

体循环（systematic circulation）又称**大循环**。当心室收缩时，富含氧和营养物质的血液由左心室射入主动脉，再经主动脉的各级分支到达全身的毛细血管。血液在此与周围组织和细胞进行物质交换，将代谢产物和二氧化碳等带回血液，再经各级静脉属支，最后到达上、下腔静脉及冠状窦，汇入右心房。体循环的特点是路程长，流经范围广，以动脉血滋养全身各部，并将各部的代谢产物和二氧化碳运回心。

（二）肺循环

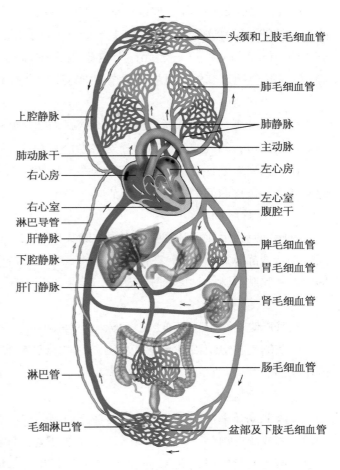

图 9-1　脉管系统示意图

肺循环（pulmonary circulation）又称**小循环**，是指从体循环回流的静脉血，由右心房到右心室。其收缩时将富含二氧化碳的静脉血从右心室射出，经肺动脉干及其各级分支，到达肺泡的毛细血管网，血液在肺泡内进行气体交换，排出二氧化碳，吸进氧气，将富含氧的血液经肺静脉汇入左心房，再从左心房进入左心室。肺循环的特点是：路程较短，只通过肺，主要是将乏氧的静脉血变成富含氧的动脉血。

血液循环的动力主要来源于心脏搏动，其次是动脉和静脉壁的弹性、周围骨骼肌的收缩及筋膜、韧带对血管，尤其是对静脉造成压力，形成血液循环的动力。此外，血液的黏滞性、与血管内皮的摩擦力及重力等因素也会对血流造成影响。

三、 血管吻合及其功能、意义

血管之间的吻合非常广泛，体内血液除沿着动脉→毛细血管→静脉流通外，动脉与动脉之间、静脉与静脉之间，甚至动脉与静脉之间可以彼此直接连通，形成**血管吻合**（vascular anastomosis），借以保证局部血液供应或缩短循环途径，起调节血流量作用。担任连结的血管称吻合管或交通支。 较大的血管在行程中常从主干分出若干细支，称**侧副管**（collateral vessel）。 因此，当这条较大的血管血流受阻或不通时（如血栓、结扎等），侧副管可以变粗，血液可通过侧副管和吻合管重建血液循环。

（一） 动脉间吻合

两条动脉干之间借交通支相连，如脑底动脉之间形成的脑底动脉环；在功能活动多或易受压的部位，邻近的多条动脉分支常吻合成网，如关节的动脉网；在经常改变形态的器官，在动脉末端或其分支吻合形成动脉弓，如胃肠道动脉弓、手掌和足底动脉弓等。 这些吻合使血液循环时间缩短，并能调节血液的流量。

（二） 静脉间吻合

静脉间吻合远比动脉间吻合丰富，除具有和动脉相似的吻合形式外，在体表浅静脉之间常吻合成**静脉弓**（网），在体内深静脉之间常吻合形成静脉丛，尤其是在脏器周围或脏器壁内如膀胱静脉丛、直肠静脉丛等，以保证在脏器扩大或受压时血流通畅。

（三） 动静脉吻合

动静脉吻合是指直接连接小动脉和小静脉间的吻合血管，如指尖、消化道黏膜、肾皮质、生殖器勃起组织和甲状腺等处。 这种吻合具有缩短循环途径，调节局部血流量和温度的作用。

（四） 侧支吻合

较大的动脉干在行程中发出与其平行的侧副支，与同一主干远侧端发出的侧副支吻合相通，形成侧支吻合。 当主干阻塞时，侧副支逐渐增粗，血流可经扩大的侧副支吻合到达阻塞远端的血管主干，使远端血供得到不同程度的代偿和恢复。 这种侧支建立的循环称**侧支循环**（collateral circulation）。 侧支循环的建立对于保证器官在病理状态下的血供具有重要意义。

（五） 微循环

在微动脉和微静脉间微小血管内的血液循环称**微循环**（microcirculation）。 它包括微动脉、毛细血管前微动脉、真毛细血管、动静脉吻合和微静脉等，是血液循环的基本功能单位。 血液通过微循环直接向组织细胞提供氧、激素和营养物质等，同时带走二氧化碳和废物。 在交感神经和血管活性物质等作用下，可使微循环的小血管舒缩，起"闸门"样作用，用以调控局部的血流，因此，对局部组织和细胞的血供有重要意义。 若微循环长时间障碍，会导致有关器官的功能失调，甚至发展为器官、组织的局部坏死。

（六）终动脉

在体内某些器官，小动脉分支和邻近动脉间无吻合，这些小动脉称**终动脉**。 一旦梗死，其所供应区域会导致缺血或坏死。 通常认为视网膜中央动脉为终动脉。

第二节　心

一、心的位置与外形

（一）心的位置

心（heart）位于胸腔前下部的中纵隔内，全部被心包所包裹，约 2/3 居身体正中线的左侧。 上方连有出入心的大血管，下方是膈；两侧借纵隔胸膜与肺相邻；后方与左主支气管、食管、左迷走神经、胸主动脉相邻，平对第 5～8 胸椎；前方对向胸骨体及第 2～6 肋软骨，大部分被肺和胸膜所覆盖，只有左肺心切迹内侧部分与胸骨体下部左半及左侧第 4～6 肋软骨相邻。 临床心内注射多在胸骨左缘第 4 肋间进针，将药物注射到右心室腔内，可避免伤及肺和胸膜。 青春期以前，未退化的胸腺位于心包前上方。 心的位置可随生理功能、年龄、体型和体位等状况不同而有所改变（图 9-2、9-3）。

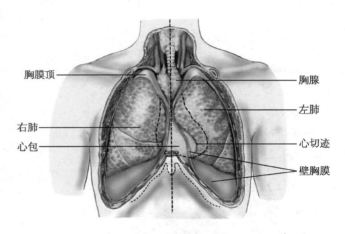

图 9-2　心的位置（一）

（二）心的外形

心形似前后略扁、倒置的圆锥体，大小似本人拳头。 心的外形可分为一尖、一底、两面、三缘和 4 条沟（图 9-4～9-6）。

1. 心尖（apex）　钝圆、游离，由左心室构成，朝向左前下方，与左胸前壁贴近，故在胸骨左侧第 5 肋间隙锁骨中线内侧 1～2 cm 处可扪及心尖搏动。

2. 心底（base）　大部分由左心房、小部分由右心房构成，朝向右后上方。 上、下腔静脉分别从上、下方开口于右心房；左、右两对肺静脉分别从两侧注入左心房。 心底后面隔心包后壁与食管、左迷走神经和胸主动脉等相邻。

3. 两面（surface）　为胸肋面和膈面。 胸肋面或前面朝向前方，大部分由右心房和右心室构成，小部分由左心耳和左心室构成。 胸肋面上部可见起于右心室的肺动脉干，行向

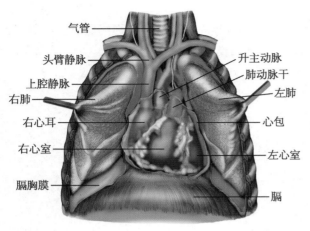

图 9-3 心的位置(二)

左上方,起于左心室的升主动脉在肺动脉干后方向右上方行走。膈面或下面,朝向下后,近乎水平位,膈心包紧贴于膈。该面约 2/3 由左心室、1/3 由右心室构成。

4. 三缘(edge) 分为下缘、左缘和右缘。下缘较锐利,近水平位,略向左下方倾斜,大部分由右心室构成,仅心尖处由左心室构成。右缘垂直向下,由右心房构成。左缘斜向左下,钝圆,绝大部分由左心室构成,仅上方小部分有左心耳参与。左、右两缘隔心包分别与左、右膈神经和心包膈血管及左、右纵隔胸膜与肺相邻。

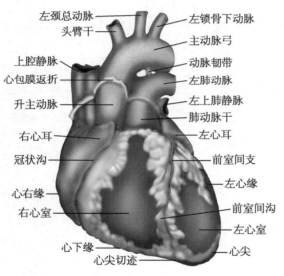

图 9-4 心的外形(胸肋面)

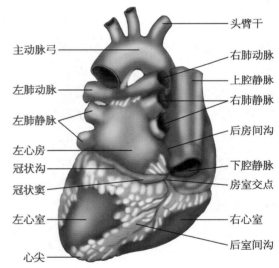

图 9-5 心的外形(膈面)

5. 四条沟(groove) 分为冠状沟、前室间沟、后室间沟和房间沟。可以作为各心腔在心表面的分界。**冠状沟**(coronary sulcus)靠近心底处近似冠状位,几乎环绕心 1 周,前方被肺动脉干所中断,它是心房和心室在心表面的分界标志。在心室的胸肋面和膈面各有 1 条自冠状沟向心尖右侧延伸的浅沟,分别称**前室间沟**(anterior interventricular groove)和**后室间沟**(posterior interventricular groove)。两沟在心尖的右侧下缘相遇,是左、右心室在心表面的分界。前后室间沟在心尖右侧的会合处稍凹陷,称**心尖切迹**(cardiac apical incisure)。在心底,右心房与右上、下肺静脉交界处的浅沟称**后房间沟**,

与房间隔后缘一致，是左、右心房在心表面的分界。 后房间沟、后室间沟与冠状沟的相交处称**房室交点**（crux），是心表面的一个重要标志。 此处是左、右心房与左、右心室在心后面相互接近之处，其深面有重要的血管和神经等结构。

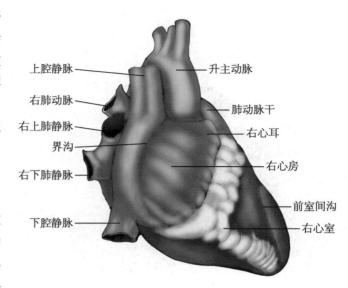

图 9-6　心的外形（右侧面）

二、心的各腔

心腔分为右心房，右心室、左心房和左心室 4 个腔，同侧心房与心室间借房室口相通，但左、右心房间，左、右心室间互不相通，分别被房间隔、室间隔分隔。 间隔将心分为左、右两半，临床上习惯称左心和右心。 右心内容纳静脉血，左心内容纳动脉血（图 9-7）。

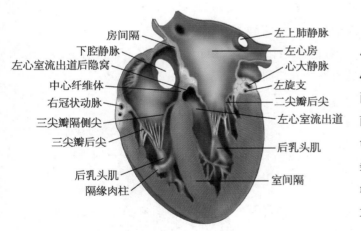

图 9-7　通过心间隔的心脏纵切面（显示心脏的 4 个腔）

（一）右心房

右心房（right atrium）位于心的右上部，可分为前方的**固有心房**和后方的**腔静脉窦**两部分。 两部分以表面位于上、下腔静脉前缘间的浅沟，即**界沟**（sulcus terminalis）为界，内部为对应的 1 条纵行嵴，称**界嵴**（crista terminalis）。 右心房前部腔面有许多大致平行的肌束，称**梳状肌**（pectinate muscles），起自界嵴，止于右房室口。 梳状肌之间壁薄，呈半透明状，应避免心导管插管时损伤。 右心房向左前方突出部分称**右心耳**（right auricle），内面梳状肌发达，似海绵状，当心功能障碍时，心耳处因血流缓慢及血液的淤积，易导致血栓形成。 右心房的后部内壁光滑，上方和下方分别有**上腔静脉口**（orifice of superior vena cava）和**下腔静脉口**（orifice of inferior vena cava）。 后者的前缘有胚胎时残留下来的下**腔静脉瓣**（valve of inferior vena cava）。 此瓣呈半月形，胎儿时期引导来自胎盘富含氧的血液通过下腔静脉经房间隔上面的卵圆孔注入左心房。 下腔静脉口和右房室口之间有**冠状窦口**（orifice of coronary sinus），窦

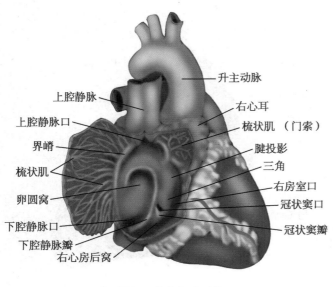

图9-8 右心房(内面观)

口后缘有半月形的冠状窦瓣。 心脏大部分静脉血回流入冠状窦（图9-8）。

右心房的后内壁为房间隔，其下部有一卵圆形凹陷，称**卵圆窝**（fossa ovalis），为胎儿时期卵圆孔闭合后的遗迹。 此处壁较薄弱，是房间隔缺损的好发部位。卵圆窝前上方边缘隆起称**卵圆窝缘**，可作为心导管从房间隔入左心房的标志。 位于房间隔前上部的右心房内侧壁，有与左侧的主动脉窦相应的隆起部，称**主动脉隆凸**，为临床上重要标志，手术时应防止误伤。 此外，在右侧房间隔的基部，由冠状窦口的前内缘、三尖瓣隔侧尖的附着缘和Todaro腱围成的三角区称**Koch三角**。 Todaro腱位于心内膜下，由心的中心纤维体连到下腔静脉瓣前缘的腱性纤维束。 此三角前部的心内膜深面有房室结所在，因此该三角是为外科手术中的重要标志。 手术时应避开此三角区域（图9-8）。

右心房共有3个入口，即上、**下腔静脉口和冠状窦口**；1个出口，即**右房室口**（right atrioventricular orifice），右心房的血液经此口流入右心室（图9-8）。

（二）右心室

右心室（right ventricle）位于右心房的左前下方，构成胸肋面的大部分，直接位于胸骨左缘第4、第5肋软骨后方。 室腔略呈锥体形，壁较薄（厚3～4 mm），约是左心室厚度的1/3。 室腔底有右房室口和肺动脉口，两口之间的室壁上有一较宽的弓形肌隆起，称**室上嵴**（supraventricular crest），将室腔分为右心室**流入道**（窦部）和**流出道**（漏斗部）两部分。 右心室有1个入口和1个出口，即**右房室口和肺动脉口**（图9-9、9-10）。

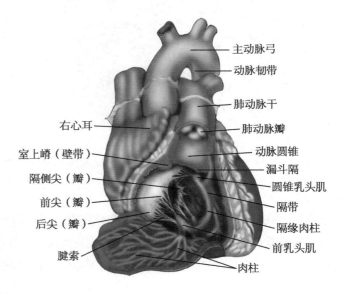

图9-9 右心室(内面观)

1. 流入道　右心室流入道的入口为右房室口，呈卵圆形，约容纳 3 个指尖大小。其周围由致密结缔组织构成的三尖瓣环围绕。该纤维环上附有 3 个近似三角形的瓣叶，称**三尖瓣**（tricuspid valve），分为前尖、后尖和隔侧尖（见图 9-9）。各个瓣膜的边缘与其心室面连有多条腱索，腱索向下连于室壁上的**乳头肌**（papillary muscle）。乳头肌基部附于心室壁，尖端突入心室腔，呈锥形肌肉隆起。

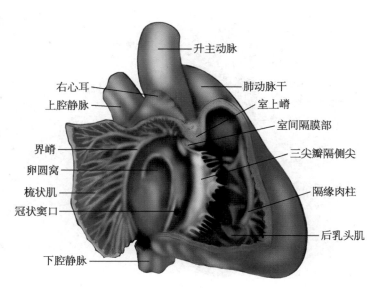

图 9-10　右心房和右心室(内面观)

升主动脉
右心耳
上腔静脉
肺动脉干
室上嵴
室间隔膜部
界嵴
卵圆窝
梳状肌
冠状窦口
三尖瓣隔侧尖
隔缘肉柱
后乳头肌
下腔静脉

心室的纤维环、瓣膜、腱索和乳头肌在功能上是一个整体，称**三尖瓣复合体**。它们共同保证血液的单向流动。当心室收缩时，由于瓣环的缩小及血液推动，使三尖瓣紧闭，封闭房室口；同时，由于乳头肌收缩，腱索的牵拉，使瓣膜不致翻向心房，防止血液逆流入心房。复合体中任何一部分结构损伤，均将导致心内的血流动力学改变。

右心室流入道的室壁有许多交错排列的肌性隆起，称**肉柱**（trabecula）。在前乳头肌根部有 1 条肌束横过室腔到室间隔，称**隔缘肉柱**（septomarginal trabeeula）（又称节制索），内含心的传导纤维束，有防止心室过度扩张的功能。

2. 流出道　右心室流出道又称**动脉圆锥**（conus arteriosus）或漏斗部，位于右心室前上方，内壁光滑无肉柱，呈锥体状，其上端借**肺动脉口**（orifice of pulmonary trunk）通肺动脉干。肺动脉口周缘有 3 个彼此相连的半月形纤维环，为肺动脉环。环上附有 3 个半月形的**肺动脉瓣**（pulmonary valve），瓣膜游离缘中点增厚部分称**半月瓣小结**。当心室收缩时，血液冲开肺动脉瓣进入肺动脉干；当心室舒张时，3 个袋状瓣膜被倒流的血液充盈，使瓣膜相互靠拢，肺动脉口关闭，半月瓣小结互相紧贴，阻止血液返流入心室。

（三）左心房

左心房（left atrium）位于右心房的左后方，构成心底的大部，是 4 个心腔最靠后的部分，其前方有升主动脉和肺动脉，后方隔着心包与食管相毗邻。因此，经食管行钡餐 X 线造影，可诊断有无左心房的扩大。左心房前部向右前突出的部分称**左心耳**（1eft auricle），内壁有梳状肌，凹凸不平，呈海绵状。在心功能障碍时，血流缓慢，在心耳内易形成血栓。左心房后部腔面光滑，其两侧分别有左、右肺上、下静脉的开口，将肺循环内富含氧的血经肺静脉注入左心房。左心房出口为**左房室口**（left atrioventricular orifice）。血液经此口进入左心室。左心房共有 4 个入口和 1 个出口：4 个入口分别是左

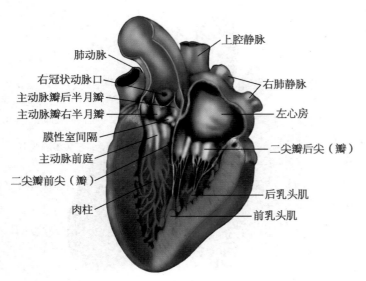

肺上、下静脉和右肺上、下静脉开口；1个出口即左房室口（图 9-11）。

（四）左心室

左心室（left ventricle）位于右心室的左后方。室腔近似圆锥形，构成心尖及心的左缘，心室壁厚 9～12 mm，约为右心室的 3 倍，左心室腔以二尖瓣前尖为界可分为左心室**流入道**（窦部）和**流出道**（主动脉前庭）两部分。左心室有 1 个入口和 1 个出口，即左房室口和主动脉口（图 9-11）。

图 9-11　左心房和左心室(内面观)

1. 流入道　是指左心室左下较大区域，内壁粗糙不平，入口是左房室口，口周围有纤维环，称**二尖瓣环**（mitral annulus），较三尖瓣环略小。环上有两片近似三角形的瓣膜，称**二尖瓣**（mitral valve）。二尖瓣分成前尖和后尖两个瓣，各瓣均通过腱索连于前后壁上的前、后乳头肌上。同样，二尖瓣环、二尖瓣、腱索和乳头肌在功能上作为一个整体，故称二尖瓣复合体（图 9-12、9-13）。

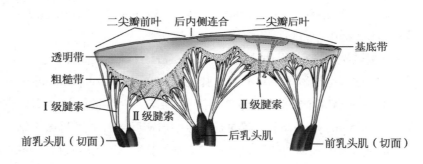

图 9-12　二尖瓣复合体示意图

2. 流出道　又称**主动脉前庭**（aortic vestibule），是左心室前内侧的部分，壁光滑无肉柱，无伸展性和收缩性，其出口是**主动脉口**（aortic orifice）。口周围有纤维性的主动脉瓣环，瓣环上也附有 3 个袋口向上的半月形瓣膜，称**主动脉瓣**（aortic valve），大而坚韧，按瓣的方位可分为主动脉瓣左、右和后半月瓣。每个瓣膜与主动脉壁之间形成袋状的间隙称**主动脉窦**（aortic sinus），分别为左、右、后 3 个窦。左、右窦内分别有左、右冠状动脉的开口。心冠状动脉造影时，导管经此开口进入冠状动脉。两侧心房和心室的收缩和舒张是同步的。当心室收缩时，二尖瓣和三尖瓣关闭，主动脉瓣和肺动脉瓣开放，血

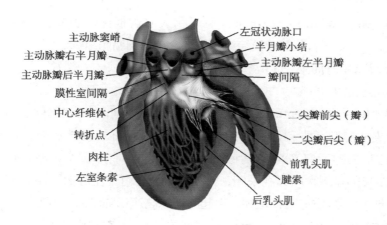

主动脉窦嵴
主动脉瓣右半月瓣
主动脉瓣后半月瓣
膜性室间隔
中心纤维体
转折点
肉柱
左室条索

左冠状动脉口
半月瓣小结
主动脉瓣左半月瓣
瓣间隔
二尖瓣前尖（瓣）
二尖瓣后尖（瓣）
前乳头肌
腱索
后乳头肌

图 9-13　左心室的流出道

液射入动脉；当心室舒张时，二尖瓣和三尖瓣开放，主动脉瓣和肺动脉瓣关闭，血液由心房射入心室。

　　临床上，由于种种原因，心瓣膜可以出现狭窄和关闭不全。 对于严重的瓣膜病变，目前可以通过手术进行瓣膜修复或置换人工瓣膜。 临床上常用的人工瓣膜有金属瓣和生物瓣两种。 生物瓣寿命较短，患者不需服用抗凝剂。 金属瓣膜的寿命长，但患者需要终身服用抗凝剂。

三、 心的构造

　　心由心壁、中间的房间隔、室间隔及心传导系统 3 部分构成。

（一） 心壁

1. 心内膜（endocardium）　是指衬在心腔内面的一层光滑的薄膜。 心内膜的内皮与血管内皮相连续，内皮下为内皮下层，以结缔组织为主，心瓣膜是由心内膜折叠并夹一层致密的结缔组织而构成的。

2. 心肌层（myocardium）　是心壁的主体，主要由心肌构成。 心房肌较薄，心室肌肥厚，左心室肌最发达。 心肌纤维呈螺旋状排列，大致可分为深层的纵行、中层的环形和斜行走向的浅层 3 层。 在心房肌与心室肌之间有结缔组织形成的支持性结构，称**心纤维骨骼**。 它构成心脏的支架，心肌纤维和心瓣膜附于其上。 特殊分化的心肌细胞构成心的传导系统（图 9-14）。

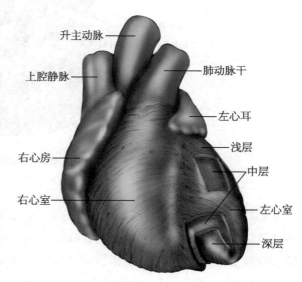

升主动脉
上腔静脉
右心房
右心室

肺动脉干
左心耳
浅层
中层
左心室
深层

图 9-14　心肌层

3. 心外膜（epicardium） 被覆于心肌层和大血管根部的表面，即浆膜性心包的脏层，表面为间皮，间皮下为薄层疏松结缔组织，含较多的脂肪组织。

（二）房间隔和室间隔

左、右心房之间为房间隔，左、右心室之间为室间隔。

1. 房间隔（interatrial septum） 位于左、右心房之间。房间隔向左前方倾斜，由两层心内膜中间夹心房肌纤维和结缔组织构成，其前缘与升主动脉后面相适应，稍向后弯曲；后缘邻近心表面的后房间沟。房间隔右侧面中下部有卵圆窝，是房间隔最薄弱处。房间隔缺损最常见的类型为卵圆孔未闭，如缺损较大，由于左心房的压力高于右心房，会导致血流由左向右分流，右心负荷增加，引起肺动脉高压和肺淤血（见图9-7）。

2. 室间隔（interventricular septum） 位于左、右心室之间，可分为肌部和膜部两部分：①肌部（muscular part），位于室间隔下方的大部分，由心肌和心内膜构成，其左侧面心内膜深面有左束支及其分支通过，其右侧面有右束支通过。②膜部（membranous part），室间隔上部中份有一卵圆形，缺乏肌质的薄膜部，称**室间隔膜部**。膜部左侧面位于主动脉瓣右瓣和后瓣的下方，右侧面被三尖瓣隔侧尖的附着缘分为上部的房室部、下部的室间部。前者分隔右心房和左心室，后者分隔左、右心室。室间隔膜部为室间隔缺损的好发部位。由于室间隔膜部与房室结，房室束，左、右束支和三尖瓣、主动脉瓣位置关系密切，手术修补时应注意避免损伤这些结构。另外一种常见的先天性心脏病是法洛四联征（Fallottetrad），其主要特征是：①主动脉骑跨于左、右心室上；②室间隔缺损；③右心室流出道（漏斗部）狭窄或肺动脉口狭窄；④右心室肥厚（见图9-7，图9-15）。

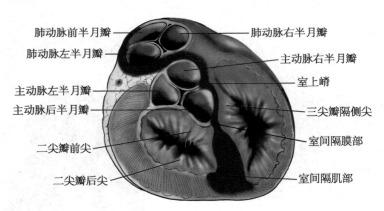

肺动脉前半月瓣　　　　　　　　　　　　　肺动脉右半月瓣
肺动脉左半月瓣　　　　　　　　　　　　　主动脉右半月瓣
　　　　　　　　　　　　　　　　　　　　室上嵴
主动脉左半月瓣
主动脉后半月瓣　　　　　　　　　　　　　三尖瓣隔侧尖

二尖瓣前尖　　　　　　　　　　　　　　　室间隔膜部

二尖瓣后尖　　　　　　　　　　　　　　　室间隔肌部

图9-15 室间隔(上面观)

（三）心纤维性支架

心纤维性支架又称**心纤维骨骼**（fibrous skeleton），位于左、右房室口，肺动脉口和主动脉口的周围，由致密结缔组织构成。心纤维性支架质地坚韧而富有弹性，为心肌纤维和心瓣膜提供了附着处，在心肌运动中起支持和稳定作用。心纤维性支架包括左、右纤维三角，4个瓣纤维环（肺动脉瓣环、主动脉瓣环、二尖瓣环和三尖瓣环），圆锥韧带和室间隔膜部等（图 9-16、9-17）。

1. 右纤维三角（**right fibrous trigone**） 位于二尖瓣环、三尖瓣环和主动脉后瓣环之间。 由于右纤维三角位于心的中央，故又称**中心纤维体**，前方与室间隔膜部相延续，向后发出 Todaro 腱，位于右心房心内膜深面，终于下腔静脉瓣的前端。

2. 左纤维三角（**left fibrous trigone**） 位于主动脉左瓣环外侧与二尖瓣环之间，呈三角形，体积较小，其前方与主动脉左瓣环相连，向后方发出纤维带，与右纤维三角发出的纤维带共同形成二尖瓣环。 左纤维三角位于二尖瓣前外连合之前，外侧与左冠状动脉旋支相邻近，是二尖瓣手术时的重要外科标志，也是易于损伤冠状动脉的部位。

二尖瓣环、三尖瓣环和主动脉瓣环彼此靠近，肺动脉瓣环位于较高平面，借圆锥韧带（又称漏斗腱）与主动脉瓣环相连。 主动脉瓣环和肺动脉瓣环各由 3 个弧形瓣环首尾相互连结而成。 位于 3 个半月瓣的基底部，主动脉左、后瓣环之间的三角形致密结缔组织板称**瓣膜间隔**，向下与二尖瓣前瓣相连续，同时向左延伸连接左纤维三角，向右与右纤维三角相连。

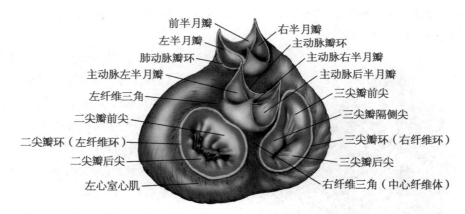

图 9-16 心脏纤维支架（上面观）

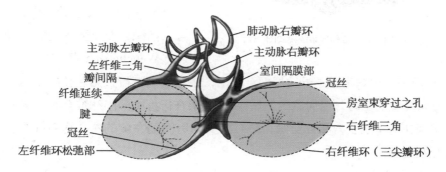

图 9-17 心脏纤维支架（示意图）

四、心的传导系统

心的传导系统位于心壁内，由特殊分化的心肌细胞构成，主要功能是产生和传导兴奋，控制心的节律性活动。心传导系统包括：窦房结，结间束，房室结，房室交界区，房室束，左、右束支和浦肯野纤维网（图9-18）。

（一）窦房结

窦房结（sinuatrial node）是心的正常起搏点。它位于上腔静脉与右心房交界处，在界沟上端的心外膜下。窦房结呈长梭形（或半月形），其长轴与界沟大致平行，结的中央有**窦房结动脉穿过**。窦房结由结细胞团和结缔组织等构成。结细胞发出冲动传至心房肌，使心房肌收缩，同时向下可能经结间束传至房室结（图9-18）。

（二）结间束

窦房结是心的起搏点。关于窦房结产生的冲动是如何传至左、右心房和房室结，长期以来一直未有定论。国外有学者提出窦房结和房室结之间有结间束相连，左、右心房之间亦有房间束连接，从生理学上已证实有结间束的存在，但形态学的证据尚不充分，通常认为结间束的途径有3条（图9-18）。

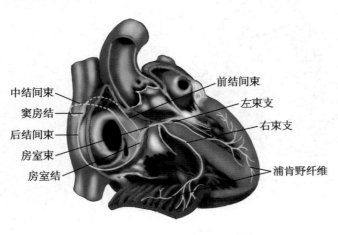

图9-18　心传导系统模式图

中结间束
窦房结
后结间束
房室束
房室结

前结间束
左束支
右束支
浦肯野纤维

1. 前结间束　由窦房结头端发出向左行，弓状绕上腔静脉前方和右心房前壁，向左行至房间隔上缘分为两束：一束左行分布于左心房前壁，称上房间束（Bachmann束）；另一束下行经卵圆窝前方的房间隔，下降至房室结的上缘。

2. 中结间束　由窦房结右上缘发出，向右、向后弓状绕过上腔静脉，然后进入房间隔，经卵圆窝前缘，下降至房室结上缘，此束即Wenchebach束。

3. 后结间束　由窦房结下端（尾部）发出，在界嵴内下行，然后转向下内，经下腔静脉瓣，越冠状窦口的上方，至房室结的后缘。此束在行程中分出纤维至右心房壁。

各结间束在房室结上方相互交织，并有分支与房间隔左侧的左心房肌纤维相连，从而将冲动传至左心房。

（三）房室交界区

房室交界区（atrioventricular junction region）又称房室结区，位于房室间隔内，是心传导系在心房与心室相互连接不同的特化心肌结构。其范围基本与房室隔右侧面的Koch三角一致。它由3部分组成：房室结、房室结的心房扩展部（结间束的终末部）及房室束

（His 束）的近侧部（见图 9-18）。

房室结（atrioventricular node）呈扁椭圆形，较窦房结小。 位于房间隔下部右侧心内膜深面、冠状窦口的前上方、Koch 三角的尖端。 房室结的作用是将窦房结传来的冲动传至心室。

房室交界区将来自窦房结的兴奋延搁后再传至心室，使心房肌和心室肌按照先后顺序分别收缩。 房室交界区是冲动从心房传向心室的必经之路，也是最重要的次级起搏点，许多复杂的心律失常在此区发生。 这一区域有重要的临床意义。

（四）房室束

房室束（atrioventricular bundle） 又称 His 束，起于房室结前端，穿右纤维三角前行，沿室间隔膜部后下缘至室间隔肌部上缘分为左、右束支（见图 9-18）。

（五）左、右束支

右束支（right bundle branch） 细长，呈圆索状，沿室间隔膜部下缘，在右侧心内膜深面下行，经右心室圆锥乳头肌的后方，向下沿隔缘肉柱至右心室前乳头肌根部分散形成**浦肯野纤维**（Purkinje 纤维），并吻合成网，分布于右心室乳头肌和右室心肌细胞。 **左束支**（left bundle branch）呈扁带状，沿室间隔左侧心内膜深面下行，在肌性室间隔上、中 1/3 交界水平分前、后两支或前、中、后 3 支，分别到前、后乳头肌根部和室间隔，分散交织形成浦肯野纤维网，最后与心肌纤维相连支配心肌纤维收缩（见图 9-18）。

组成心脏传导系统的细胞主要有起搏细胞、移行细胞和浦肯野纤维。 浦肯野纤维又称**束细胞**，与心肌比较，纤维粗而短，染色浅，闰盘发达，在心内膜下交织形成浦肯野纤维网。

心脏像一个"动力泵"，房室瓣（左房室瓣、右房室瓣）和动脉瓣（主动脉瓣、肺动脉瓣）类似泵的阀门，它们可顺血流而开放，逆血流而关闭，以保证心腔内血液定向流动。 心的节律性收缩始于窦房结，它产生的兴奋借纤维传到左、右心房，使心房收缩，同时兴奋又借结间束传到房室结。 在房室结内兴奋传导缓慢（约延搁 0.04 s），再沿房室束，左、右束支及浦肯野纤维网传至心室肌，使心室肌开始收缩。 任何传导途径上的受损均可导致心律异常。 心脏射频消融术（catheter radiofrequency ablation）是指将电极导管经静脉或动脉血管送入心腔特定部位，释放射频电流，导致局部心内膜及心内膜下心肌凝固性坏死，达到阻断快速心律失常异常传导束和起源点的介入性技术。 当心脏传导系统发生阻滞时，可致心率缓慢，缓慢到一定程度时需要植入心脏起搏器进行治疗。

五、心的血管

心的血管包括动脉和静脉。 供应心的动脉是左、右冠状动脉；心的静脉血绝大部分经冠状窦回流到右心房，小部分直接汇入右心房。

（一）心的动脉

1. 左冠状动脉（left coronary artery） 一般较右冠状动脉粗，起于主动脉左窦，经左心耳与肺动脉根部之间向左行，随之分为前室间支和旋支（图 9-19、9-20）。

（1）**前室间支**（anterior interventricular branch）：也称**前降支**。 是左冠状动脉主干的延续，在前室间沟内下行，绕过心下缘至膈面，在后室间沟内上行 1～3 cm 而终止；亦可与右冠状动脉之后室间支吻合。 前室间支分布于左、右心室前壁的一部分，室间隔的前上2/3。 前室间支的主要分支有左心室前支、右心室前支和室间隔支等，它们的供应区顾名思义。 前室间支闭塞可引起左心室前壁及室间隔（部分）心肌梗死。

（2）**旋支**（circumflex branch）：旋支起始后沿冠状沟向左行，绕过心左缘至心膈面，多在心的左缘和后室间沟之间分支而终，发出左心室后支分布于左心室膈面。 旋支的分支：①**左缘支**，于旋支过左缘处分出，此支恒定，也较发达，向下分布于左室侧壁；此支也是冠状动脉造影辨认分支的标志之一。 ②**窦房结支**，近 40% 的人此支起于旋支的近侧段，沿左房前壁向上向右分布于窦房结。 ③**左心室后支**，分布于左心室膈面的外侧部。④**心房支**，供应左心房的前壁、外侧壁和后壁。

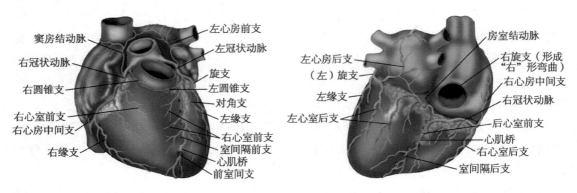

图 9-19　心的动脉（前面）　　　　　　　图 9-20　心的动脉（后面）

2. 右冠状动脉（**right coronary artery**）　起自主动脉右窦，在肺动脉起始部与右心耳之间入冠状沟，向右下行，绕过心右缘至心膈面，继续沿冠状沟向左至房室交点处，分为 2个终支（图 9-19、9-20）。

（1）**后室间支**（posterior interventricular branch）：又称后降支，是右冠状动脉本干之延续，沿后室间沟向下行，距离不等，有的可达心尖而终止，亦可与左冠状动脉前降支末梢吻合。 后室间支分支分布于左、右心室后壁和室间隔后下 1/3。

（2）**左心室后支**（posterior branch of left ventricle）：在冠状沟内向左行，距离不等（最远者可达心左缘），分支分布于左心室后壁的一部或全部。 此外，右冠状动脉还分布于右心房、右心室前壁等。

由于心膈面大部分是由右冠状动脉供应，所以临床上所见的后壁心肌梗死多由右冠状动脉阻塞造成。 鉴于冠状动脉阻塞性病变好发于左冠状动脉前室间支的上 1/2 段，其次为右冠状动脉胸肋面的前 1/2 处和左冠状动脉旋支的胸肋面，且这三大主支病变的近侧段发生率较高，而远侧段可完好通畅，故临床上常另用一段血管，在主动脉和狭窄或阻塞段的冠状动脉远端之间施行主动脉—冠状动脉旁路移植术，又称**冠状动脉搭桥术**。 用于搭桥的血管可以是动脉，也可以是静脉。 一般情况下，动脉桥的效果优于静脉桥。 用于动脉桥的血管主要是胸廓内动脉（临床上又称内乳动脉），也可以使用桡动脉、胃网膜动脉等。用于静脉桥的血管主要是患者自身的大隐静脉。 主动脉利用这段移植血管来建立新的通道，以保证冠状动脉阻塞区的血流再灌注，使梗死区内缺血的心肌得以恢复血供。

　　一般情况下，冠状动脉主干及其主要分支大部分行走于心外膜下脂肪中或心外膜深面。 有时动脉的主干或分支的一段可以被浅层心肌所覆盖，覆盖在动脉表面的心肌称**心肌桥**，被心肌桥所覆盖的冠状动脉（主干或分支）称**壁冠状动脉**。 一般认为，壁冠状动脉受心肌的保护，较少发生动脉硬化。 在冠状动脉手术时，应注意壁冠状动脉的存在。 但也有报道，心肌桥也可能是导致心肌缺血的原因之一（见图 9-19、9-20）。

　　冠状动脉在形态上并非终动脉，同侧冠状动脉各分支间和左、右冠状动脉分支之间均有广泛吻合，但当冠状动脉发生急性阻塞时，这些吻合支还不足以形成有效的侧支循环。有实验表明，有效的侧支循环的建立尚需几个月时间。

　　目前，临床上多采用特制的导管自桡动脉或股动脉送至冠状动脉口，进行冠状动脉造影检查，来了解冠状动脉的病变部位和狭窄的程度，即通常冠状动脉导管插管时经过股动脉到主动脉，然后进入升主动脉找到左、右冠状动脉开口，将造影剂注入血管，在 X 线下可以看到动脉的狭窄程度，为临床诊断和治疗提供形态学依据。 当冠状动脉狭窄超过一定程度，可以通过导管插管行球囊扩张成形术或**支架（stent）植入术**以扩张血管来保证冠状动脉的通畅。 血管支架的种类依次经历了金属裸支架、药物涂层支架和完全可降解支架 3 个阶段。

　　心是人体内最勤劳的器官，如果患有严重的心脏疾病，通过服用药物、支架植入、心脏起搏器、冠脉搭桥等仍不能改善心脏功能，此时，心脏移植则是最后的选择。

　　3. 冠状动脉的分布类型　左、右冠状动脉在心膈面的分布范围变异较大，根据左、右冠状动脉在膈面分布区域的大小可分为 3 型：①**右优势型**，右冠状动脉除发出后室间支外，还分布于左心室膈面的一部分或全部，此类型最多，占 71.35%。 ②**均衡型**，左、右冠状动脉的分布区互不越过房室交点和后室间沟，此类型占 22.92%。 ③**左优势型**，左冠状动脉较粗大，除发出分支分布于左心室膈面外，还越过房室交点和后室间沟，分布于右心室膈面的一部分。 此型的后室间支和房室结动脉均来自左冠状动脉，约占 5.73%。 当冠状动脉主干阻塞时，由于有不同的分布类型，因此可产生不同的临床表现及后果。

　　（二）心的静脉

　　绝大多数心的静脉先汇集于冠状沟后部的**冠状窦**（coronary sinus），经冠状窦口注入右心房，只有一些细小的静脉直接开口于心腔。 冠状窦的属支有：①**心大静脉**（great cardiac vein），与前室间支伴行，向上至冠状沟，再向左绕过心左缘至心膈面，注入冠状窦。 ②**心中静脉**（middle cardiac vein），与后室间支伴行，向上注入冠状窦右端。 ③**心小静脉**（small cardiac vein），行于右侧冠状沟，向左注入冠状窦。 收集右冠状动脉分布区的部分血液（图 9-21、9-22）。

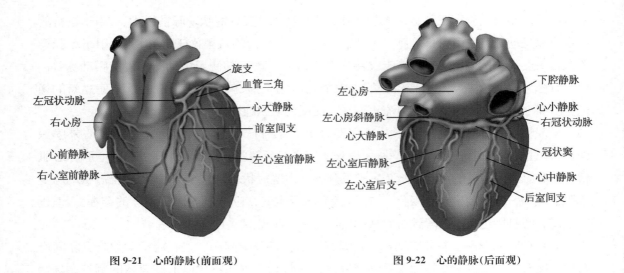

图 9-21　心的静脉(前面观)　　　　　　　　图 9-22　心的静脉(后面观)

六、心包

心包（pericardium）为包裹心和出入心大血管根部的锥体形纤维浆膜囊，分外层的纤维心包和内层的浆膜心包（图 9-23）。

1. 纤维心包（**fibrous pericardium**）　是坚韧的结缔组织囊，上方与大血管的外膜相连，下方与膈的中心腱愈着。

2. 浆膜心包（**serous pericardium**）　薄而光滑，分脏、壁两层。脏层紧贴心肌层表面，即心外膜；壁层于纤维心包内面，脏、壁两层之间的潜在腔隙称**心包腔**（pericardial cavity），内含少量浆液，起润滑作用。

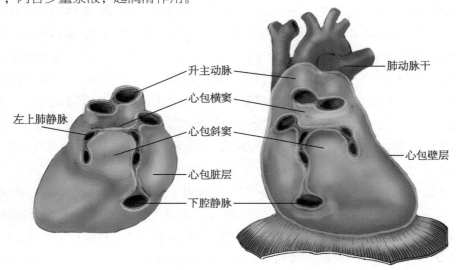

A. 移出的心脏后面观　　　　　　　　B. 心包后壁前面观

图 9-23　心包

3. 心包窦 心包腔内，位于升主动脉、肺动脉干后壁与上腔静脉、左心房前壁之间的间隙称**心包横窦**（transverse sinus of pericardium）。 在心直视手术需阻断主动脉和肺动脉血流时，阻断钳可通过横窦从前后钳夹该两条动脉。 在左心房后壁，左、右肺静脉，下腔静脉与心包后壁之间的间隙称**心包斜窦**（oblique sinus of pericardium）。 手术时若需阻断下腔静脉的血流，可经斜窦下部进行。 此外，位于心包腔前下部，即心包前壁与膈之间的转折间隙称**心包前下窦**（anterior inferior sinus of pericardium）。 此处为从左剑肋角行心包穿刺的较安全部位。

心包的主要功能：一是可减少心脏跳动时的摩擦；二是防止心过度扩张，同时作为一种屏障，可有效防止邻近部位的感染波及心。 浆膜心包的炎症时可产生过多的液体，称**心包积液**，导致压迫心，影响心的泵血功能。 在缩窄性心包炎时，心包形成纤维瘢痕，使心包增厚、收缩，限制心的舒缩活动，导致血流动力学的障碍和心功能不全。

七、 心的体表投影

一般采用下列 4 点及其连线表示心在胸前壁的体表投影（surface projection）（图 9-24）。

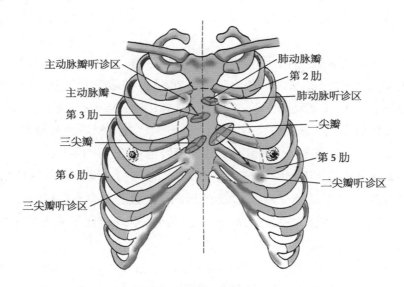

图 9-24 心脏及其瓣膜的体表投影

1. 左上点 在左侧第 2 肋软骨下缘，距胸骨左缘 1.2 cm。
2. 右上点 在右侧第 3 肋软骨上缘，距胸骨右缘约 1 cm。
3. 左下点 在左侧第 5 肋间隙，左锁骨中线内侧缘 1~2 cm（距前正中线 7~9 cm）。
4. 右下点 在右侧第 6 胸肋关节处。

左、右上点连线为心**上界**；左、右下点连线为心**下界**；右上、下点连线为心**右界**，略向右凸；左上、下点连线为心**左界**，略向左凸。 了解心在胸前壁的投影，对叩诊检查判断心界是否扩大有实用意义。

临床上，瓣膜听诊部位并与瓣膜的解剖部位并不完全一致，但一般与相应瓣膜的开放方向一致，即对着瓣膜开放的方向杂音较响，这是由于血流方向、瓣膜位置深浅及组织传音的性质不同所致。

第三节 动 脉

动脉（artery）是指将血液从心运送到全身各组织器官的血管。 一般情况下，动脉血液内含有丰富的氧和营养物质，静脉血液内含有较高浓度的二氧化碳和代谢产物。 而脐动脉和脐静脉、肺动脉和肺静脉则恰恰相反，即静脉内含有动脉血，动脉内含有静脉血。

一、概述

动脉管壁厚、弹性好、压力高、血流快，可以产生搏动。 浅表的动脉（如桡动脉、足背动脉等）常常被用作诊脉点。 动脉损伤后易导致大失血，故应及时进行压迫或结扎止血。 从动脉干发出的分支，离开主干进入器官前的一段称器官外动脉，入器官后称器官内动脉。

器官外动脉分布的一般规律：①对称性和节段性分布。 动脉分支左右基本对称，在躯干的动脉有壁支和脏支之分，壁支一般有明显的节段性，如肋间后动脉和腰动脉。 ②人体每个大的局部一般有 1~2 条动脉主干。 ③多与静脉和神经伴行。 动脉常与静脉、神经和淋巴管伴行，外包结缔组织形成血管神经束。 ④安全、隐蔽和短距离分布。 动脉多居身体的屈侧、深部或安全隐蔽处。 动脉自主干发出后，多以最短的距离到达所营养的器官。但也有例外，如睾丸动脉（男）和卵巢动脉（女），这种特殊情况可以从胚胎发生中得到解释。 ⑤与器官的大小和功能一致。 动脉的粗细、支数的多少与器官的大小和功能密切相关。 例如，肾动脉的管径几乎与营养全部小肠和部分结肠的肠系膜上动脉相当，这与肾的泌尿功能有关。

器官内动脉分布的一般规律：①实质性器官（如肝、肾等）的动脉由门进入，呈放射形分布，其分支常作为该器官分叶或分段的依据；②空腔性器官（如肠、输尿管等）的动脉有的呈横行分布，有的呈纵行分布；③骨内部的动脉从长骨的骨干和两端进入长骨内分支分布。

二、肺循环的动脉

肺动脉干（pulmonary trunk）起自右心室，是一短粗的动脉干，在升主动脉的前方向左后上方斜行，至主动脉弓的下方分为左、右肺动脉。 左肺动脉（left pulmonary artery）较短，水平向左，经食管、胸主动脉前方至左肺门，分两支进入左肺上、下叶。 右肺动脉

（right pulmonary artery）较长，水平向右，经升主动脉和上腔静脉的后方达右肺门，分 3 支进入右肺上、中、下叶。 在肺动脉干分叉处稍左侧与主动脉弓下缘之间有一结缔组织索，称**动脉韧带**（arterial ligament）（或动脉导管索），是胚胎时期动脉导管闭锁后的遗迹。 如动脉导管在出生后 6 个月尚未闭锁，称**动脉导管未闭**，是常见的先天性心脏病之一（见图 9-4、9-5）。

三、体循环的动脉

体循环的动脉主干是**主动脉**（aorta），其由左心室发出，先斜向右上，再弯向左后，沿脊柱左前方下行，穿膈主动脉裂孔入腹腔，至第 4 腰椎体下缘水平分为左、右髂总动脉。 依其行程分为升主动脉、主动脉弓和降主动脉 3 部分。降主动脉又以膈为界，分为胸主动脉和腹主动脉（图 9-25、9-26）。

（一）升主动脉

升主动脉（ascending aorta）是主动脉的第 1 段，长约 5 cm，发自左心室，位于肺动脉干与上腔静脉之间，向右前上方至右侧第 2 胸肋关节后方移行为主动脉弓。 升主动脉根部发出左、右冠状动脉（图 9-26）。

（二）主动脉弓

主动脉弓（aortic arch）是升主动脉的延续，自右侧第 2 胸肋关节后方弓形向上弯曲，跨过左肺根，至第 4 胸椎体下缘移行为胸主动脉。

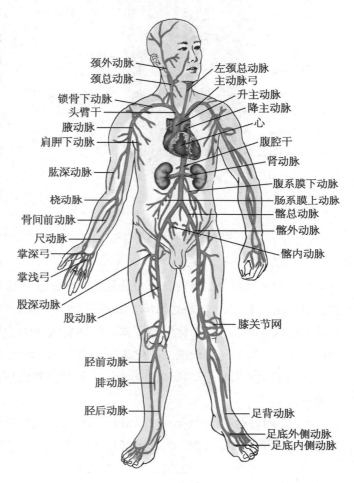

图 9-25 体循环的动脉

其前方有胸骨，后方有气管和食管。 主动脉弓壁内含有压力感受器，具有调节血压的作用。 在主动脉弓下方动脉韧带处有 2～3 个粟粒状小体，称**主动脉小球**（aortic glomera）或**主动脉体**（aortic body），属化学感受器，参与呼吸的调节。 主动脉弓的凸侧自右向左依次发出三大分支，即**头臂干**（brachiocephalic trunk），又称无名动脉（innominate artery）、**左颈总动脉**（left common carotid artery）和**左锁骨下动脉**（left subclavian artery）。 头臂干向右上斜行至右侧胸锁关节的后方分为右锁骨下动脉和右颈

系统解剖学

总动脉（见图 9-25，图 9-26）。

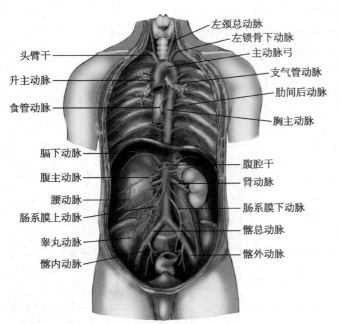

左颈总动脉
左锁骨下动脉
主动脉弓
支气管动脉
肋间后动脉
胸主动脉
腹腔干
肾动脉
肠系膜下动脉
髂总动脉
髂外动脉

头臂干
升主动脉
食管动脉
膈下动脉
腹主动脉
腰动脉
肠系膜上动脉
睾丸动脉
髂内动脉

图 9-26　主动脉及其分支

1. 颈总动脉（common carotid artery）　是头颈部的动脉干，左右成对，右侧起自头臂干，左侧起自主动脉弓。两侧均在胸锁关节的后方，沿食管、气管和喉的外侧上行，至甲状软骨上缘水平分为颈内动脉和颈外动脉。颈总动脉与颈内静脉、迷走神经一起被包裹在颈动脉鞘内（图 9-27）。

当头面部大出血时，在胸锁乳突肌前缘，相当于环状软骨平面，可将颈总动脉向后压向第 6 颈椎横突前结节（颈动脉结节），进行急救止血（表 9-1）。

在颈总动脉分权处有两个重要结构：① **颈动脉窦**（carotid sinus），是颈总动脉末端和颈内动脉起始处的膨大部分，壁内有**压力感受器**，当血压升高时，可反射性地引起心跳变慢，血管扩张，血压下降。② **颈动脉体**（carotid body）是 1 个扁椭圆形小体，借结缔组织连于颈总动脉分权处的后方，为**化学感受器**，可感受血液中二氧化碳分压、氧分压和氢离子浓度变化，当血中氧分压降低或二氧化碳分压增高时，可反射性地促使呼吸加深、加快。为了防止混淆颈动脉窦与颈动脉体的功能，可借"**喜欢吃豆（窦）芽（压）**"来进行联想记忆（图 9-27）。

（1）**颈外动脉**（external carotid artery）：起自颈总动脉，初居颈内动脉的前内侧，后经其前方绕至其前外侧，上行穿腮腺实质在下颌颈高度分为颞浅动脉和上颌动脉两个终支。其主要分支有以下几条。

1）**甲状腺上动脉**（superior thyroid artery）：起自颈外动脉的起始处，行向前下方，分布到甲状腺上部和喉。

2）**舌动脉**（lingual artery）：在甲状腺上动脉的稍上方，平舌骨大角处发自颈外动脉，分布到舌、舌下腺和腭扁桃体。

3）**面动脉**（facial artery）：在舌动脉稍上方发出，向前经下颌下腺的深面，至咬肌前缘绕过下颌骨下缘至面部，经口角和鼻翼的外侧，向上至眼内眦，改称为**内眦动脉**。面动脉分布于面部软组织、下颌下腺和腭扁桃体等。在下颌骨下缘和咬肌前缘交界处，可摸到面动脉的搏动，面部出血时，可在该处进行压迫止血（表 9-1）。

4）**颞浅动脉**（superficial temporal artery）：在外耳门的前方上行，越过颧弓根至颞部皮下，其分支分布于腮腺、额、颞和顶部软组织。 在外耳门前方颧弓根部可触及其搏动，当头前外侧部出血时，可在此处进行压迫止血（表9-1）。

5）**上颌动脉**（maxillary artery）：经下颌颈深面入颞下窝，沿途分支分布于外耳道、中耳、硬脑膜、颊、腭扁桃体、牙及牙龈、咀嚼肌、鼻腔和腭部等处。 其中分布于硬脑膜的分支称**脑膜中动脉**（middle meningeal artery），自上颌动脉发出后，向上穿棘孔入颅中窝，且紧贴颅骨内面走行，分前、后两支分布于硬脑膜。 前支经过翼点内面，

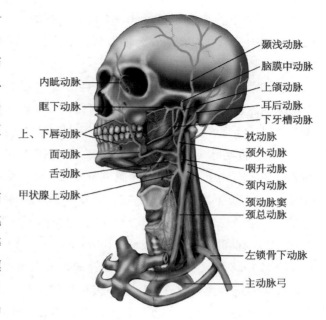

图9-27 头颈部的动脉

当颞部骨折时，易受损伤导致出血引起颅内硬脑膜外血肿，临床上需要及时清除血肿，否则会造成严重的后果。

颈外动脉的分支还有枕动脉、耳后动脉和咽升动脉，分布于枕部、耳后和咽。

（2）**颈内动脉**（internal carotid artery）：由颈总动脉发出后，垂直上升到颅底，在颈部无分支（借此可以与颈外动脉进行鉴别），再经颈动脉管入颅腔，分支分布于脑和视器（详见中枢神经系统）。

表9-1 动脉压迫止血部位

动脉名称	压迫部位	止血范围
颈总动脉	颈部气管两侧，向后内方第6颈椎横突压迫	一侧头颈部
面动脉	下颌体表面，咬肌前缘处，向下颌骨压迫	面颊部
颞浅动脉	耳郭前缘，向颧骨压迫	头前外侧部
锁骨下动脉	锁骨中点上方1~2指处，向后下方第1肋骨压迫	全上肢
桡、尺动脉	腕上横纹两侧，同时向深部压迫	手部
指动脉	指根两侧偏前方，向指骨压迫	手指
股动脉	腹股沟中点，向深部耻骨压迫	全下肢
腘动脉	腘窝加垫，屈膝关节包扎	小腿部和足部
足背动脉	内踝、外踝连线中点向深部压迫	足部
胫后动脉	内踝与跟腱之间向深部压迫	足部

2. 锁骨下动脉（subclavian artery） 左侧起于主动脉弓，右侧起自头臂干。锁骨下动脉从胸锁关节后方斜向外至颈根部，呈弓状经胸膜顶前方，穿斜角肌间隙，至第1肋外缘延续为腋动脉（图9-28）。

从胸锁关节至锁骨上缘中点画一弓形线（弓的最高点距锁骨上缘约1.5 cm），为锁骨下动脉的体表投影。上肢出血时，可在锁骨中点上方的锁骨上窝处向后下方将该动脉压向第1肋进行止血（见表9-1）。锁骨下动脉的主要分支有以下几条。

（1）**椎动脉**（vertebral artery）：90%的人双侧椎动脉的直径不等，一般情况下，左侧的直径较右侧粗。从前斜角肌内侧发出，向上穿第6至第1颈椎横突孔，出第1颈椎横突孔后弯向后内绕过寰椎的后方，穿寰枕后膜及硬脊膜经枕骨大孔入颅腔，左右汇合成1条基底动脉，与颈内动脉共同营养脑、脊髓和视器等（图9-28）。

（2）**胸廓内动脉**（internal thoracic artery）：在椎动脉起始相对侧发出，向下入胸腔，经第1～6肋软骨后面（距胸骨外侧缘1.5cm处）下降，分为**肌膈动脉**和**腹壁上动脉**。后者穿膈肌进入腹直肌鞘内，营养腹直肌的上部。其末端与腹壁下动脉形成吻合。胸廓内动脉的分支分布于胸前壁、乳房、心包等处。该动脉又名**内乳动脉**（internal mammary artery），是冠状动脉搭桥时最常用的动脉（图9-29）。

（3）**甲状颈干**（thyrocervical trunk）：为一短干，起自锁骨下动脉，立即分成数支至颈部和肩部。其中，**甲状腺下动脉**（inferior thyroid artery）向上至甲状腺下端，并分布于咽、喉、气管和食管；**肩胛上动脉**（suprascapular artery）自甲状颈干发出后，至冈上、下窝，分布于冈上、下肌和肩胛骨（图9-28、9-29）。

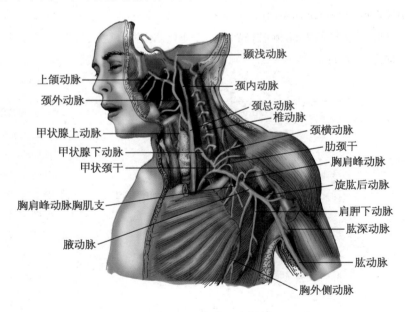

图9-28 锁骨下动脉和腋动脉

3. 腋动脉（axillary artery） 为上肢的动脉主干，在第1肋外缘处续于锁骨下动脉，经腋窝至大圆肌下缘处移行为肱动脉。 腋动脉借胸小肌分为 3 段，第 1 段位于胸小肌内侧，第 3 段位于胸小肌与大圆肌下缘之间，第 2 段被胸小肌所遮盖。 其主要分支有以下几条。

（1）**胸肩峰动脉**（thoracoacromial artery）：为一短干，在胸小肌上缘发自腋动脉，立即分支分布于三角肌、胸大肌、胸小肌和肩关节。

（2）**胸外侧动脉**（lateral thoracic artery）：沿胸小肌下缘走行，分布于乳房、胸大肌和前锯肌。

（3）**肩胛下动脉**（subscapular artery）：在肩胛下肌下缘附近发出，行向后下，分为**胸背动脉**（thoracodorsal artery）和**旋肩胛动脉**（circumflex scapular artery）。

（4）**旋肱后动脉**（posterior humeral circumflex artery）：伴腋神经穿四边孔，绕肱骨外科颈，分布于肩关节和三角肌。

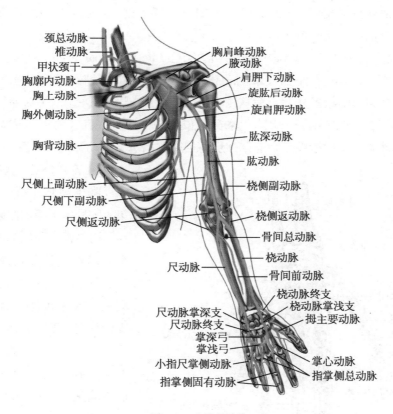

图 9-29　上肢的动脉

4. 肱动脉（brachial artery）　自大圆肌下缘续于腋动脉，沿肱二头肌内侧下行至肘窝，平桡骨颈高度分为桡动脉和尺动脉。 在肘窝的内上方，可触到肱动脉的搏动，为测量血压时听诊的部位。 当前臂和手部大出血时，可在臂中部将该动脉压向肱骨以暂时止血（见表 9-1）。 肱动脉的主要分支为**肱深动脉**（deep brachial artery），伴桡神经在桡神经沟下行，分支营养肱三头肌和肱骨，终支参与组成肘关节网（图 9-29）。

5. 尺动脉（ulnar artery）和桡动脉（radial artery） 两者均由肱动脉分出。 桡动脉在肱桡肌与旋前圆肌之间，继而在肱桡肌腱与桡侧腕屈肌腱之间下行（在腕关节上方可触到其搏动，是诊脉常用部位，也是桡动脉穿刺的重要参考部位），绕桡骨茎突至手背，穿第1掌骨间隙到手掌，与尺动脉掌深支吻合成掌深弓。 桡动脉主要分支有：①**拇主要动脉**，从桡动脉入手掌处发出，分3支分布于拇指两侧和示指桡侧。 ②**掌浅支**，在桡腕关节处发出，穿鱼际肌或沿其表面至手掌，与尺动脉末端吻合成掌浅弓。 桡动脉也可以用作冠状动脉搭桥的血管。

尺动脉在指浅屈肌与尺侧腕屈肌之间下行，经豌豆骨桡侧至手掌，与桡动脉掌浅支吻合成掌浅弓。 尺动脉的主要分支有：①**骨间总动脉**（common interosseous artery），自尺动脉上端发出，在骨间膜上缘分为骨间前动脉和骨间后动脉，分别沿骨间膜前、后面下行，分支分布于前臂肌和尺、桡骨。 ②**掌深支**（deep palmar branch），在豌豆骨桡侧由尺动脉发出，与桡动脉末端吻合成掌深弓。 临床上，常通过 Allen 试验检测手部尺动脉与桡动脉之间的吻合情况（图 9-29）。

6. 掌浅弓（superficial palmar arch）和掌深弓（deep palmar arch） 掌浅弓位于掌腱膜和屈指肌腱之间，分支有小指尺掌侧动脉和3支指掌侧总动脉。 前者分布于小指尺侧缘，后者达掌指关节附近各分2支指掌侧固有动脉，分布于第2～5指相对缘，手指出血时可在手指两侧压迫止血（见表9-1）。 掌深弓位于屈指肌腱深面，约平腕掌关节高度由弓发出3条**掌心动脉**，至掌指关节附近，分别与相应的指掌侧总动脉吻合（图 9-30）。

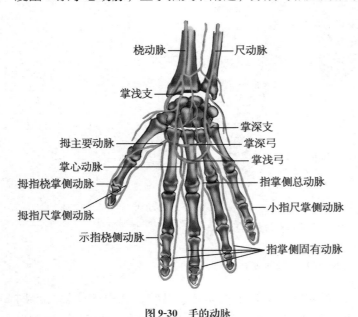

标注（从上到下，左侧）：桡动脉、尺动脉、掌浅支、掌深支、拇主要动脉、掌深弓、掌心动脉、掌浅弓、拇指桡掌侧动脉、指掌侧总动脉、拇指尺掌侧动脉、小指尺掌侧动脉、示指桡侧动脉、指掌侧固有动脉

图 9-30　手的动脉

（三）胸主动脉

胸主动脉（thoracic aorta）在第4胸椎体下缘偏左侧续于主动脉弓，初沿脊柱稍左侧下行，逐渐转至其前方，于第12胸椎高度穿膈的主动脉裂孔移行为腹主动脉。胸主动脉是胸部的动脉干，发出壁支和脏支（见图9-26）。

1. 壁支 包括**肋间后动脉**（posterior intercostal artery）、**肋下动脉**（subcostal artery）和**膈上动脉**。 第1～2对肋间后动脉来自锁骨下动脉，第3～11对肋间后动脉和肋下动脉由胸主动脉的后外侧壁发出。 每支在脊柱两侧各分前后两支。 后支细小分布于脊髓、背部的肌肉和皮肤；前支粗大，在相应的肋骨下缘的肋沟内与肋间后静脉和肋间神经伴行，分布于胸壁和腹壁上部。 膈上动脉为2～3条小支，分布于膈上面的后部。

2. 脏支　主要有支气管支、食管支和心包支，分布于气管、食管和心包。

（四）腹主动脉

腹主动脉（abdominal aorta）在膈的主动脉裂孔处续于胸主动脉，沿脊柱左前方下降，至第 4 腰椎体下缘水平分为左、右髂总动脉。 腹主动脉右侧有下腔静脉伴行，前方有肝左叶、胰、十二指肠水平部和小肠系膜根越过。 腹主动脉的分支，按其分布区域，亦可分为壁支和脏支，但不同于胸主动脉的分支，其脏支较壁支粗大（见图 9-26）。

1. 壁支

（1）**膈下动脉**（subphrenic artery）：左、右各一，除分支至膈下面以外，还发出细小的肾上腺上动脉至肾上腺上部（见图 9-26）。

（2）**腰动脉**（lumbar artery）：有 4 对，自腹主动脉后壁发出，分布于腰部和腹前外侧壁的肌肉和皮肤，也有分支营养脊髓及其被膜（见图 9-26）。

2. 脏支　脏支分为成对和不成对两种。 成对的脏支有肾上腺中动脉、肾动脉和睾丸动脉（男）或卵巢动脉（女）；不成对的脏支有腹腔干、肠系膜上动脉和肠系膜下动脉。

（1）**肾上腺中动脉**（middle suprarenal artery）：约在平第 1 腰椎处起自腹主动脉侧壁，分布于肾上腺中部，在腺内与肾上腺上动脉（发自膈下动脉）、肾上腺下动脉（发自肾动脉）形成吻合。

（2）**肾动脉**（renal artery）：约平对第 1、第 2 腰椎体之间，起自腹主动脉侧壁，横行向外，到肾门附近分为前、后两干，经肾门入肾，并在入肾之前各发出 1 支**肾上腺下动脉**至肾上腺下部。 由于腹主动脉偏向左侧，故左肾动脉较右肾动脉短。 由于此关系，左侧肾移植的难度大于右侧。 有时，肾尚有不经肾门而从肾上端或下端入肾的**副肾动脉**（accessory renal artery）。 它可由肾动脉、腹主动脉、膈下动脉等动脉发出。 在多数情况下，它是一支起始和行程有变异的副肾动脉，结扎后可引起肾局部缺血坏死（见图 9-26）。

（3）**睾丸动脉**（testicular artery）：又称**精索内动脉**，细而长，在肾动脉起始处的稍下方由腹主动脉前壁发出，斜向下外，跨过输尿管前面，经腹股沟管至阴囊，分布于睾丸。 在女性则为**卵巢动脉**（ovarian artery），经卵巢悬韧带下行入盆腔，分布于卵巢和输卵管壶腹部（见图 9-26）。

（4）**腹腔干**（celiac trunk）：又称**腹腔动脉**（celiac artery），为一短而粗的干，在主动脉裂孔稍下方，约平第 12 胸椎高度，自腹主动脉前壁发出立即分为胃左动脉、肝总动脉和脾动脉（见图 9-26，图 9-31）。

1）**胃左动脉**（left gastric artery）：斜向左上方至胃的贲门，在小网膜两层之间沿胃小弯转向右行，与胃右动脉吻合。 沿途分支至食管腹段、贲门和胃小弯附近的胃壁。

2）**肝总动脉**（common hepatic artery）：向右前方在十二指肠上部的上缘进入肝十二指肠韧带内，分为：①**肝固有动脉**（proper hepatic artery），行于肝十二指肠韧带内，在

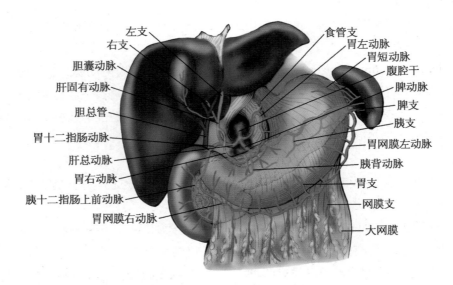

左支
右支
胆囊动脉
肝固有动脉
胆总管
胃十二指肠动脉
肝总动脉
胃右动脉
胰十二指肠上前动脉
胃网膜右动脉

食管支
胃左动脉
胃短动脉
腹腔干
脾动脉
脾支
胰支
胃网膜左动脉
胰背动脉
胃支
网膜支
大网膜

图 9-31　腹腔干及其分支(胃前面观,肝向上翻起)

肝门静脉的前方、胆总管左侧上行至肝门,分为左、右两支进入肝的左、右叶。 右支在进入肝门前发出**胆囊动脉**(cystic artery),经胆囊三角上行,分支分布于胆囊。 胆囊动脉一般起于肝右动脉,本干分两支,分布于胆囊的前、后面。 胆囊动脉起点变异较多,但胆囊动脉绝大多数位于胆囊三角(Calot 三角)内。 胆囊摘除手术时,不要将肝右动脉误认为胆囊动脉结扎而造成事故。 肝固有动脉还发出**胃右动脉**(right gastric artery),在小网膜内行至幽门上缘,再沿胃小弯向左,与胃左动脉吻合,沿途分支分布于十二指肠上部和胃小弯附近的胃壁。 ②**胃十二指肠动脉**(gastroduodenal artery),在十二指肠上部后方下降,经胃幽门后方到下缘分为**胃网膜右动脉**(right gastroepiploic artery)和**胰十二指肠上动脉**。 前者在大网膜两层之间沿胃大弯左行,发出胃支和网膜支分布于胃大弯和大网膜,并与胃网膜左动脉吻合;后者有前、后两支,在胰头与十二指肠降部之间下降,分布到胰头和十二指肠。

3)**脾动脉**(splenic artery):沿胰的上缘左行,经脾肾韧带达脾门,分数支入脾。脾动脉沿途发出多条细小的胰支至胰体和胰尾,在未进入脾门前发出 3～5 支**胃短动脉**(short gastric artery),经胃脾韧带至胃底;发出**胃网膜左动脉**(left gastroepiploic artery),在大网膜两层之间沿胃大弯右行,与胃网膜右动脉吻合,发出胃支和网膜支分布于胃大弯和大网膜。 胃网膜动脉在临床上也可用作冠状动脉搭桥术时的桥接血管。

(5)**肠系膜上动脉**(superior mesenteric artery):在腹腔干稍下方,约平第 1 腰椎高度起自腹主动脉前壁,经胰头和胰体交界的后方下行,经十二指肠水平部的前面进入小肠系膜根,向右髂窝方向走行。 由于十二指肠水平部恰好位于腹主动脉与肠系膜上动脉起始部形成的夹角内。 当该夹角变小时,易引起压迫性肠梗阻,它是指由于肠系膜上动脉压迫十二指肠的水平部所引起的十二指肠部分或完全梗阻而出现的一系列症状,称**肠系膜上**

动脉压迫综合征（又称 Wilkie 病）。 其分支有以下几条（图 9-32）。

1）**胰十二指肠下动脉**（inferior pancreaticoduodenal artery）：于胰头与十二指肠之间，分前、后支分布于胰和十二指肠，并与胰十二指肠上动脉吻合。

2）**空肠动脉**（jejunal arteries）和**回肠动脉**（ileal arteries）：有十数支，发自肠系膜上动脉左侧壁，走行在肠系膜内，分布于空肠和回肠。 各支动脉的分支再吻合成动脉弓。通常，空肠有 1~2 级动脉弓，回肠的动脉弓可多至 3~5 级，最后一级动脉弓再发出直支入肠壁。 空肠和回肠动脉弓的数目是手术过程中区别两者的重要标志之一。

3）**回结肠动脉**（ileocolic artery）：为肠系膜上动脉右侧壁发出的最下一条分支，分布于回肠末端、盲肠和升结肠。 另发出**阑尾动脉**（appendicular artery），沿阑尾系膜游离缘至阑尾尖端，并分支营养阑尾。 阑尾切除手术时，需要从阑尾系膜中找到阑尾动脉进行结扎。

4）**右结肠动脉**（right colic artery）：在回结肠动脉上方发出向右行，分升、降支与中结肠动脉和回结肠动脉吻合，分支至升结肠。

5）**中结肠动脉**（middle colic artery）：在胰的下缘处发出，前行偏右入横结肠系膜，分左、右支分别与左、右结肠动脉吻合，营养横结肠。

（6）**肠系膜下动脉**（inferior mesenteric artery）：约平第 3 腰椎高度起于腹主动脉前壁，行向左下方，至左髂窝进入乙状结肠系膜根内继续下降入小骨盆。 分支分布于降结肠、乙状结肠和直肠上部（图 9-32）。

1）**左结肠动脉**（left colic artery）：沿腹后壁左行，分升、降支营养降结肠，并与中结肠动脉和乙状结肠动脉吻合。

2）**乙状结肠动脉**（sigmoid artery）：常为 2~3 支，进入乙状结肠系膜内，相互吻合成动脉弓分支分布于乙状结肠。 乙状结肠动脉与左结肠动脉和直肠上动脉均有吻合。

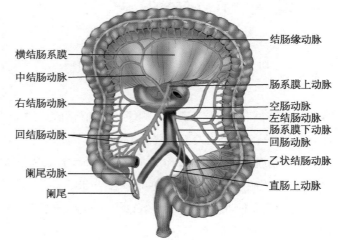

图 9-32 肠系膜上、下动脉及其分支

3）**直肠上动脉**（superior rectal artery）：是肠系膜下动脉的直接延续，行至第 3 骶椎处分为两支，沿直肠上部两侧下降，分布于直肠上部，并与直肠下动脉的分支吻合。

（五）髂总动脉

髂总动脉（common iliac artery）左、右各一，在第 4 腰椎体下缘高度自腹主动脉分出沿腰大肌的内侧向外下方斜行至骶髂关节的前方，分为髂内动脉和髂外动脉（图 9-33）。

1. 髂内动脉（internal iliac artery） 为一短干，沿盆腔侧壁下行，发出壁支和脏支。

（1）壁支：

1）**闭孔动脉**（obturator artery）：沿骨盆侧壁行向前下，穿闭膜管出盆腔至股内侧部，分布于髋关节和大腿内侧肌群。

2）**臀上动脉**（superior gluteal artery）和**臀下动脉**（inferior gluteal artery）：分别经梨状肌上、下孔穿出至臀部，分支营养臀肌和髋关节（图 9-33）。

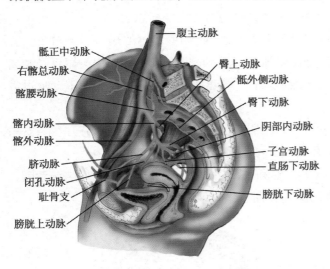

图 9-33　盆腔的动脉（女性，正中矢状断面）

此外，髂内动脉尚发出髂腰动脉及骶外侧动脉，分布于髂腰肌、盆腔后壁及骶管内结构。

闭孔动脉在穿闭孔膜前尚发出 1 支耻骨支，在股环附近可与腹壁下动脉的分支（闭孔支）吻合，形成**异常的闭孔动脉**（出现率为 17％ ~ 18％）。在股疝手术时要注意此变异情况，以免伤及此异常的闭孔动脉而导致大出血。

（2）脏支：

1）**脐动脉**（umbilical artery）：是胎儿时期的动脉干，由髂内动脉的起始部发出，走向内下方。 出生后远侧段闭锁形成脐内侧韧带，近侧段仍保留管腔，发出 2 ~ 3 支**膀胱上动脉**（superior vesical artery），分布于膀胱尖和膀胱体（图 9-33）。

2）**膀胱下动脉**（inferior vesical artery）：沿骨盆侧壁下行，分布于膀胱底、精囊腺和前列腺。 女性分布于膀胱和阴道（图 9-33）。

3）**直肠下动脉**（inferior rectal artery）：行向内下方，分布于直肠下部，并与直肠上动脉和肛动脉吻合（图 9-33）。

4）**子宫动脉**（uterine artery）：沿盆侧壁向内下方行走，进入子宫阔韧带两层之间，在子宫颈外侧 2 cm 处跨过输尿管的前上方并与之交叉，沿子宫颈及子宫侧缘上行至子宫底，其分支分布于子宫、阴道、输尿管和卵巢，并与卵巢动脉吻合。 在做子宫切除手术结扎子宫动脉时，注意勿将输尿管一并结扎而发生医疗事故。 临床上，子宫切除术后要注意观察尿量的变化，以防误扎输尿管导致尿路梗阻（图 9-33）。

5）**阴部内动脉**（internal pudendal artery）：沿臀下动脉的前方下降穿梨状肌下孔出盆腔，又经坐骨小孔至坐骨肛门窝，发出肛动脉、会阴动脉、阴茎（蒂）动脉等分支。 分布于肛门、会阴部和外生殖器（图 9-33）。

2. 髂外动脉（external iliac artery） 沿腰大肌内侧缘下降，经腹股沟韧带中点深面至股前部移行为股动脉。 其主要分支为**腹壁下动脉**（inferior epigastric artery），经腹股沟管腹环内侧上行入腹直肌鞘，分布于腹直肌下半并与腹壁上动脉吻合。 此外，发出1支**旋髂深动脉**，沿腹股沟韧带外侧半的后方斜向外上，分支营养髂嵴及邻近肌肉，是临床上用作游离髂骨移植的主要血管（见图9-33）。

3. 股动脉（femoral artery） 在腹股沟韧带中点深面续于髂外动脉，在股三角内下行，由股前部转至股内侧进入收肌管，出收肌腱裂孔至腘窝移行为腘动脉。 在腹股沟韧带中点下方可触及股动脉搏动，当下肢出血时，可在此处向后压迫止血。 股动脉的内侧为股静脉，外侧为股神经，当需要进行股静脉穿刺和麻醉股神经时，可以先摸到股动脉的搏动，再确定股神经和股静脉的位置。 股动脉的分支有以下几条（图9-34）。

（1）**腹壁浅动脉**：在腹股沟韧带稍下方自股动脉发出，穿至皮下，上行达腹前壁，分布于浅筋膜和皮肤。

（2）**旋髂浅动脉**：较细小，穿出阔筋膜，沿腹股沟韧带下方向外上方斜行至髂前上棘附近，分布于皮肤、浅筋膜和淋巴结。 临床上，常将上述两动脉及其分布区作为皮瓣移植的血管和皮瓣供区。

（3）**股深动脉**（deep femoral artery）：在腹股沟韧带下方2~5cm处发自股动脉，经股动脉后方行向后内下方，沿途发出旋股内侧动脉、旋股外侧动脉和3~4支穿动脉。 旋股内侧动脉穿经耻骨肌和髂腰肌之间进入深层，分支营养附近肌和髋关节。 旋股外侧动脉外行，分数支分布于大腿前群肌和膝关节。 各支穿动脉分别在不同高度穿过大收肌止点至股后部，分支营养大腿内侧群肌、后群肌和髋关节（图9-34）。

4. 腘动脉（popliteal artery） 在收肌腱裂孔处续于股动脉，经腘窝深部下行至腘肌下缘，分为胫前动脉和胫后动脉。 此外，腘动脉在腘窝内尚发出数条关节支和肌支，分布于膝关节及邻近肌，并参与膝关节动脉网的组成（图9-34）。

5. 胫后动脉（posterior tibial artery） 沿小腿后面浅、深肌之间伴胫神经下行，经内踝与跟腱之间进入足底，分为足底内侧动脉和足底外侧动脉。 主要分支有以下几条（图9-34、9-35）。

（1）**腓动脉**（peroneal artery）：从胫后动脉起始处分出，沿腓骨内侧下行分布于

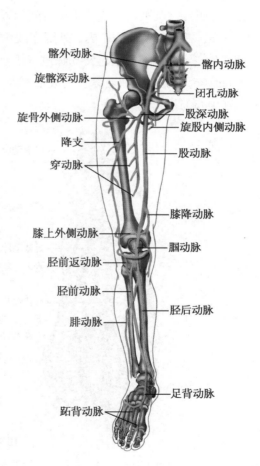

髂外动脉
旋髂深动脉
旋骨外侧动脉
降支
穿动脉
膝上外侧动脉
胫前返动脉
胫前动脉
腓动脉

髂内动脉
闭孔动脉
股深动脉
旋股内侧动脉
股动脉
膝降动脉
腘动脉
胫后动脉
足背动脉
跖背动脉

图9-34 下肢的动脉

胫、腓骨和附近肌。 临床上，常取腓骨中段（带腓动脉和腓骨滋养动脉）用作带血管游离骨移植的供骨（见图 9-34）。

（2）**足底内侧动脉**（medial plantar artery）：沿足底内侧前行，分布于足底内侧（图 9-35）。

（3）**足底外侧动脉**（lateral plantar artery）：沿足底外侧斜行，至第 5 跖骨底处转向内侧至第 1 跖骨间隙，与足背动脉的足底深支吻合形成足底弓。 由足底弓发出 4 条跖足底总动脉，向前又各分 2 支趾足底固有动脉，分布于足趾的相对缘（图 9-35）。

6. 胫前动脉（anterior tibial artery） 由腘动脉分出后，立即穿小腿骨间膜上端至前面，在小腿前群肌之间下行，至足背（相当于踝关节的前方）移行为足背动脉。 胫前动脉沿途分支营养小腿诸伸肌和附近皮肤，并参与膝关节网（见图 9-34）。

7. 足背动脉（dorsal artery of foot） 在踝关节的前方续于胫前动脉，经踇长伸肌腱与趾长伸肌腱之间前行，至第 1 跖骨间隙近侧端分为第 1 跖背动脉和足底深支。 足背动脉位置表浅，在踝关节前方，内、外踝连线中点，踇长伸肌腱的外侧可触及其搏动，足部出血时可在该处向深部压迫足背动脉进行止血。 该动脉也是下肢脉管炎时判断下肢末梢循环好坏的血管。 足背动脉沿途发出数条跗内、外侧动脉至跗骨和跗骨间关节，其尚有以下分支（图 9-35）。

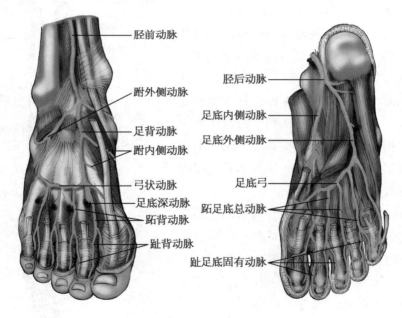

图 9-35 足的动脉

（1）**弓状动脉**（arcuate artery）：在第 1、第 2 跗跖关节附近自足背动脉发出，沿跖骨底弓形向外，由弓的凸侧缘发出 3 条跖背动脉，前行至趾的基底部各分为 2 支细小的趾背动脉，分布于第 2~5 趾的相对缘。

（2）**第1跖背动脉**：为足背动脉的终支，沿第1跖骨间隙前行，分支分布于趾背面两侧缘和第2趾背面内侧缘。

（3）**足底深支**：为足背动脉的另一终支，穿第1跖骨间隙至足底，与足底外侧动脉吻合，形成足底动脉弓。

血管造影（angiography）是临床上常用的一种有创检测血管的方法。它是指将显影剂注入血管里，因为X线无法穿透显影剂，通过显影剂在X线下所显示的影像来诊断血管病变的。血管造影通常是指数字减影血管造影（digital substraction angiography，DSA），是指利用计算机处理数字化的影像信息，以消除骨骼和软组织影像，使血管清晰显示的技术。血管支架（vascular stent）是指在管腔球囊扩张成形的基础上，在病变段置入内支架以达到支撑狭窄闭塞段血管，减少血管弹性回缩及再塑形，保持管腔血流通畅的目的。部分内支架还具有预防再狭窄的作用。血管支架主要分为冠状动脉支架、脑血管支架、肾动脉支架和大动脉支架等。目前，直径＞6 mm的人工血管已被广泛应用于临床。

第四节　静　　脉

一、概述

静脉（vein）是指将血液从全身各器官组织输送到心的血管。静脉起自毛细血管，汇集过程中接收各级属支，最后形成大的静脉连于心房。一般情况下，静脉血液内含有较高浓度的二氧化碳和代谢产物，脐静脉和肺静脉则相反。

静脉的管壁较薄，弹性小，压力较低，血流缓慢。为保持单位时间内静脉回心血量和动脉输出量的平衡，静脉在结构或配布上均具有自身的特点：①静脉属支数量多，经逐级汇合，管径越来越大，最后形成大的静脉主干，总容积是动脉的1倍以上。②静脉壁上多数有**静脉瓣**（venous valve），尤其以下肢静脉中较多而发达，以防止血液倒流，保障向心方向流动。但在头颈部、胸部和腹部，大多数则没有瓣膜，其血液回流是靠心舒张，吸气时靠胸膜腔内压下降和腹内压升高来实现的。③静脉有深、浅之分，浅静脉位于皮下，多数无动脉伴行，是注射、输液或采血的常用部位，而深静脉则与同名动脉伴行，与浅静脉间以穿静脉吻合。④静脉吻合多，浅静脉吻合成网，深静脉则吻合成丛，以保证某些容积经常变动脏器的血流畅通。⑤静脉的位置变异较多，尤以浅静脉为甚。

全身的静脉分为肺循环的静脉和体循环的静脉。体循环的静脉包括上腔静脉系、下腔静脉系和心静脉系，下腔静脉系中收集腹腔内不成对器官（肝除外）静脉血液的血管组成肝门静脉系。

二、肺循环的静脉

肺静脉（pulmonary vein）每侧2条，分别为左上、下肺静脉和右上、下肺静脉。肺静脉起自肺门，向内穿过纤维心包，注入左心房后部。 肺静脉将含氧量高的血液输送到左心房，左肺上、下静脉分别收集左肺上、下叶的血液，右肺上静脉收集右肺上、中 叶的血液，右肺下静脉收集右肺下叶的血液。

三、 体循环的静脉

体循环的静脉包括上腔静脉系、下腔静脉系（含肝门静脉）和心静脉系（详见心的血管）。

（一） 上腔静脉系

上腔静脉系收集头颈、上肢、胸壁及部分胸腔脏器的静脉回流（图 9-36）。

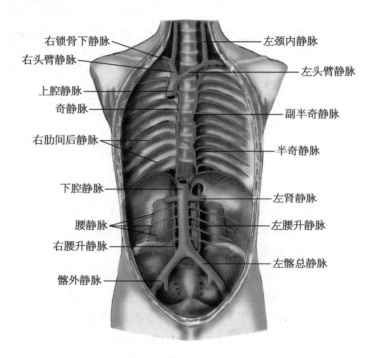

图 9-36　腔静脉及其属支

1. 上腔静脉（superior vena cava） 为一静脉主干，在右侧第 1 胸肋关节后方由左、右头臂静脉汇合而成，平对右侧第 3 胸肋关节的下缘注入右心房，注入前有奇静脉汇入。

2. 头臂静脉（brachiocephalic vein） 左右各一，分别由同侧的颈内静脉和锁骨下静脉在胸锁关节后方汇合而成，汇合处的夹角称**静脉角**（venous angle）。 左侧静脉角有胸导管注入，右侧静脉角有右淋巴导管注入。

（1） **颈内静脉**（internal jugular vein）：上端于颈静脉孔处续于乙状窦，行于颈动脉鞘内，与颈内动脉伴行，在颈总动脉的外侧下行注入头臂静脉。 属支包括颅外支和颅内支，收集头颈部（除枕部）和耳后的静脉血（图 9-37）。 **颅内支**主要收集脑、眼等处的静脉血（详见中枢神经系统）。 **颅外支**收集从咽、舌、喉、甲状腺和头面部来的血液，一部分直接汇入颈内静脉，另一部分则先汇入面静脉，再注入颈内静脉。

1）**面静脉**（facial vein）：于眼内眦处起自内眦静脉，于下颌角下方与下颌后静脉的前支汇合，平舌骨大角高度注入颈内静脉，与颅内海绵窦以眼静脉相通，由于缺乏静脉瓣，面部感染可蔓延至颅内（图9-37、9-38）。

2）**颈外静脉**（external jugular vein）：是颈部最大的浅静脉，主要收集枕部和颈部浅层的静脉血，起于下颌角，沿胸锁乳突肌表面下降，于其下端外侧注入锁骨下静脉。 此处是临床上静脉穿刺的较常用部位（图9-37、9-38）。

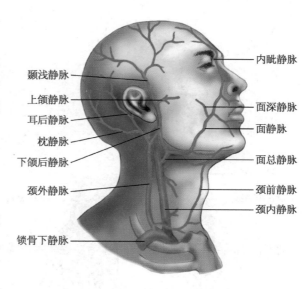

图 9-37　头颈部静脉

（2）**锁骨下静脉**（subclavian vein）：主要由腋静脉和颈外静脉汇合而成，在第1肋外缘续于腋静脉，向内经前斜角肌前方，至胸锁关节后方，与颈内静脉合成头臂静脉，与锁骨下动脉伴行。 由于其位置固定，管径较大，是临床上进行静脉输液的常用血管（见图9-36，图9-37）。

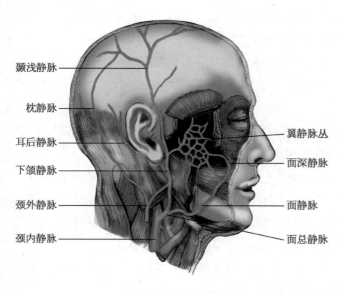

图 9-38　头部的静脉

3. 上肢的静脉　分为深、浅两类，最终均汇入腋静脉。

（1）上肢的浅静脉（图9-39）：

1）**头静脉**（cephalic vein）：起自手背静脉网的桡侧，沿前臂桡侧上升，经肘窝沿肱二头肌的外侧沟上行，于三角肌胸大肌之间穿深筋膜注入腋静脉。

2）**贵要静脉**（basilic vein）：起自手背静脉网的尺侧，沿前臂尺侧上升，于肘窝沿肱二头肌的内侧上行，约在臂中点处穿深筋膜注入肱静脉或上行注入腋静脉。

3）**肘正中静脉**（median cubital vein）：斜行于肘窝处连结头静脉和贵要静脉，因有穿支连于深静脉，故不易移动，是临床上采血的常用部位。

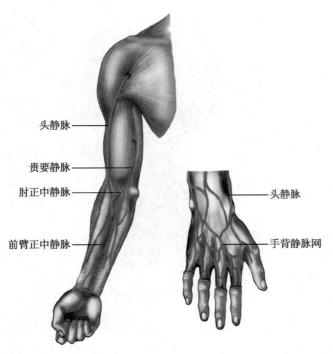

头静脉

贵要静脉

肘正中静脉

前臂正中静脉

头静脉

手背静脉网

图 9-39　上肢浅静脉

（2）上肢的深静脉：常以 2 条静脉与同名动脉伴行，不仅并行静脉之间有吻合支，而且与浅静脉间亦有吻合。 两条肱静脉于胸大肌的下缘合成 1 条腋静脉。

腋静脉（axillary vein）位于腋动脉的前内侧，收集上肢浅、深静脉的全部血液，于第 1 肋的外缘续于锁骨下静脉。

4. 胸部的静脉　为胸前部及脐以上的静脉。 浅静脉经胸腹壁静脉注入腋静脉，深静脉经胸廓内静脉注入头臂静脉。

（1）**奇静脉**（azygos vein）：是胸部静脉的主干，在右侧膈脚处起自右腰升静脉，在胸椎体的右前方上升，约平第 4 胸椎体高度，向前绕右肺根上方注入上腔静脉。 主要收集右侧肋间后静脉、食管静脉，支气管静脉及半奇静脉的血液，也收纳胸壁和后纵隔器官的静脉回流，是上、下腔静脉之间的重要连接通道之一（见图 9-36）。

（2）**半奇静脉**（hemiazygos vein）：起自左腰升静脉，沿胸椎体左侧上行，约平第 9 或第 10 胸椎的高度向右跨过脊柱注入奇静脉。 收集左侧下部肋间后静脉、副半奇静脉和食管静脉的血液（见图 9-36）。

（3）**副半奇静脉**（accessory hemiazygos vein）：收集左侧中上部肋间后静脉，沿胸椎体左侧下行注入半奇静脉，或横过脊柱直接注入奇静脉（见图 9-36）。

（4）**椎静脉丛**（vertebral venous plexus）：按其位置分为椎外静脉丛和椎内静脉丛。椎外静脉丛位于椎管外，分布于脊柱的前后，收集椎体和邻近肌肉的静脉，注入颈深静脉丛、肋间后静脉、腰静脉和骶外侧静脉。 因无静脉瓣，血液可以反流。 椎内静脉丛位于椎骨内骨膜和硬骨膜之间，收集椎骨及脊髓的血液。 内、外两静脉丛间有广泛的交通。椎静脉丛不仅沟通上、下腔静脉系，且与颅内有直接的交通，某些盆腔、腹腔或胸腔的感染、肿瘤等可不经肺循环而直接通过椎静脉丛侵入颅内。

（二）下腔静脉系

下腔静脉（inferior vena cava）是人体最大的静脉，在第 5 腰椎水平由左、右髂总静脉汇合而成。 它位于脊柱的右前方，沿腹主动脉的右侧上行，经肝脏的腔静脉沟，穿过膈肌的腔静脉孔注入右心房。

下腔静脉收集下肢、盆部、腹部脏器、盆壁、腹壁、脊髓下部及其被膜的静脉血。

1. 下肢的静脉 可分为浅、深静脉，均有丰富的静脉瓣，深、浅静脉间富有交通支相连，浅静脉最终汇入深静脉。

（1）下肢的浅静脉（图 9-40）：

1）**足背静脉弓**（dorsal venous arch of foot）：在跖骨远侧端由趾背静脉合成，沿足的两侧缘上行，外侧续于小隐静脉，内侧续于大隐静脉。

2）**小隐静脉**（small saphenous vein）：在足的外侧缘起于足背静脉弓，经外踝后方沿小腿后方上行，经腓肠肌两头间至腘窝，穿深筋膜注入腘静脉，其属支与大隐静脉属支吻合，形成浅静脉网。

3）**大隐静脉**（great saphenous vein）：为全身最长的浅静脉，在足的内侧缘起于足背静脉弓，经内踝前方，伴隐神经沿小腿内侧上行，经膝关节内侧，绕股骨内侧髁后方，于大腿内侧上行，并逐渐转向前方，于耻骨结节下外方 3～4cm 处穿阔筋膜的隐静脉裂孔注入股静脉。 大隐静脉在注入股静脉

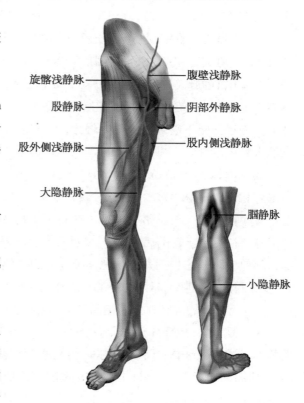

旋髂浅静脉
腹壁浅静脉
股静脉
阴部外静脉
股外侧浅静脉
股内侧浅静脉
大隐静脉
腘静脉
小隐静脉

图 9-40 下肢的浅静脉

前接受**旋髂浅静脉**、**腹壁浅静脉**、**阴部外静脉**、**股内侧浅静脉**、**股外侧浅静脉**等 5 条属支。 大隐静脉收集足、小腿和大腿的内侧部及大腿前部浅层结构的静脉血。 大隐静脉在内踝前方的位置表浅而恒定，是临床输液、注射和**静脉切开**的常用部位。 大隐静脉也是**冠脉搭桥术**提供自身桥接血管的来源，进行冠状动脉搭桥吻合术时，要注意血管瓣膜开放方向与血流的方向。

大隐静脉和小隐静脉借穿静脉与深静脉相交通。 穿静脉的瓣膜朝向深静脉，可将浅静脉的血液引流入深静脉。 长期站立工作、重体力劳动、妊娠、慢性咳嗽或习惯性便秘等情况可引起深静脉回流受阻，穿静脉瓣膜管壁不全，深静脉血液反流入浅静脉，导致**下肢静脉曲张**（venous varicose）。 大隐静脉曲张手术一定要在深静脉通畅的前提下进行。

（2）**下肢的深静脉**：下肢的深静脉多与同名动脉伴行，在小腿处深静脉均成对伴行于同名动脉的两侧，向上汇成胫前与胫后静脉，在腘窝处合成 1 条腘静脉，注入股静脉，在腹股沟韧带的深面延续为髂外静脉。

髂外静脉（external iliac vein）是股静脉的直接延续，收集下肢所有浅、深静脉的血液。

2. 盆部的静脉 盆部的静脉均与同名动脉伴行，多数注入髂内静脉，但右卵巢静脉注

入下腔静脉,左卵巢静脉注入左肾静脉。 **髂内静脉**(internal iliac vein)为盆部的静脉主干,位于髂内动脉的后方,它的属支分为壁支和脏支。

(1)**壁支**:收集同名动脉分布区域的血液回流。

(2)**脏支**:包括**直肠下静脉**(inferior rectal vein)、**阴部内静脉**(internal pudendal vein)和**子宫静脉**(uterine vein)等,起自膀胱丛、子宫阴道丛和直肠丛。 直肠丛的血液回流:①直肠上部静脉血经直肠上静脉注入肠系膜下静脉,回流到门静脉; ②直肠中部静脉的血液经直肠下静脉注入髂内静脉;③直肠下部静脉血经肛静脉回流至阴部内静脉,然后汇入髂内静脉。

髂总静脉(common iliac vein) 收集同名动脉分布范围的血液,在骶髂关节前方由髂内静脉和髂外静脉合成。 左、右髂总动脉与左、右髂总静脉的位置关系有所不同。 左髂总动脉(在左侧)与左髂总静脉(在右侧)是并列关系,而右髂总动脉(在前方)与右髂总静脉(在后方)是前后关系。 女性怀孕后,随着胎儿的逐渐增大,胎儿可以压迫髂总动脉,髂总动脉压迫其后方的髂总静脉易导致右侧下肢水肿。

3. 腹部的静脉 分为腹壁的静脉和腹腔脏器的静脉。

(1)腹壁的静脉:分为腹前壁和腹后壁静脉。

1)腹前壁的静脉:有浅、深两组。 浅层的腹壁前静脉以脐为中心,向上回流为胸腹壁静脉,注入腋静脉;脐以下的浅静脉则经腹壁浅静脉,向下注入大隐静脉,回流于股静脉, 从而沟通了下腔静脉的血液。 腹前壁深层脐以上的血液经腹壁上静脉向上回流至胸廓内静脉,最终汇入头臂静脉;而脐以下的回流则经腹壁下静脉斜向外下注入髂外静脉。腹壁上、下静脉在腹直肌鞘内吻合。

2)腹后壁的静脉:主要有4对腰静脉,位于腰椎两侧,收集腹后壁的静脉血后直接汇入下腔静脉。 连于各腰静脉间的纵支——腰升静脉则向上分别汇入左侧的半奇静脉和右侧的奇静脉,向下与髂总静脉交通。

(2)腹腔内成对脏器的静脉:有肾上腺静脉、肾静脉、睾丸静脉(女性为卵巢静脉),多数直接汇入下腔静脉。 **睾丸静脉**(testicular vein)起于蔓状静脉丛,经腹股沟管入盆腔,左睾丸静脉以直角汇入左肾静脉,右侧以锐角注入下腔静脉。 因左肾静脉压力较高,与睾丸静脉又以直角相连,故易发生左侧的静脉曲张,静脉回流受阻可导致男性不育。 **卵巢静脉**(ovarian vein)起自卵巢静脉丛,走行于卵巢悬韧带内,注入部位与睾丸静脉相同。 **肾上腺静脉**(suprarenal vein)左侧注入左肾静脉,右侧注入下腔静脉。

(3)腹腔内不成对脏器的静脉:

1)**肝静脉**(hepatic vein):位于肝实质内靠近膈的上面,肝左、肝中和肝右静脉在腔静脉窝处(此处又称第2肝门)分别注入下腔静脉。

2)**肝门静脉**(hepatic portal vein):为一短静脉干,收集腹腔内肝脏以外不成对脏器的静脉血。 肝门静脉的起始端和末端均与毛细血管相连,无功能性的静脉瓣。 肝硬化时血液可以发生逆流。 由肠系膜上静脉和脾静脉在胰头上后方汇合而成,在肝十二指肠韧带内位于肝固有动脉和胆总管的后方，上行至肝门分为 2 支进入肝的左、右叶。 在肝内反复分支后注入肝血窦。 肝血窦还含有来自肝固有动脉的血液，经肝静脉汇入下腔静脉（图 9-41）。

肝门静脉的主要属支包括肠系膜上静脉、脾静脉、肠系膜下静脉、胃左静脉、胃右静脉、胆囊静脉和附脐静脉，多与同名动脉伴行。 肠系膜下静脉注入脾静脉或肠系膜上静脉，胃左静脉于贲门处与食管静脉吻合，胃右静脉接收幽门前静脉，附脐静脉起于脐周静脉丛，走行于肝圆韧带内，上行后注入肝门静脉。

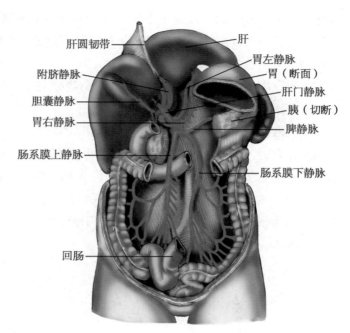

图 9-41　肝门静脉及其属支

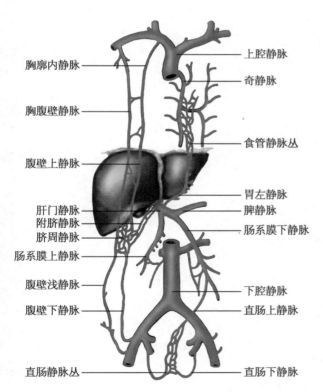

图 9-42　门静脉系与腔静脉系之间的吻合及其属支

肝门静脉系与腔静脉系的吻合及肝门静脉侧支循环：肝门静脉与上、下腔静脉之间有丰富的吻合（图 9-42），其主要途径如下。

a. 通过食管静脉丛：肝门静脉系的胃左静脉与上腔静脉系的奇静脉和半奇静脉之间形成吻合，即胃左静脉→食管静脉丛→食管静脉→奇静脉→上腔静脉。

b. 通过直肠静脉丛：其走行为肠系膜下静脉→直肠上静脉→直肠静脉丛→直肠下静脉（属髂内静脉）及肛静脉→髂内静脉→髂总静脉→下腔静脉。

c. 通过脐周静脉网：其走行为门静脉左支→附脐静脉→脐周静脉丛→**腹壁浅静脉**（腹壁浅静脉→大隐静脉→股静脉→髂外静脉→髂总静脉→下腔静脉）、**胸腹壁静脉**（胸腹壁静脉→

胸外侧静脉→腋静脉→锁骨下静脉→头臂静脉→上腔静脉）、**腹壁上静脉**（腹壁上静脉→胸廓内静脉→头臂静脉→上腔静脉）、**腹壁下静脉**（腹壁下静脉→髂外静脉→髂总静脉→下腔静脉）。

d. 通过腹后壁前面的肝门静脉系的小静脉与上、下腔静脉系的肋间后静脉、膈下静脉、肾静脉和睾丸静脉相吻合。

在正常情况下，肝门静脉系与腔静脉系之间的交通支细小，血流量少。 当肝门静脉出现回流障碍时，如肝硬化、肝肿瘤、胰头肿瘤压迫肝门静脉时，上述侧支循环成为主要交通途径，由于血流量增多，交通支变得粗大和弯曲，出现静脉曲张，如果破裂，则可引起大量出血。 如果食管静脉丛破裂，则可引起呕血；如果直肠静脉丛破裂，则可引起便血。脐周静脉曲张，似"水母头"。 由于肝门静脉回流受阻，代偿性地引起胃肠淤血和脾大继而产生腹水。

（张红旗　吴彩琴　余沪荣）

第十章 淋 巴 系 统

第一节 概　　述

淋巴系统（lymphatic system）是循环系统的辅助结构，淋巴液单向向心流动。它通过淋巴管道，将终末器官，如肾脏、肝脏、结肠、皮肤和肺脏的代谢废物与淋巴液一起回流至心血管系统进行解毒和消除。

血液流经毛细血管动脉端时，其中一部分液体渗出到组织间隙，形成组织液。组织液与组织、细胞进行物质交换后，大部分经毛细血管静脉端吸收入血，小部分水分和大分子物质进入毛细淋巴管，形成淡黄色的淋巴液，最后流入静脉。

淋巴器官和淋巴组织能产生淋巴细胞、过滤淋巴液和进行免疫应答。此外，淋巴系统可吸收消化系统中的脂肪和脂溶性维生素，并将这些基本要素运送到静脉循环。

淋巴系统由淋巴管道、淋巴器官和淋巴组织组成。

第二节 淋 巴 管 道

淋巴管道有 4 级，可分为毛细淋巴管、淋巴管、淋巴干和淋巴导管。

一、毛细淋巴管

毛细淋巴管（lymphatic capillary）起于膨大的盲端，由很薄的单层内皮细胞构成，内皮细胞之间的间隙较大，无基膜和周细胞。毛细淋巴管彼此吻合成网后汇入位于机体深处的淋巴管。毛细淋巴管在细胞间隙中呈重叠排列，这种排列方式有利于在其周围的毛细血管压力的作用下，使毛细淋巴管中的液体易于进入毛细血管。

毛细淋巴管的特点是管径粗细不等，通透性大，故大分子的蛋白质、脂类和细菌、癌细胞等易进入。除脊髓、软骨、角膜、晶状体、胎盘、内耳等处外，全身均有毛细淋巴管。

二、淋巴管

毛细淋巴管汇合成**淋巴管**（lymphatic vessel）。管壁结构与静脉相似，管内含有单向开放的、防止淋巴倒流的瓣膜。 淋巴管分为浅、深两组，浅淋巴管走行于皮下，深淋巴管位于深筋膜深面，与血管神经伴行，浅、深淋巴管之间富含交通支。 淋巴管周围的骨骼肌运动、平滑肌收缩及呼吸运动时的胸腔负压可以促进淋巴回流。 如果淋巴回流受阻，大量含蛋白质的组织液不能及时吸收，可导致**淋巴水肿**。

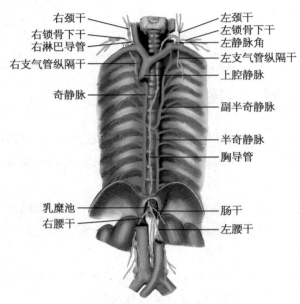

图 10-1　淋巴干及淋巴导管

三、淋巴干

许多淋巴管合成 9 条大的**淋巴干**（lymphatic trunk），即左、右腰干，左、右支气管纵隔干，左、右锁骨下干，左、右颈干和 1 条肠干（图 10-1）。

四、淋巴导管

淋巴干汇合成 2 条大的淋巴导管，即胸导管和右淋巴导管，于静脉角处注入静脉。

1. 胸导管（**thoracic duct**）　是全身最长和最粗大的淋巴导管。 起始端膨大，称**乳糜池**（cisterna chyli），位于第 11 胸椎和第 1 腰椎之间，接收左、右腰干和肠干汇集来的淋巴。 胸导管起自乳糜池后，伴随主动脉经主动脉裂孔进入胸腔，走行在食管的后方，沿脊柱的右前方上升，在第 5 胸椎高度斜行至脊柱左前方，经胸廓上口至颈部，在左颈总动脉和左颈内静脉的后方，第 7 颈椎处，呈弓状弯曲向前内下方注入**左静脉角**。 在注入左静脉角处接受左颈干、左锁骨下干和左支气管纵隔干。 胸导管引流下半身和左侧上半身淋巴，即全身 3/4 部位的淋巴（图 10-1）。

2. 右淋巴导管（**right lymphatic duct**）　为一短干，长约 1.5 cm，由右颈干、右锁骨下干和右支气管纵隔干汇合而成，注入**右静脉角**。 右淋巴导管只收集右侧上半身的淋巴，即全身 1/4 部位的淋巴回流（图 10-1）。

第三节　淋 巴 器 官

淋巴器官包括脾、胸腺和淋巴结。

一、脾

脾（spleen）是人体最大的淋巴器官，质软而脆，色泽暗红，具有储血、造血、清除衰老红细胞和进行免疫应答的功能。

脾位于左季肋区，胃底与膈之间，左侧第 9～11 肋的深面，长轴与第 10 肋一致，位置可随呼吸和体位不同而变化，正常时左肋弓下不能被触及（图 10-2）。

脾是一实质性器官，分为脏、膈两面，前、后两端和上、下两缘。**膈面**光滑隆凸，与膈相贴。**脏面**凹陷，中间有**脾门**，是血管、神经和淋巴管出入之处（图 10-3）。

脾的上缘较锐利，下部有 2～3 个切迹，称**脾切迹**（splenic notch），为脾大时触诊脾的标志。下缘较钝，朝向后下方。后端钝圆，朝向后内侧，前端较阔，朝向前外方（图 10-3）。

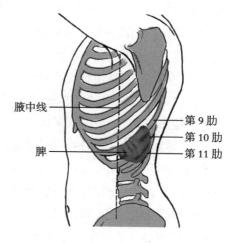

图 10-2　脾的位置

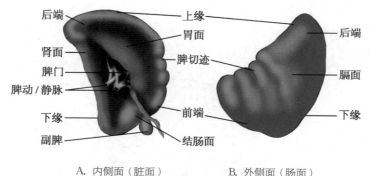

A. 内侧面（脏面）　　　　B. 外侧面（肠面）

图 10-3　脾

脾的表面除脾门外，均被腹膜包被，属腹膜内位器官。

二、胸腺

胸腺（thymus）为锥体形，左、右叶不对称，呈长扁条状，质地柔软，两叶间借结缔组织相连。随着年龄的增大，胸腺有明显的变化，新生儿期相对最大，青春期达高峰，成年后则逐渐退化萎缩，老年时几乎全被脂肪组织代替。

胸腺是中枢淋巴器官，产生 T 细胞，并向周围淋巴器官输送，兼具有内分泌功能。

三、淋巴结

淋巴结（lymph node）呈灰色或淡黄色，黄豆大小，疾病状态下体积增大。 淋巴结一侧向内凹陷，称为**门**，与淋巴结凸侧相连的淋巴管称**输入淋巴管**，而出淋巴结门的淋巴管称**输出淋巴管**。 一个淋巴结的输出淋巴管可成为另一个淋巴结的输入淋巴管。 淋巴结按位置不同，分为**浅淋巴结**和**深淋巴结**，多成群分布于隐蔽安全和活动度较大的部位，如关节的屈侧及肌肉所形成的窝和沟内。 其在内脏多位于门处，或沿血管排列。

淋巴结的**主要功能**是过滤淋巴、产生淋巴细胞和进行免疫应答。

引流某一器官或部位的淋巴的第1级淋巴结称**局部淋巴结**（regional lymph node），临床称**哨位淋巴结**。 当某器官或部位发生病变时，毒素和细菌可沿淋巴管到达相应的局部淋巴结。 该局部淋巴结能阻截和清除这些细菌或毒素，阻止病变的扩散。 如果局部淋巴结不能阻止病变的扩散，病变可沿淋巴管道向远处蔓延。 因此，了解局部淋巴结的位置、收纳的范围及淋巴引流的方向有重要的临床意义。

甲状腺、食管和肝的部分淋巴管可不经过淋巴结而直接注入胸导管，这样的结构易引起肿瘤细胞迅速地发生远处转移。

四、 全身主要的淋巴结群及淋巴回流

（一）头部淋巴结

头部淋巴结大部分位于头颈交界处，主要引流头面部淋巴（图 10-4、10-5）。

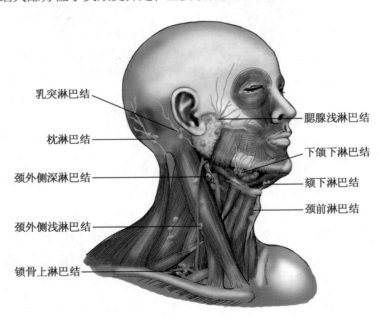

乳突淋巴结
枕淋巴结
颈外侧深淋巴结
颈外侧浅淋巴结
锁骨上淋巴结
腮腺浅淋巴结
下颌下淋巴结
颏下淋巴结
颈前淋巴结

图 10-4 头颈部的淋巴管

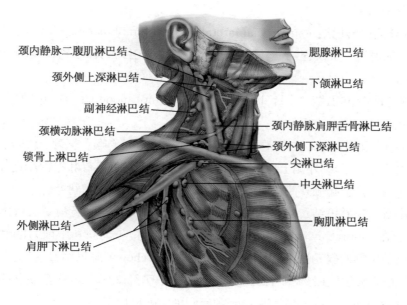

颈内静脉二腹肌淋巴结 —— 腮腺淋巴结

颈外侧上深淋巴结 —— 下颌淋巴结

副神经淋巴结 ——

颈横动脉淋巴结 —— —— 颈内静脉肩胛舌骨淋巴结

锁骨上淋巴结 —— —— 颈外侧下深淋巴结

—— 尖淋巴结

—— 中央淋巴结

外侧淋巴结 —— —— 胸肌淋巴结

肩胛下淋巴结 ——

图 10-5 颈深部及腋窝淋巴结

1. 枕淋巴结（occipital lymph node） 分为浅、深两群，位于斜方肌起点处和头夹肌的深面，收集枕、颅顶后半部的淋巴。

2. 乳突淋巴结（mastoid lymph node） 位于乳突表面，收集耳郭后方的淋巴管。

3. 腮腺淋巴结（parotid lymph node） 分为浅、深两群，分别位于腮腺表面和实质内，收纳颅顶前半部、耳郭外面、外耳道、鼓膜和腮腺的淋巴。

4. 下颌下淋巴结（submandibular lymph node） 位于下颌下腺附近，收纳面部和口腔的淋巴。

5. 颏下淋巴结（submental lymph node） 位于颏下部，引流舌尖、下唇中部和颏部的淋巴。

（二）颈部淋巴结

1. 颈前淋巴结

（1）**颈前浅淋巴结**（superficial anterior cervical lymph node）：沿颈前静脉排列，收纳颈前浅层结构的淋巴，输出淋巴管注入颈外侧下深淋巴结（见图 10-4）。

（2）**颈前深淋巴结**：①**喉前淋巴结**（prelaryngeal lymph node），位于喉的前面，引流喉和甲状腺的淋巴。 ②**甲状腺淋巴结**（thyroid lymph node），位于甲状腺峡部的前面，引流甲状腺的淋巴。 ③**气管前淋巴结**（pretracheal lymph node），位于气管颈部的前面，收集喉、甲状腺和气管颈部的淋巴。 ④**气管旁淋巴结**（paratracheal lymph node），位于气管和食管沟内，沿喉返神经排列，引流喉、甲状腺、气管和食管的淋巴。 该组淋巴肿大，可压迫喉返神经，引起声音嘶哑。

2. 颈外侧淋巴结

（1）**颈外侧浅淋巴结**（superficial lateral cervical lymph node）：沿颈外静脉排列，收集颈外侧浅层的淋巴、枕淋巴结、乳突淋巴结和腮腺淋巴结的输出管，其输出淋巴管注入颈外深淋巴结。

（2）**颈外侧深淋巴结**（deep lateral cervical lymph node）：沿颈内静脉排列，分为上、下两组（见图 10-4、10-5）。

1）**颈外侧上深淋巴结**：主要沿颈外静脉上段排列，收集喉、气管、食管、腭扁桃体、颏下、颈部的淋巴。因颈外侧上深淋巴结与下颌下淋巴结之间有淋巴管相连，因此，腭扁桃体发生炎症时，可引起颈外侧上深淋巴结和下颌下淋巴结的同时肿大。

2）**颈外侧下深淋巴结**：沿颈内静脉下段排列，向下延伸，沿颈横血管排列的淋巴结称**锁骨上淋巴结**（supraclavicular lymph node）。其中位于前斜角肌前方的淋巴结称斜角肌淋巴结，位于左侧的**斜角肌淋巴结**又称魏尔啸（**Virchow**）**淋巴结**。患胸、腹、盆部的肿瘤，尤其是罹患食管腹段癌和胃癌时，癌细胞栓子可经胸导管转移至该淋巴结，常可在胸锁乳突肌后缘与锁骨上缘形成的夹角处触摸到肿大的淋巴结。

（三）上肢淋巴结

上肢的淋巴结有两群，即肘窝淋巴结和腋窝淋巴结。上肢的浅、深淋巴管分别与浅、深血管伴行，直接或间接注入锁骨下干。

1. 肘淋巴结（cubital lymph node） 位于肱骨内上髁的上方。

2. 腋淋巴结（axillary lymph node） 位于腋窝，分为 5 群（见图 10-5）。

（1）**胸肌淋巴结**（pectoral lymph node）：位于胸小肌下缘，沿胸外侧血管排列，引流腹前外侧壁、胸外侧壁、乳房外侧部和中央部的淋巴，其输出管注入中央淋巴结和尖淋巴结。

（2）**外侧淋巴结**（lateral lymph node）：沿腋静脉排列，收纳除注入锁骨下淋巴结以外的上肢浅、深淋巴管，其输出管注入中央淋巴结、尖淋巴结和锁骨上淋巴结。

（3）**肩胛下淋巴结**（subscapular lymph node）：沿肩胛下血管排列，收纳颈后部和背部的淋巴，注入尖淋巴结。

（4）**中央淋巴结**（central lymph node）：位于腋窝中央，收纳上述 3 群淋巴结的输出淋巴管，注入尖淋巴结。

（5）**尖淋巴结**（apical lymph node）：沿腋静脉近端排列，引流乳腺上部的淋巴，收集上述 4 群淋巴结和锁骨下淋巴结。

腋淋巴结输出管汇合成锁骨下干淋巴管，右侧的淋巴管与颈干汇合成右淋巴导管，左侧的淋巴管则注入胸导管。

（四）胸部的淋巴结

分为胸壁和胸部脏器两种淋巴结（图 10-6、10-7）。

1. 胸壁的淋巴结

（1）**胸骨旁淋巴结**（parasternal lymph node）：在胸骨两侧，沿胸廓内动脉排列，引流胸前臂、乳房内侧、肝的上面和膈的前份的淋巴管（图10-6）。

（2）**肋间淋巴结**（intercostal lymph node）：位于肋小头附近，沿肋间血管排列，引流胸后壁深淋巴管。

（3）**膈上淋巴结**（superior phrenic lymph node）：位于膈的胸前面，引流膈、壁胸膜、心包和肝上面的淋巴，输出管注入胸骨旁淋巴结和纵隔前、后淋巴结（图10-6、10-7）。

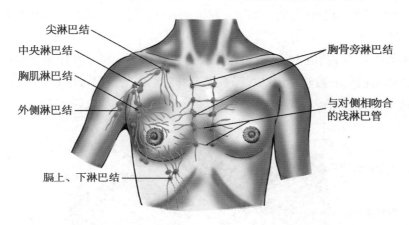

尖淋巴结
中央淋巴结
胸肌淋巴结
外侧淋巴结
胸骨旁淋巴结
与对侧相吻合的浅淋巴管
膈上、下淋巴结

图10-6 乳房的淋巴回流

2. 胸部脏器的淋巴结（图10-7）

（1）**支气管肺门淋巴结**：位于肺门处，其输出管注入气管支气管淋巴结。

（2）**气管支气管淋巴结**：位于气管权的上、下方，输出管注入气管旁淋巴结。

（3）**气管旁淋巴结**：沿气管排列。气管旁淋巴结、纵隔前淋巴结和胸骨旁

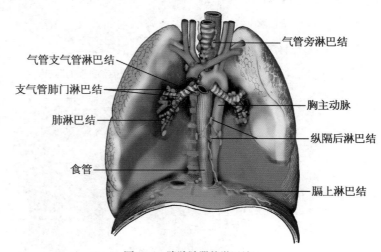

气管支气管淋巴结
支气管肺门淋巴结
肺淋巴结
食管
气管旁淋巴结
胸主动脉
纵隔后淋巴结
膈上淋巴结

图10-7 胸腔脏器的淋巴结

淋巴结的输出管汇合成支气管纵隔干，左、右支气管纵隔干分别注入胸导管和右淋巴导管。

（4）**纵隔前淋巴结**：位于上纵隔大血管和心包前方，收纳胸腺、心包、心和膈、肝上面的淋巴管。

（5）**纵隔后淋巴结**：位于食管和胸主动脉的前方，收纳气管和胸主动脉的淋巴管。

（五）腹部淋巴结

腹部淋巴结分为腹壁和腹部脏器两种。

1. 腹壁淋巴结 脐平面以上的腹前壁浅淋巴结注入腋淋巴结，脐以下的腹前壁浅淋巴结注入腹股沟浅淋巴结，深淋巴管注入腹股沟深淋巴结、髂外淋巴结和腰淋巴结。 **腰淋巴结**（lumbar lymph node）位于腹后壁，沿腹主动脉和下腔静脉分布，引流腹后壁深层结构和腹腔成对脏器的淋巴回流，输出管合成左、右腰干。

2. 腹部脏器淋巴结

（1）成对腹部脏器的淋巴结：如肾、卵巢、睾丸、附睾、肾上腺的淋巴管均汇入腰淋巴结。

（2）不成对腹部脏器的淋巴结：如胃、肠、肝、胆囊、胰的淋巴管分别注入腹腔干，肠系膜上、下动脉根部的腹腔淋巴结，肠系膜上淋巴结和肠系膜下淋巴结。 这些淋巴结的输出管汇合成肠干（图 10-8、10-9）。

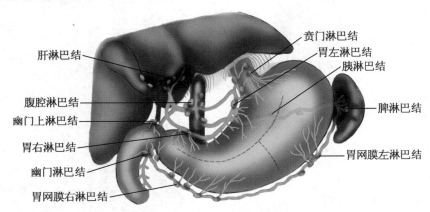

图 10-8 上腹部脏器的淋巴结

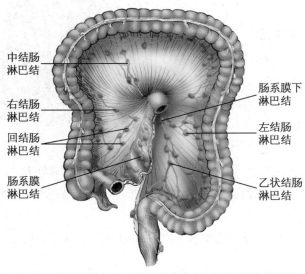

图 10-9 沿肠系膜上、下动脉及其分支分布的淋巴管和淋巴结

（六）盆部的淋巴结

盆部的淋巴结沿盆腔血管排列，其输出管注入髂总动脉周围的髂总淋巴结，然后分别注入左、右腰淋巴结（图 10-10）。

1. 髂内淋巴结（internal iliac lymph node） 沿髂内血管排列，引流大部分盆壁、盆腔脏器、会阴深部、臀部的淋巴，其输出管注入髂总淋巴结。

2. 骶淋巴结（sacral lymph node） 沿骶正中血管排列，引流盆后壁、直肠、前列腺和子宫等处的淋巴，输出管注入髂内淋巴结或髂总淋巴结。

3. 髂外淋巴结（external iliac lymph node） 沿髂外血管排列，引流腹前壁、膀胱、前列腺、子宫颈和阴道上部的淋巴，且收纳腹股沟浅、深淋巴结的输出，其输出管注入髂总淋巴结。

4. 髂总淋巴结（common iliac lymph node） 沿髂总血管排列，收集上述 3 群淋巴结，其输出管注入腰淋巴结。

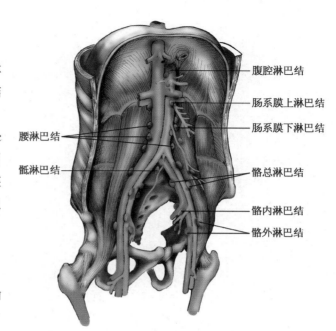

图 10-10 腹后壁及盆部的淋巴结

（七）下肢的淋巴结

下肢的淋巴结有两群，分别位于腘窝和腹股沟处。

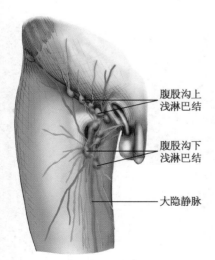

图 10-11 腹股沟浅淋巴结

1. 腘淋巴结（popliteal lymph node） 位于腘窝脂肪内，收纳足外侧和小腿后外侧的浅淋巴管和足和小腿的深淋巴管，其输出管注入腹股沟深淋巴结。

2. 腹股沟浅淋巴结（superficial inguinal lymph node） 位于腹股沟韧带下方，分上、下两群。上群与腹股沟韧带平行，收集腹前外侧壁下部、臀部、会阴和子宫底的淋巴回流。下群沿大隐静脉末端分布，收纳足内侧和小腿内的淋巴。其输出管注入腹股沟深淋巴结或髂外淋巴结（图 10-11）。

3. 腹股沟深淋巴结（deep inguinal lymph node） 有 3~5 个，位于股静脉和股管内，引流大腿深部和会阴的淋巴，收纳腘淋巴结和腹股沟浅淋巴结的输出管及大腿的深淋巴管。其输出管注入髂外淋巴结。

（余沪荣）

第四篇 感觉器

感觉器官（sensory organs）也称感觉器或简称感官，是接受机体内、外环境下各种刺激的结构，是感受器（receptor）及其附属装置的总称。

感受器分布广泛，种类繁多，有些感受器本身就是感觉神经末梢，另一些则在感觉末梢外面包裹着结缔组织被囊。有些感受器很复杂，在结构和功能上除具有高度分化的特殊感受器外，还有复杂的辅助装置。这些由特殊感受器及其附属装置共同组成的结构被称为感觉器官或称感觉器。各种感受器都能把作用于它们的各种刺激形式转变为神经冲动，所以感受器是一种换能装置。人体的感受器有以下两种。一是根据特化程度分为：①一般感受器，分布于全身各部，如痛、温、触、压等感受器；②特殊感受器，如视、听、平衡、嗅、味的感受器，则仅分布于头部。二是按感受器所在的部位和刺激的来源分为：①内感受器（interoceptor），分布在内脏和血管等处，接受作用于这些器官的物理或化学刺激，如压力、化学成分、温度、渗透压变化等。②外感受器（exteroceptor），分布于皮肤、嗅黏膜、味蕾、视器和听器等处，接受来自外界环境的触、压、痛、温度、光、声、嗅、味等刺激。③本体感受器（proprioceptor），分布于肌、肌腱、关节和内耳位觉器等处，接受机体运动和位置、姿势变化时产生的刺激。感觉的产生是由感受器、传入通路和大脑皮质3个部分共同活动完成的。其中任何一个部分受到损伤均会影响感觉的产生。

第十一章 视 器

视器（visual organ）即眼（eye），为接受光刺激的感觉器，由眼球和眼副器两部分组成。 眼球能将光波的刺激转变为神经冲动，经视神经传至大脑皮质而产生视觉。 眼副器位于眼球的周围，对眼球起支撑、保护和运动的作用，包括眼睑、结膜、泪器、眼外肌、眶筋膜和眶脂体及眼的血管神经。

第一节 眼 球

眼球（eyeball）是产生视觉的特殊感受器，它是视器的主要部分，位于眶的前部，借筋膜、韧带与眶壁相连，周围并有脂肪组织垫衬，以减少眼球的震荡。 眼球的后部借视神经连于间脑的视交叉。 眼球前面角膜的中央称**前极**，后面巩膜中央称**后极**，前、后极之间的连线称**眼轴**。 从瞳孔中点至视网膜中央凹的连线与视线一致，称**视轴**。 眼球由眼球壁和内容物组成（表 11-1）。

表 11-1 眼 球 的 构 造

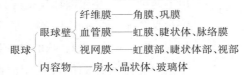

一、眼球壁

眼球壁自外向内由纤维膜、血管膜和视网膜 3 层构成。

（一）纤维膜

眼球的纤维膜是由致密而坚韧的纤维结缔组织构成的，对眼球有保护和维持其形态的作用，可分为角膜和巩膜两部分（图 11-1、11-2）。

1. 角膜（cornea） 位于眼的正前方，约占纤维膜的前 1/6，无色透明，曲度较大，具有很强的屈光作用。 其最大特点为无血管，感觉神经末梢丰富，感觉灵敏。 角膜损伤可使其透明性降低，影响视觉。 角膜是"赦免"器官，角膜移植是人类最早进行的器官移植手术，也是治疗严重角膜损伤的有效手段。 国家提倡公民义务捐献角膜。

2. 巩膜（sclera） 约占纤维膜的后 5/6，呈不透明乳白色，质地厚而坚韧，前接角膜，以角膜缘为界。 邻近该缘的巩膜深部有一环形的**巩膜静脉窦**（sinus venous sclerae）。此处结构较薄弱，外伤时，易在此处破裂。巩膜的厚度自后向前逐渐变薄。巩膜后方与视神经的鞘膜相延续。巩膜露于眼裂的部分正常时呈乳白色，当出现黄疸时则呈黄色，是临床体检时重要的体征；老年人的巩膜可因脂肪组织的沉着略呈黄色；而先天性的薄巩膜则呈蔚蓝色。

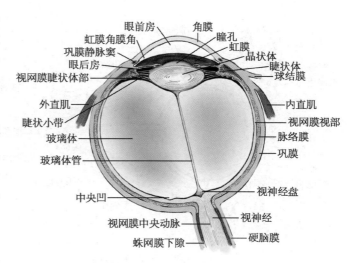

图 11-1　眼球水平切面

（二）血管膜

血管膜是富含血管和色素细胞的疏松结缔组织膜，又称葡萄膜。其自前向后依次可分为虹膜、睫状体和脉络膜 3 部分（图 11-1～11-3）。

1. 虹膜（iris） 为环状薄膜，中央的圆孔称**瞳孔**（pupil）。角膜与晶状体之间的空间称为眼房。虹膜与角膜之间的空隙称为**前房**（anterior chamber）。在前房内，虹膜与角膜交界处构成**虹膜角膜角**或前房角。虹膜与晶状体之间的空隙为**后房**（posterior chamber），前、后房借瞳孔相通。虹膜内有两种排列方向不同的平滑肌：一种环绕瞳孔排列，称**瞳孔括约肌**（sphincter pupillae），由副交感神经支配，收缩时瞳孔缩小；另一种位于瞳孔括约肌的周围，呈放射状排列，称**瞳孔开大肌**（dilator pupillae），由交感神经支配，收缩时瞳孔散大。由于这两种肌的存在，瞳孔能随光线的强弱、物体的距离远近而收缩或扩大，其功能类似于照相机的光圈。虹膜和瞳孔均能透过角膜清晰可见。虹膜色素的多少决定虹膜的颜色，具有较大的种族差异。光照一侧眼的瞳孔，引起双眼瞳孔缩小的反应称**瞳孔对光反射**（图 11-3）。

2. 睫状体（ciliary body） 为血管膜的中间部分，比较肥厚，它的后缘和脉络膜相接，前缘和虹膜根部相连。睫状体可分前后两个部分：后部薄而平坦，称**睫状环**；前部有许多呈放射状的突起，称**睫状突**（ciliary processes），富含血管，能产生房水。睫状突发出许多睫状小带与晶状体相连。睫状体内有平滑肌纤维组成的**睫状肌**（ciliary muscle），由副交感神经支配。它的收缩与舒张，可使睫状小带松弛和紧张，以调节睫状体的曲度，使视物焦点能准确地聚焦到视网膜上（图 11-1～11-3）。

3. 脉络膜（choroid） 约占血管膜的后 2/3，为富有血管和色素的柔软薄膜，外面与巩膜疏松相连，内面紧贴视网膜的色素层，后方有视神经穿过。脉络膜有营养眼球壁的作用，并可吸收眼内的分散光线，使成像清晰。

（三）视网膜

视网膜（retina）位于血管膜的内面，可分为 3 部分，紧贴在脉络膜内面的部分为视

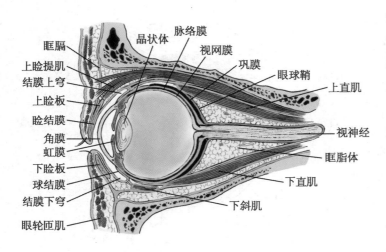

图 11-2　眶腔和眼球(矢状切面)

部，其他两部分贴附于睫状体和虹膜的内面，称睫状体部和虹膜部。 这两部分无感光作用，为视网膜的盲部。

视网膜的视部结构精细而娇嫩，具有感光功能，可分为两层。 外层称色素上皮层，由色素上皮细胞构成，能保护感光细胞免受强光刺激。 内层为神经层，由 3 层细胞组成，由外向内依次为**视锥细胞**（cone cell）和**视杆细胞**（rod cell）层、**双极细胞**（bipolar cell）层和**节细胞**（ganglion cell）层。 视锥细胞和视杆细胞是具有感光功能的特殊感受细胞。 视锥细胞能感受强光和辨别颜色，视杆细胞只能感受弱光，不能辨色。 视锥细胞在黄斑处最多，黄斑周围的视锥细胞逐渐减少。 视杆细胞则相反，黄斑中央凹处无视杆细胞，中央凹以外的视杆细胞逐渐增多。 双极细胞位于视锥、视杆细胞和第 3 层的节细胞之间。 节细胞的轴突向视神经盘处汇集，形成视神经，把神经冲动传导到脑。

视网膜的色素部和神经部并非紧密相贴，色素部却与脉络膜附着紧密，所以在某些病理情况下，视网膜的内外两层可彼此分离，产生**视网膜剥离症**（retinal detachment）而影响视力。

在视网膜的后部有一圆形结构，称**视神经盘**（optic disc）或视神经乳头，是视神经的起端，故此处无感光细胞，是生理性盲点。 在视神经盘的颞侧 3 ~ 4 mm，稍偏下方，有一黄色区域，称**黄斑**（macula lutea），是由

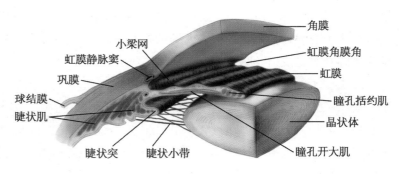

图 11-3　眼球前部断面(示虹膜角膜角)

密集的视锥细胞构成的，其中央凹陷称**中央凹**（fovea centralis），无血管，为视力最敏锐的地方。 临床上，可通过检眼镜（眼底镜）直接观察上述眼底结构。 诊断高血压、糖尿病时临床常常借助检眼镜了解视网膜血管和眼底的景象。

二、 眼球内容物

眼球内容物包括房水、晶状体和玻璃体。 它们均透明而无血管，与角膜一起合称为眼的**屈光装置**（refractive media），使物体反射出来的光线进入眼球后，在视网膜上形成清晰的物像，这种视力称**正视**（stigmatism）。 若眼轴较长或屈光装置的屈光率过强，则物象落在视网膜前，称**近视**（myopia）；反之，若眼轴较短或屈光装置屈光率过弱，则物象落在视网膜后，称**远视**（hyperopia）。

（一） 房水

房水（aqueous humor）是充满眼房内的无色透明的液体，具有屈光、营养角膜和晶状体及维持正常眼内压的功能。 房水由睫状体产生后，自眼球后房经瞳孔到前房，然后经虹膜角膜角渗入巩膜静脉窦，最后汇入眼静脉。 房水的正常循环通道如遭受破坏，则积聚于眼房内，引起眼内压力过高，使视力受损，临床上称**青光眼**（glaucoma）。

（二） 晶状体

晶状体（lens）位于虹膜的后方、玻璃体的前方，为富有弹性的双凸镜状的透明体，前面较平坦，后面的曲度略大，不含血管和神经，外包有 1 层极薄而富有弹性和透明的囊膜，称**晶状体囊**。 晶状体的实质由平行排列的晶状体纤维组成，周围部较软，为皮质；中央部较硬，为核。 老年人晶状体的透明度下降，甚至可变混浊，称老年性**白内障**（cataract）。 晶状体植入手术是治疗白内障的重要手段（见图 11-1、11-2）。

晶状体在视力调节中起重要作用。 当看近物时，睫状肌收缩，睫状体向前内方移动，睫状小带放松，晶状体由于其本身的弹性而变凸，屈光能力增强，使物象清晰地落在视网膜上；反之，视远物时，睫状肌舒张，睫状体后退，使睫状小带拉紧，晶状体则变薄。 故不宜过久地注视近物，儿童时期尤应保护视力，以免引起睫状肌疲劳，影响视力。 随着年龄的增长，晶状体逐渐硬化，弹性减弱，睫状肌也趋向萎缩，视力调节功能不良，形成**老视**（presbyopia）。

（三） 玻璃体

玻璃体（vitreous body）是无色透明的胶状物质，充满于晶状体和视网膜之间的空腔，外包以玻璃体膜，除有屈光作用外，主要是支撑视网膜，使之与色素上皮紧贴。 若玻璃体混浊，可影响视力，临床上称**飞蚊症**（spotted vision）。 其支撑作用减弱是导致视网膜剥离的重要原因（见图 11-1）。

第二节 眼 副 器

眼副器（accessory organs of eye）是保护、运动和支持眼球的一些结构，包括眼睑、结膜、泪器、眼球外肌、眶筋膜和眶脂体等。

一、眼睑

眼睑（eyelid）位于眼球的前方，可分为上睑和下睑。 上、下睑之间的裂隙称**睑裂**，睑裂的内、外侧端分别称**内眦**和**外眦**。 眼睑的游离缘称**睑缘**，长有睫毛，上下睫毛均弯曲向前，闭眼时不会妨碍睑裂的关闭，可防止灰尘进入眼内，减弱强光的刺激。 如果睫毛长向角膜，称倒睫。 睫毛的根部附近有睫毛腺和睑缘腺。 睫毛毛囊或腺体的急性炎症称**睑腺炎**（麦粒肿）。

眼睑有内、外两面，外面为皮肤，内面为睑结膜，两者之间有皮下组织、眼轮匝肌和睑板。 睑板内有许多睑板腺，与睑缘成垂直排列，并开口于睑缘。 睑板腺分泌油脂样物质，可润滑睑缘，减少摩擦并能阻止泪液外溢。 若睑板腺导管阻塞，形成睑板腺囊肿，俗称**霰粒肿**。 眼睑保护眼球，可避免异物、强光、尘烟等对眼球的损害。

二、结膜

结膜（conjunctiva）是 1 层薄而透明、血管丰富的黏膜，贴在眼睑内面的称**睑结膜**（palpebral conjunctiva），透过此膜可见其深面的小血管和睑板腺。 覆盖于巩膜前部并与之疏松相连的称**球结膜**（bulbar conjunctiva），至角膜缘处移行为角膜上皮。 球结膜和睑结膜之间的反折部分分别称结膜上穹和结膜下穹，统称**结膜穹窿**（conjunctival fornix）。 两穹多皱折，便于眼球的自由运动，进入睑裂的异物也易停留于此。 眼睑闭合时，结膜围成的间隙呈囊状，称**结膜囊**（conjunctival sac）（见图 11-2、11-3）。 滴眼药水时就是将药水滴入该囊内。

三、泪器

泪器（lacrimal apparatus）由泪腺和泪道构成（图 11-4）。

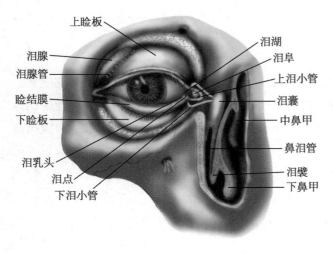

图 11-4　泪器

（一）泪腺

泪腺（lacrimal gland）位于眶上壁前外侧份的泪腺窝内，可分泌泪液。 腺体有 10～20 条排泄小管，开口于结膜上穹的外侧部。 泪液借眨眼动作湿润角膜和清除角膜表面的灰尘。 多余的泪液流向内眦处的泪湖，经由泪点、泪小管进入泪囊，再经鼻泪管至鼻腔。

（二）泪道

泪道由泪点（lacrimal punctum）、泪小管（lacrimal ductule）、泪囊（lacrimal sac）和鼻泪管（nasolacrimal canal）

组成。 **泪点**为上、下睑缘靠近内眦处的乳头状隆起中央的小孔。 泪液经这两个泪点进入眼睑皮下的上、下泪小管，再转而注入泪囊窝内的泪囊。 泪囊向下移行于鼻泪管。 鼻泪管的下端开口于下鼻道。

泪器与社区的供水和下水道系统相似。 泪腺就像水塔，泪腺所分泌的泪液经过排泄小管开口于结膜囊，当眨眼时可以对眼起到清洗作用。 泪小点就像下水道的开口，对眼清洗后的泪液经过泪小点进入泪小管、泪囊，再经鼻泪管进入鼻腔和咽部。 **溢泪症**是指因泪道发生功能障碍，导致泪液外溢。 任何原因造成的泪液质或量异常或动力学异常都可导致泪膜稳定性下降，并伴有眼部不适等症状，称**干眼症**。

四、眼球外肌

眼球外肌（extraocular muscles）有 7 块，包括运动眼球的 4 块直肌、2 条斜肌和 1 条上提上睑的上睑提肌。 它们均属于骨骼肌（图 11-5～11-7）。

运动眼球的**上直肌**（rectus superior）、**下直肌**（rectus inferior）、**内直肌**（rectus medialis）、**外直肌**（rectus lateralis）和**上斜肌**（obliquus superior）均起自视神经管的总腱环。 4 条直肌向前分别止于巩膜的上、下、内侧和外侧方，使瞳孔分别转向上、下、内侧和外侧。 上斜肌向前至眶内侧壁的前上部，以细腱通过 1 个附于眶壁的纤维滑车，然后转折向后外，止于眼球的上面，收缩时使瞳孔转向下外方。 **下斜肌**（obliquus inferior）起自眶下壁的前内部，斜向后外，止于眼球下面的后外方，使瞳孔转向上外方。 **上睑提肌**（levator palpebrae

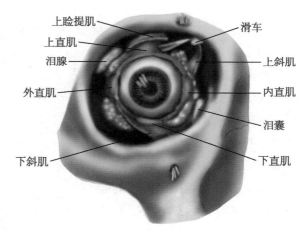

图 11-5 眼球外肌(前面观)

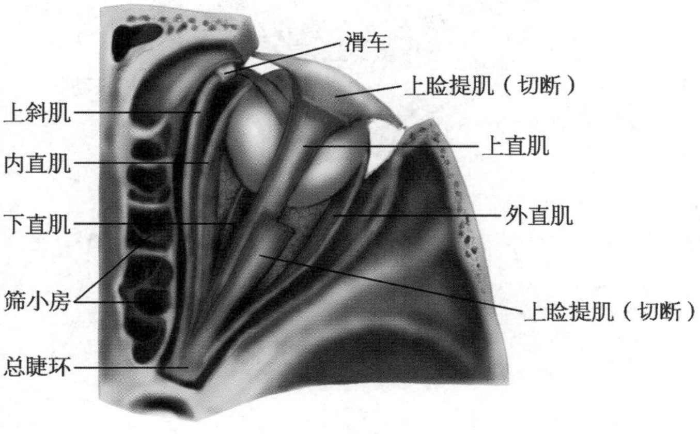

superioris）为一三角形的薄肌，起自视神经管前上方的眶壁，在上直肌上方向前走行，前端明显增宽成腱膜，止于上眼睑的皮肤。 眼球的正常运动并非单一肌肉的收缩，而是两眼数条肌肉协同作用的结果。 眼向下俯视时，两眼的下直肌和上斜肌同时收缩；仰视时，两眼上直肌和下斜肌同时收缩；侧视时，一侧眼的外直肌和另一侧眼的

图 11-6 眼球外肌(上面观)

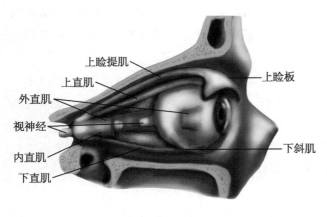

图 11-7　眼球外肌（外侧面观）

内直肌共同作用；聚视中线时，则是两眼内直肌共同作用的结果。当某一肌麻痹时，可以出现斜视和复视现象。

五、眶脂体与眶筋膜

1. 眶脂体（adipose body of orbit）是填充于眼球、眼球外肌、神经、血管与眶骨膜之间的脂肪组织团块。

2. 眶筋膜（ortibal fascia）包括眶骨膜、眼球筋膜鞘、肌筋膜鞘和眶隔。

第三节　眼 的 血 管

眼球及眼副器的血液供应主要来自颈内动脉发出的**眼动脉**（ophthalmic artery）。眼动脉经视神经管入眶，分支营养眼球、眼球外肌、泪腺和眼睑等。

至眼球的分支中，有 1 条**视网膜中央动脉**（central artery of retina），是供应视网膜内层的唯一动脉，在眼球后方穿入视神经内，至视神经盘（或视神经乳头）处分为 4 支营养视网膜内层。黄斑中央凹无血管分布，其营养全靠脉络膜供应（图 11-8）。

眼球及眶内静脉血汇入眼上静脉和眼下静脉，最后注入颅内的海绵窦。眼静脉无瓣膜，在内眦处与面静脉吻合，面部感染可经此途径波及颅内。

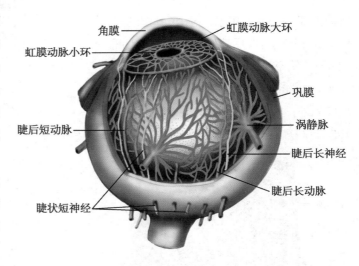

图 11-8　眼球壁的血管分布

第四节　眼　的　神　经

与眼有关的神经较多，主要有以下几条。

1. 运动神经

（1）眼球外肌的神经支配：**滑车神经**支配上斜肌；**展神经**支配外直肌；其余的，如上直肌、下直肌、内直肌、下斜肌和上睑提肌由**动眼神经**支配。

（2）眼球的神经支配：瞳孔括约肌和睫状肌由动眼神经内的**副交感纤维**支配；瞳孔开大肌由**交感神经**支配。泪腺的分泌由**面神经**支配。

2. 感觉神经　除特别感觉的**视神经**外，眼的一般感觉由**三叉神经**的眼支支配。角膜反射就是轻触角膜，通过眼球的感觉神经传入中枢再经传出神经传至眼轮匝肌而引起闭眼反应。

（高静琰　马晓萍）

第十二章　前庭蜗器

前庭蜗器（vestibulocochlear organ）包括**前庭器**（vestibular apparatus）和**听器**（auditory apparatus）。这两种特殊感受器的功能虽然不同，但结构上关系密切，不可分割。前庭蜗器由外耳、中耳和内耳 3 部分组成。外耳和中耳为附属器，是收集和传送声波的装置。内耳为接受声波和位觉刺激的感受器所在（图 12-1）。

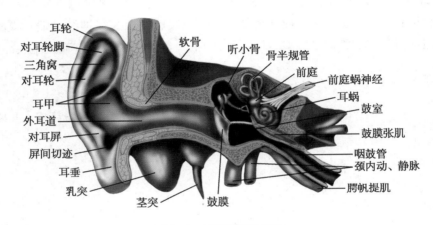

图 12-1　前庭蜗器模式图

第一节　外　　耳

外耳（external ear）包括耳郭和外耳道两部。

一、耳郭

耳郭（auricle）位于头部的两侧，和外耳道共同组成收集声波的漏斗状结构。耳郭的大部分以弹性软骨和结缔组织为支架，外覆皮肤，皮下组织很少但血管神经丰富。耳郭下部的耳垂无软骨，仅含结缔组织和脂肪。耳郭主要具有收集声波的作用，针刺耳郭可能对某些疾病有一定疗效，即中医的耳针疗法。

耳郭的前外面高低不平，卷曲的游离缘称**耳轮**，以耳轮脚起自外耳门的上方。耳轮前方有一与其平行的弓状隆起，称对耳轮。对耳轮的上端分叉为对耳轮脚，两脚之间的凹陷部分称三角窝。在耳轮与对耳轮之间的一狭而弯曲的凹沟称**耳舟**。在对耳轮的前方有一深凹，名**耳甲**。它被耳轮脚分为上下两部，上部称**耳甲艇**，下部称**耳甲腔**。耳甲腔的前方有一突起，遮盖着外耳门，称**耳屏**。 耳屏的对侧为对耳轮下端的突起部分称**对耳屏**。 耳屏与对耳屏之间有**耳屏间切迹**。 对耳屏的下方为**耳垂**（见图 12-1）。

分布于耳郭的神经有来自脑神经的三叉神经分支的耳颞神经及面神经、迷走神经、舌咽神经的分支；还有来自脊神经丛的耳大神经和枕小神经。

二、外耳道

外耳道（external acoustic meatus）是外耳门到鼓膜的 1 条弯曲管道，成人长 2 ~ 2.5 cm，外侧 1/3 为软骨部，是耳郭软骨的连续，内侧 2/3 为骨部，位于颞骨内。 外耳道软骨部可以牵动，成年人作外耳道检查时，需将耳郭向后上方牵拉，即可拉直外耳道，看到外耳道底的鼓膜。 婴儿时外耳道全部由软骨组成，短而直，鼓膜的位置近乎水平，故检查鼓膜时，需将耳郭向后下方牵拉（见图 12-1）。

外耳道的皮肤较薄，与软骨膜及骨膜结合较紧。 外耳道软骨部皮肤含有毛囊、皮脂腺及耵聍腺，故耳疖常发生在外耳道外 1/3 处，疼痛也较剧烈。 耵聍腺的分泌物为黏稠液体，能湿润皮肤，干燥后成痂块。 耵聍也可成块状阻塞耳道，形成**耵聍栓塞**，致听力下降。

第二节 中 耳

中耳（middle ear）包括鼓室、咽鼓管、乳突窦和乳突小房。

一、鼓室

鼓室（tympanic cavity）位于颞骨岩部内含气的小腔，位于鼓膜与内耳外侧壁之间，内有听小骨、韧带、肌、血管和神经。 鼓室各个腔壁覆有黏膜，并与咽鼓管和乳突窦黏膜相连续（图 12-2～12-4）。

（一）鼓室的 6 壁

鼓室有 6 个壁（图 12-2～12-4）。

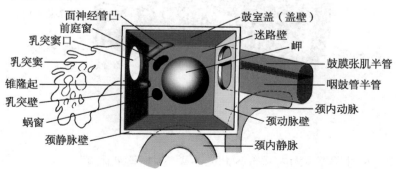

图 12-2 鼓室壁示意图

1. 上壁 即**盖壁**，由一薄骨板与颅中窝隔开，鼓室病患可能会由此侵入颅内，引起耳源性脑膜炎。

2. 下壁 即**颈静脉壁**，分隔鼓室和颈内静脉起始部，中耳手术时勿伤及该静脉。

3. 前壁 即**颈动脉壁**，为颈动脉管的后壁，此壁的上方有咽鼓管鼓室口。

4. 后壁 即**乳突壁**，上部有乳突窦的入口，中耳炎时可向后蔓延引起乳突炎。

5. 外侧壁 即**鼓膜壁**，大部分由鼓膜组成，上部则由骨质组成，亦即鼓室上隐窝的外侧壁（图 12-3）。

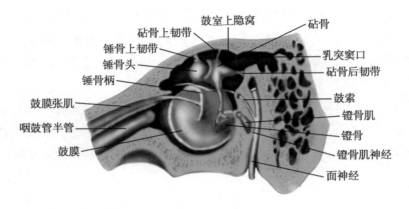

图 12-3　鼓室外侧壁

鼓膜（tympanic membrane）是椭圆形半透明呈灰白色的薄膜，向前下外倾斜，小儿的鼓膜更为倾斜，几呈水平位。 内面有锤骨附着，鼓膜中心向内凹陷称**鼓膜脐**（umbo of tympanic membrane）。 鼓膜的上 1/4 的三角区，薄而松弛称**松弛部**，活体检查时，呈浅红色。 下 3/4 的部分坚实紧张称**紧张部**，其前下方有三角形的反光区称**光锥**（cone of light）（图 12-4）。

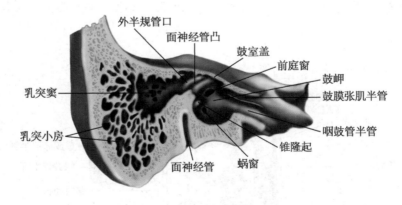

图 12-4　鼓室内侧壁

6. 内侧壁 即**迷路壁**，为内耳的外侧壁。 壁的中部隆凸称**岬**（promontory），系耳蜗第 1 圈的隆起所成。 岬的后上方有卵圆形的孔，称**前庭窗**（fenestra vestibuli），连于前庭，被镫骨底封闭。 岬的后下方有一个圆形孔，称**蜗窗**（fenestra cochleae）或**圆窗**，在活体上有膜封闭即**第 2 鼓膜**。 在前庭窗的后上方有弓形隆起，并延至鼓室后壁，称**面神经管凸**，管内有面神经通过。 由于管壁很薄，故中耳炎或鼓室内施行手术常可损及面神经（图 12-5）。

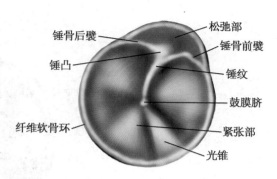

图 12-5　鼓膜外侧面

（二）鼓室内的结构

1. 听小骨（auditory ossicles）　每侧有 3 块，即锤骨、砧骨及镫骨（图 12-6）。

（1）**锤骨**（malleus）：呈锤状，位于外侧。 锤骨柄细长，附于鼓膜的内侧面；锤骨头与砧骨体形成关节，位于鼓室上隐窝。

（2）**砧骨**（incus）：居中间，形如砧，分为体、长脚和短脚 3 部分。 砧骨长脚与镫骨头相关节，短脚以韧带连于鼓室壁。

（3）**镫骨**（stapes）：形如马蹬，镫骨底借镫骨环状韧带封闭前庭窗。 3 块听小骨连结成听骨链，好似一个曲折的杠杆系统。 当声波振动鼓膜时，锤骨柄内移，镫骨底就会在前庭窗上做同方向内移，将声波的振动传入内耳。

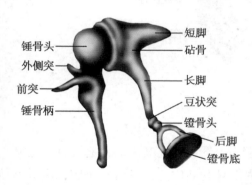

图 12-6　听小骨（右侧）

2. 运动听小骨的肌肉

（1）**鼓膜张肌**（tensor tympani）：起自咽鼓管软骨部上壁的内面和蝶骨大翼，止于锤骨柄的上端。 该肌收缩时将锤骨柄拉向内侧，使鼓膜内陷以紧张鼓膜，使鼓膜及听骨链的振动幅度减小。该肌受三叉神经的下颌神经支配。

（2）**镫骨肌**（stapedius）：位于锥隆起内，肌腱经锥隆起内的小孔进入鼓室，止于镫骨颈。收缩时使镫骨底离开前庭窗，以减低迷路的压力，并解除鼓膜的紧张状态。 此肌受面神经支配。

二、咽鼓管

咽鼓管（autidory tube）为沟通鼓室与鼻咽的管道，长 3.5～4.0 cm，斜向前内下方。分为前内侧份软骨部和后外侧份的骨部。 **软骨部**向前内侧开口于鼻咽部侧壁的咽鼓管咽口。 **骨部**向后外侧开口于鼓室前壁的咽鼓管鼓室口。 咽鼓管咽口平时关闭，在吞咽时，由于肌的作用，咽口开启，空气由此进入鼓室，故咽鼓管有调节鼓室内空气压力的功能。幼儿的咽鼓管比较粗短，近似水平位。 因此，咽部的感染常易沿咽鼓管波及鼓室，引起中耳炎（图 12-7）。

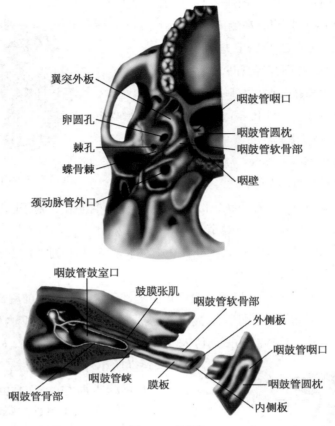

图 12-7 咽鼓管

三、乳突窦和乳突小房

乳突窦（mastoid antrum）向前开口于鼓室后壁上，向后通乳突小房，是鼓室和乳突小房之间的重要通道。**乳突小房**（mastoid cells）为颞骨乳突内的许多含气小腔，这些小腔相互通连。小房的大小随年龄和发育状况而有差异。乳突小房的后方仅以薄骨板与颅腔内的乙状窦隔开。腔内覆盖黏膜，并与乳突窦和鼓室的黏膜相连续。故中耳的炎症可经乳突窦侵犯乳突小房而引起乳突炎（见图 12-3、12-4）。

第三节　内　耳

内耳（internal ear）又称**迷路**，由构造复杂的管道组成，位于颞骨岩部骨质内，介于鼓室和内耳道底之间，分骨迷路和膜迷路两部分。**骨迷路**实际上是岩部内的骨性隧道。**膜迷路**居于骨迷路内，是与骨迷路形态基本一致的封闭性的膜性管和囊，内含内淋巴。膜迷路与骨迷路之间的间隙内含有外淋巴。内、外淋巴互不相通（图 12-8、12-9）。

一、骨迷路

骨迷路（bony labyrinth）是致密骨质围成的腔和管，自前向后分为耳蜗、前庭和骨半规管 3 部分，沿颞骨岩部长轴排列，彼此相互沟通（图 12-8、12-9）。

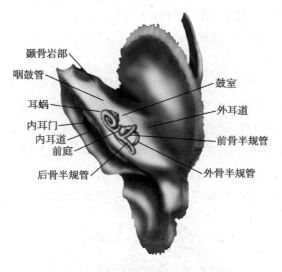

图 12-8　骨迷路的位置示意图

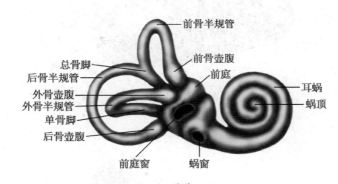

A. 迷路

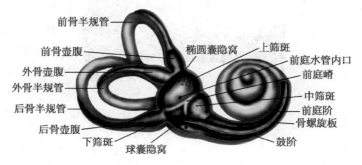

B. 骨迷路（剖开）

图 12-9　骨迷路

1. 前庭（vestibule） 在骨迷路中部，为略呈椭圆形的腔隙，后壁通连 3 个骨半规管，前壁通向耳蜗。 外侧壁即鼓室的内侧壁，有前庭窗。 内侧壁即内耳道的底（见图 12-8、12-9）。

2. 骨半规管（bony semicircular canals） 为 3 个呈 "C" 形的互成直角排列的弯曲小管，分别称**前骨半规管**、**后骨半规管**和**外骨半规管**。 每个骨半规管有两个骨脚，一个为**单骨脚**，前半规管和后半规管的单脚合成总脚；另一个为壶腹骨脚，具有膨大的**骨壶腹**（图 12-8、12-9）。

3. 耳蜗（cochlea） 形如蜗牛壳，尖端称**蜗顶**，朝向前外方；**蜗底**朝向后内方，对着内耳道底。 耳蜗由蜗螺旋管旋绕蜗轴 $2\frac{1}{2} \sim 2\frac{3}{4}$ 周构成，自蜗轴发出骨螺旋板突入蜗螺旋管内，但未到蜗轴发出达管的对侧壁，要靠膜迷路的蜗管填补，才能将蜗螺旋管分隔成上方的**前庭阶**（scala vestibuli）和下方的**鼓阶**（scala tympani），膜性的蜗管居中间，蜗管的尖端为盲端，终于蜗顶处。 前庭阶通向**前庭窗**（fenestra vestibuli），鼓阶通向**蜗窗**（fenestra cochleae），前庭阶和鼓阶内的外淋巴在蜗顶处借蜗孔彼此流通（图 12-10、12-11）。

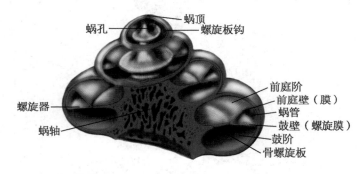

图 12-10　耳蜗切面

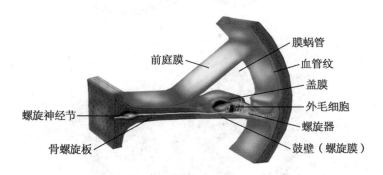

图 12-11　蜗管横切面

二、膜迷路

膜迷路（membraneous labyrinth）是指位于骨迷路内的封闭的膜性管和囊，管径小于骨迷路，借纤维束固定于骨迷路。 膜迷路可分为位于前庭的椭圆囊和球囊，位于骨半规管内的膜半规管和位于耳蜗的蜗管。 位觉感受器存在于椭圆囊、球囊和膜半规管内，听觉感受器位于蜗管内（图 12-12）。

1. 椭圆囊（utricle）**和球囊**（saccule） 位于前庭内。 椭圆囊在后上方，球囊在前下方。 椭圆囊与球囊之间以**椭圆球囊管**（utriculosaccular duct）相连，并由此管发出内淋巴管，穿经前庭内侧壁，经前庭水管至颞骨岩部的后面扩大为**内淋巴囊**。 内淋巴可经内淋巴囊渗出到周围血管丛。 椭圆囊后壁有 5 个开口，连于膜半规管，囊底有**椭圆囊斑**（macula utriculi）。 球囊小于椭圆囊，下端以连合管连于蜗管，球囊的前壁有**球囊斑**（macula sacculi）。 椭圆囊斑和球囊斑均为位觉感受器，能接受直线加速或减速运动的刺激。

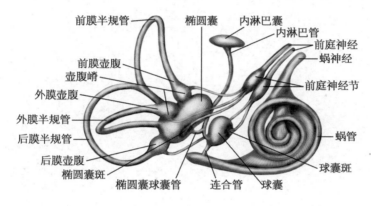

图 12-12 膜迷路

2. 膜半规管（semicircular ducts） 在骨半规管内，形状与骨半规管相似，但管径较小。 骨壶腹内相应的膜部膨大称**膜壶腹**，壁上有隆起的**壶腹嵴**（crista ampullaris）。 嵴与壶腹的长轴相垂直，也是位觉感受器，能接受旋转运动开始和终止时的刺激。

3. 蜗管（cochlear duct） 在耳蜗内，尖端为盲端，后端借连合管连于球囊。 切面呈三角形，位于前庭阶和鼓阶之间，其上壁为**蜗管前庭壁**（**前庭膜**），分隔前庭阶和蜗管；外侧壁表面有血管纹，内淋巴由它分泌产生，下壁由**骨螺旋板**和**蜗管鼓壁**（**螺旋膜**）与鼓阶相隔，膜上有螺旋器，为听觉感受器。

三、声波的传导

声波穿入内耳的途径有两条：空气传导和骨传导。 在正常情况下以空气传导为主。

1. 空气传导（air conduction） 耳郭收集声波经外耳道传至鼓膜，引起鼓膜振动，再经听骨链将振动传至前庭窗，引起前庭阶内的外淋巴波动。 该部外淋巴的波动经蜗孔传向鼓阶，最后波动抵达第 2 鼓膜，使第 2 鼓膜外凸而波动消失。 外淋巴的波动既可通过前庭膜使内淋巴波动，也可直接使基膜振动，从而刺激螺旋器，由此转变为神经冲动，经蜗神经传入中枢，产生听觉。 在鼓膜穿孔或听骨链运动障碍时，外耳道的声波可经中耳鼓室的空气振动第 2 鼓膜，从而引起鼓阶内的外淋巴波动；也可刺激基膜上的螺旋器引起听觉。但这种传导比听骨链的机械振动要小得多，故听力明显下降。

2. 骨传导（bone conduction） 骨传导是指波动经颅骨传入内耳的途径。 声波的冲击和鼓膜的振动可经颅骨（包括骨迷路）传入，使耳蜗内的淋巴液产生波动，从而刺激基膜上的螺旋器产生神经冲动。 骨传导的效能与空气相比是微不足道的。

外耳和中耳疾患，如中耳鼓膜或听骨链受损，引起听力下降，为**传导性耳聋**（conduction deafness）。 内耳，如螺旋器、蜗神经等听觉传导通路及听觉中枢的疾患引起的耳聋称**神经性耳聋**（nerve deafness）（参见图 18-1）。 氨基糖苷类抗生素，如链霉素、新霉素等药物可以选择性损伤内耳毛细胞，导致听神经损伤，引起耳聋。 故在使用此类药物时，需要严格控制剂量和疗程，同时随时注意药物的毒性反应（如耳鸣、口唇麻木等）。

（高静琰）

第五篇

神经系统

　　神经系统（nervous system）包括位于颅腔内的脑、椎管内的脊髓及与脑和脊髓相连的脑神经、脊神经，是人体结构和功能最复杂的系统。　神经系统是机体内起主导作用的调节系统，控制和调节其他各系统、各器官的活动，使机体能适应不断变化的内、外环境。　例如，体育锻炼、快速奔跑、搬运重物时均会出现呼吸加速、心跳加快和出汗。　这些变化就是在神经系统的调节下出现的。　这些调节活动均是由感受器接受刺激，然后通过效应器做出适宜的反应。

　　人类神经系统的形态和功能是经过长期的进化过程而逐渐形成的。　人类由于从事生产劳动和社会活动，大脑获得高度发展，不仅有各种感觉和运动中枢，还有语言中枢。　因此，人类大脑皮质就成为进行思维活动的重要器官，人类不仅能适应和认识世界，而且能主观能动地改造世界，使自然界为人类服务。

第十三章　概　　述

一、神经系统的区分

神经系统在形态和功能上均是完整不可分割的整体。为了学习方便，可按其所在位置，分为**中枢神经系统**（central nervous system, CNS）和**周围神经系统**（peripheral nervous system, PNS）。中枢神经系统包括脑和脊髓，分别位于颅腔和椎管内；周围神经系统包括脑神经、脊神经和内脏神经，但内脏神经也走行在脑神经和脊神经之中。**脑神经**（cranial nerves）与脑相连，共12对；**脊神经**（spinal nerves）与脊髓相连，共31对。按照分布的对象，把周围神经系统分为躯体神经和内脏神经。**躯体神经**（somatic nerves）分布于体表、骨、关节和骨骼肌；**内脏神经**（visceral nerves）则分布于内脏、心血管和腺体。躯体神经和内脏神经均含有传入纤维和传出纤维。传入纤维又称**感觉纤维**，将神经冲动从感受器传向中枢；传出纤维又称**运动纤维**，将神经冲动从中枢传向效应器。内脏神经中的传出部分支配心肌、平滑肌和腺体的活动，因其不受机体的主观意志控制，故又称**自主神经系统**（autonomic nervous system）。依其功能不同，内脏运动神经又分为**交感神经**（sympathetic nerve）和**副交感神经**（parasympathetic nerve）两部分（图13-1）。

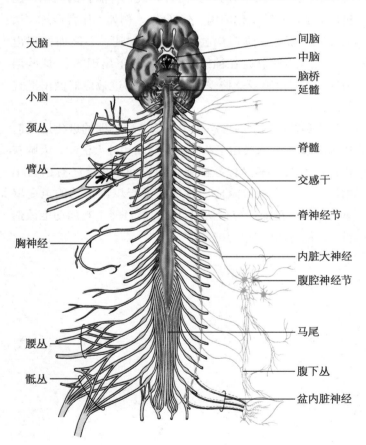

大脑
小脑
颈丛
臂丛
胸神经
腰丛
骶丛

间脑
中脑
脑桥
延髓
脊髓
交感干
脊神经节
内脏大神经
腹腔神经节
马尾
腹下丛
盆内脏神经

图 13-1　神经系统的构成

二、 神经系统的组成

神经系统由神经元、神经胶质细胞和丰富的血管组成。

1. 神经元（neuron）　是神经系统的基本结构和功能单位，是一种高度特化的细胞，具有接受刺激和迅速传导神经冲动的能力。 神经元的形态多种多样，有胞体和突起，突起又分树突和轴突。 每个神经元有 1 个至多个树突，但轴突只有 1 条。 神经元之间通过突触传递信息。 神经元可以依据形态和功能进行分类。

（1） 依据神经元突起的多少可分为 3 类：①**假单极神经元**（pseudounipolar neuron），胞体仅发出 1 个突起，距胞体不远呈"丁"字形分为 2 支：一支为周围突，至周围的感受器；另一支进入脑和脊髓，称中枢突。 ②**双极神经元**（bipolar neuron），有 2 个突起：一个是树突；另一个是轴突。 ③**多极神经元**（multipolar neuron），有 1 个轴突和多个树突。

（2） 依据神经元的功能和神经冲动的传导方向，也可分为 3 类：①**感觉神经元**（sensory neuron）或称传入神经元，多为假单极神经元，主要位于脑、脊神经节内，接受刺激并传至中枢神经系统；②**运动神经元**（motor neuron），又称传出神经元，多为多极神经元，位于脑、脊髓和自主神经节内，把神经冲动传至肌肉或腺体，产生效应；③**联络神经元**（association neuron）或称中间神经元，介于前两种神经元之间，传递信息，多为多极神经元。 在中枢神经系统内，这类神经元占绝对多数，构成复杂的神经元网络。

2. 神经胶质细胞（neuroglia cell）　主要对神经元起支持、营养、保护、修复和形成髓鞘等作用。 包括星形胶质细胞、少突胶质细胞和小胶质细胞等。

三、 神经系统的活动方式

神经系统的基本活动方式是反射。 神经系统在调节机体活动时，对内、外环境的刺激做出适宜的反应，称**反射**（reflex）。 执行反射活动的形态学基础是**反射弧**（reflex arc）。 反射弧包括：感受器→传入（感觉）神经→中枢→传出（运动）神经→效应器。感受器将所接受的刺激转变为神经冲动，通过感觉（传入）神经传入中枢神经系统，对刺激进行分析与整合后，又通过运动（传出）神经，把兴奋传到效应器。 如果反射弧任何一部分损伤，反射可即出现障碍。 因此，临床上常用检查反射的方法来诊断神经系统的疾病。

临床上，常根据刺激部位将反射分为深反射、浅反射和病理反射。 **深反射**又称腱反射或牵张反射，是指快速牵拉肌腱后引起的被牵拉肌的急速收缩反应，如叩击髌韧带时牵拉了股四头肌，引起该肌收缩，伸直小腿，称为膝反射。 **浅反射**是指刺激皮肤、角膜、黏膜后引起肌的急速收缩反应，如角膜反射、腹壁反射、提睾反射等。 **病理反射**是指在正常情况下不出现，只有当脑或脊髓受到损害时才发生的异常反射，如临床上常检查的 Babinski 征就属于病理反射。

四、 神经系统的常用术语

在神系统中，神经元胞体和轴突在神经系统的不同部位有不同的组合编排方式，从而有不同的术语名称。 在中枢神经系统内，神经元胞体和树突聚集处，在新鲜标本上呈灰色，称**灰质**（gray matter）；在大、小脑表面形成的灰质层，称**皮质**（cortex）。 在中枢神经系统内，神经纤维集聚处，因神经纤维包有髓鞘，色泽白亮称**白质**（white matter）；位于大、小脑深部的白质称**髓质**（medulla）。 形态与功能相似的神经元胞体集聚成一团，在中枢神经系统内（皮质以外）称**神经核**（nucleus）；在周围神经系统内称**神经节**（ganglion）。 在中枢神经系统内，起止、行程与功能相同的神经纤维聚集成束，称**纤维束**（fasciculus）；若神经纤维交织成网状，网眼内含有分散的神经元或较小核团称**网状结构**（reticular formation）。 在周围神经系统，若干神经纤维积聚成束，数个神经束被结缔组织包裹称**神经**（nerve）。

（马丽香）

第十四章 周围神经系统

中枢神经系统对其他各器官系统的控制和调节是通过周围神经系统来实现的。 周围神经系统是指中枢神经系统以外的神经成分，即神经、神经节、神经丛和神经末梢等。 周围神经系统通常可分为 3 部分：①**脊神经**，与脊髓相连，分布于躯干和四肢。 ②**脑神经**，与脑相连，主要分布于头面部。 ③**内脏神经**，与脑和脊髓相连，一部分跟随着脑、脊神经走行，另一部分跟随血管或直接走行，最终分布于内脏、心血管、腺体和皮肤内立毛肌等。

第一节 脊 神 经

脊神经（spinal nerves）共 31 对，左、右对称，包括 8 对**颈神经**（cervical nerves）、12 对**胸神经**（thoracic nerves）、5 对**腰神经**（lumbar nerves）、5 对**骶神经**（sacral nerves）和 1 对**尾神经**（coccygeal nerve）。 31 对脊神经中，第 1 对颈神经在寰椎与枕骨间出椎管；第 2～7 对颈神经分别通过同序数颈椎上方的椎间孔穿出椎管；第 8 对颈神经经第 7 颈椎下方的椎间孔穿出；以下各对脊神经分别经同序数椎骨下方的椎间孔穿出。

每对脊神经由与脊髓相连的前根和后根在椎间孔处合并而成。 后根在椎间孔附近有一膨大的**脊神经节**，内含假单极神经元的胞体，其中枢支组成了后根，属感觉性，周围支和前根汇合。 前根由运动神经纤维组成，属运动性。 所以，脊神经是混合神经，含有 4 种不同性质的神经纤维（图 14-1）。

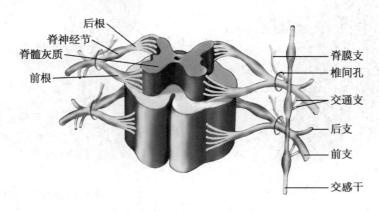

图 14-1 脊神经的典型分支

（1）**躯体感觉纤维**：分布于皮肤、骨、关节、骨骼肌，将来自这些结构的感觉传入脊髓。

（2）**内脏感觉纤维**：分布于内脏、心、血管和腺体，传导来自这些结构的感觉冲动。

（3）**躯体运动纤维**：分布于骨骼肌，支配其运动。

（4）**内脏运动纤维**：支配平滑肌和心肌的运动，控制腺体的分泌。

脊神经干很短，出椎间孔后分为前支和后支。脊神经后支一般均细小，节段性较明显，分布于枕、项、背、腰、臀区的皮肤及肌等处。脊神经前支粗大，分布于躯干前外侧和附肢的皮肤及肌等处。在人类，胸神经的前支仍保持着节段性，其余的前支则先交织成丛，由丛再分支分布于相应的区域。脊神经前支形成的丛有颈丛、臂丛、腰丛和骶丛。

一、颈丛

颈丛（cervical plexus）是由第 1～4 颈神经的前支组成的，位于胸锁乳突肌上部的深面，发出**皮支**（cutaneous branch）和**肌支**（muscular branch）。皮支在胸锁乳突肌后缘的中点浅出至浅筋膜，呈放射状向上、向前、向下分布于枕区、耳郭、颈部和肩部等皮肤。它们是：①**枕小神经**（lesser occipital nerve），自胸锁乳突肌后缘上升，分布于枕部及耳郭背面上部的皮肤。②**耳大神经**（great auricular nerve），沿胸锁乳突肌表面向耳垂方向上行，至耳郭及其附近的皮肤。③**颈横神经**（transverse nerve of neck），横过胸锁乳突肌浅面向前行，分布于颈部皮肤，该神经常与面神经有交通支。④**锁骨上神经**（supraclavicular nerve），有 2～4 支辐射状行向外下方，分布于颈侧部、胸廓上部和肩部的皮肤。其浅出位置是颈部皮肤浸润麻醉的一个**阻滞点**。第 2 颈神经的后支称**枕大神经**，临床上有时出现枕大神经痛（图 14-2、14-3）。

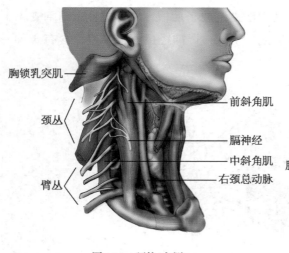

图 14-2 颈丛（右侧）

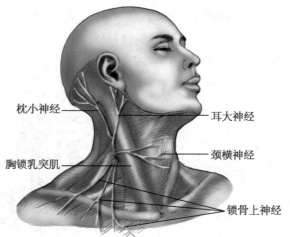

图 14-3 颈丛的皮支（右侧）

肌支支配颈深肌和舌骨下肌。

颈丛最重要的 1 条混合神经是**膈神经**（phrenic nerve）。它发出后沿前斜角肌表面下行，经锁骨下动、静脉间入胸腔，经肺根前方，在纵隔胸膜与心包间下行达膈。膈神经运动纤维支配膈的运动；感觉纤维分布于心包、胸膜和膈下的部分腹膜。右膈神经的感觉纤维还分布至肝、胆囊和肝外胆道等。**膈神经受损**后表现为同侧半膈瘫痪，造成呼吸困难，甚至有窒息感。膈神经受刺激时可产生呃逆（图 14-4）。

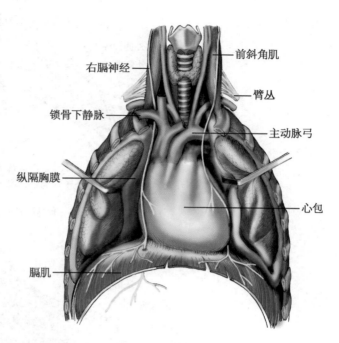

图 14-4　膈神经

二、臂丛

臂丛（brachial plexus）是由第 5～8 颈神经前支和第 1 胸神经前支的大部分纤维组成的，经斜角肌间隙和锁骨后方进入腋窝。在行程中，臂丛的 5 个神经根反复分支、组合，最后围绕腋动脉中段形成 3 个束，即内侧束、外侧束和后束，由束再发出分支（图 14-5～14-7）。

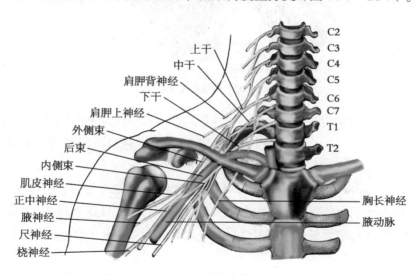

图 14-5　臂丛的位置

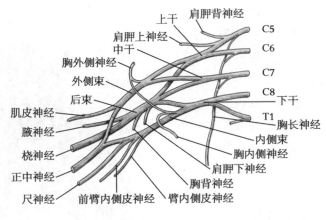

图 14-6　臂丛模式图

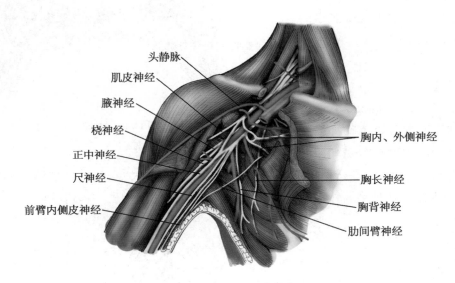

图 14-7　臂丛及其分支

臂丛在锁骨中点后方较集中，位置浅表，常作为临床上臂丛阻滞麻醉的部位。

臂丛的分布范围较广，分布于胸上肢肌、上肢带肌、背肌浅群及臂、前臂、手的肌和皮肤。 臂丛的主要分支有以下几条（图 14-7）。

1. 肌皮神经（musculocutaneous nerve）　是自外侧束的直接延续，向外下斜穿喙肱肌，在肱二头肌与肱肌之间下行，发出肌支支配喙肱肌、肱二头肌和肱肌。 终支在肱二头肌外侧沟下端浅出，称**前臂外侧皮神经**（lateral cutaneous nerve of forearm），分布于前臂外侧的皮肤（图 14-8）。

2. 正中神经（median nerve）　由来自内、外侧束的两根合成，两根夹持着腋动脉，向下合成一干，在肱二头肌内侧沟伴肱血管下行至肘窝，穿旋前圆肌，然后在桡侧腕屈肌腱和掌长肌腱之间经腕管至手掌（图 14-9、14-10）。

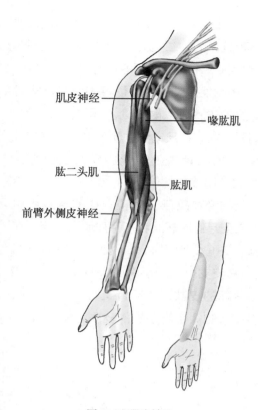

图 14-8　肌皮神经

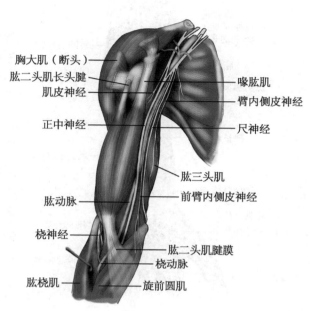

图 14-9　臂前部的血管神经

正中神经在臂部无分支；在肘部和前臂发出许多肌支，支配除肱桡肌、尺侧腕屈肌和指深屈肌尺侧半以外所有前臂前群肌；在手掌发出肌支，主要支配手肌外侧群（拇收肌除外）及中间群的第 1、第 2 蚓状肌。皮支分布于手掌桡侧半 3 个半手指和鱼际的皮肤及背面中、远节皮肤（图 14-10）。

正中神经干损伤后，感觉障碍以拇指、示指和中指的末节最为显著，运动障碍表现为不能旋前，屈腕能力减弱，拇指、示指不能屈曲，拇指不能对掌。由于鱼际萎缩，手掌显平坦，类似"**猿掌**"（ape hand）（图 14-10）。

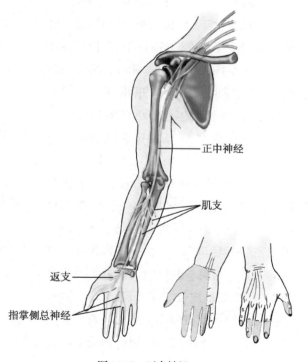

图 14-10　正中神经

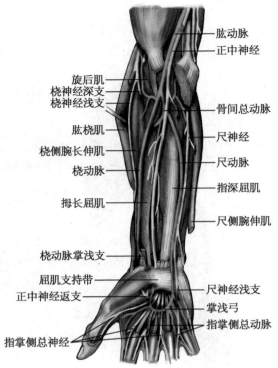

图 14-11　前臂前部的血管神经

尺神经干受伤时，运动障碍表现为屈腕能力减弱，环指和小指的远节指骨不能屈，拇指不能内收，各指不能互相靠拢和分开，各掌指关节过伸，第 4、第 5 指的指间关节屈曲，出现 "**爪形手**"（claw hand）。由于肌萎缩，小鱼际变平坦，掌骨间呈现深沟。感觉丧失区域以小鱼际和小指为主（图 14-12）。

4. 桡神经（radial nerve）　发自后束，在腋窝内位于腋动脉的后方，继而伴肱深动、静脉沿桡神经沟旋向下外，发出肌支支配臂后群肌。主干在肱骨外上髁的前上方，肱肌与肱桡肌之间分为浅支和深支。浅支是皮支，下行至手背，分布于手背桡侧半和桡侧 2 个半指节背面的皮肤；深支是肌支（又名**骨间后神经**），发出分支支配肱桡肌，穿旋后肌至前臂背侧，支配前臂肌后群（图 14-13、14-14）。

3. 尺神经（ulnar nerve）　是内侧束的直接延续，沿肱二头肌内侧沟下行，继而转至臂后面下行至内上髁后方的尺神经沟内。在此处，尺神经的位置表浅又贴靠骨面，故隔皮肤可以触摸到。再向下，又转至前臂前面，在尺动脉内侧下降，经腕部入手掌。故肱骨内上髁骨折易伤及尺神经（图 14-11）。

尺神经在臂部无分支；在前臂发出肌支，支配尺侧腕屈肌和指深屈肌尺侧半；在手部，支配小鱼际肌、拇收肌、全部骨间肌等。其皮支分布于手掌面尺侧 1 个半手指和小鱼际的皮肤，在手背上分布于手背尺侧半和尺侧 2 个半手指的皮肤（图 14-11、14-12）。

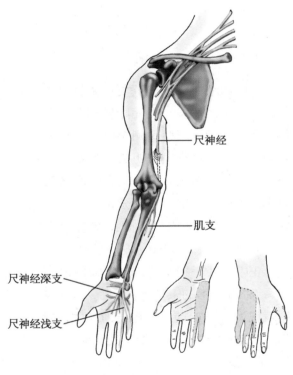

图 14-12　尺神经

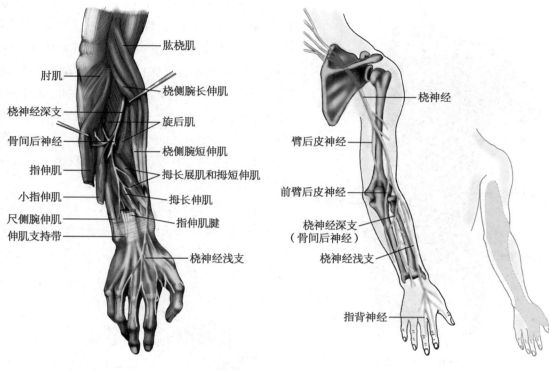

图 14-13　前臂后部的神经(深层)　　　　　　图 14-14　桡神经

肱骨中段骨折时，常合并桡神经损伤。 损伤后的主要运动障碍是前臂伸肌瘫痪，表现为抬前臂时呈"**垂腕**"（wrist drop）姿态，不能伸腕和伸指。 感觉障碍以第 1、第 2 掌骨间隙背面**虎口区**皮肤最为明显。

5. 腋神经（axillary nerve） 发自后束，于肩关节囊下方伴旋肱后血管绕过肱骨外科颈的后方，行至三角肌深面。 肌支支配三角肌和小圆肌（通过"**腋神经支配小三**"来记忆）。 皮支分布于肩部和臂外侧上部的皮肤。

肱骨外科颈骨折、肩关节脱位或使用腋杖不当情况下，均可能损伤腋神经而导致三角肌瘫痪，臂不能外展，肩部感觉丧失。 如三角肌发生萎缩，则可形成"**方形肩**"（图 14-15）。

三、 胸神经前支

胸神经前支共 12 对。 第 1～11 对胸神经的前支位于相应的肋间隙中的肋间内肌与肋间最内肌之间，称**肋间神经**（intercostal nerves）。

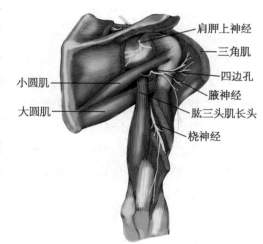

图 14-15　腋神经(后面观)

第 12 对胸神经前支位于第 12 肋下方，

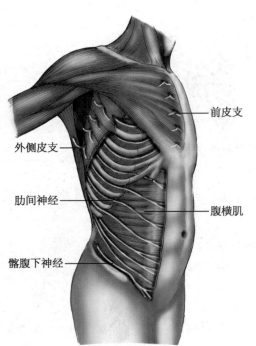

图 14-16　胸神经前支

故称**肋下神经**（subcostal nerve）。 肋间神经穿肋间内肌，在肋间动、静脉的下方，沿各肋骨下缘前行至腋前线。 行肋间神经封闭可在这个部位进行。 肋间神经在腋前线以前逐渐离开肋骨下缘，行于肋间中央。 上 6 对肋间神经均到达各肋间隙前端，仅分布于胸壁。 下 5 对肋间神经和肋下神经则越过肋弓进入腹壁行于腹内斜肌和腹横肌之间，向内侧进入腹直肌鞘（图 14-16～14-18）。

肋间神经的肌支支配肋间内、外肌和腹肌的前外侧群。 皮支分布于胸、腹壁的皮肤。 此外，尚有分支分布于壁胸膜、壁腹膜和乳房（图 14-16～14-18）。

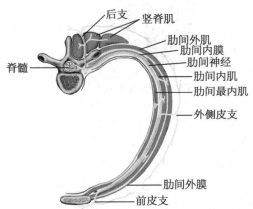

胸神经的前支在胸、腹壁的皮肤呈环带状分布，节段性明显，如 T2 分布于胸骨角平面，T4 分布于乳头（男性）平面，T6 分布于剑突平面，T8 分布于肋弓中点平面，T10 分布于脐平面，T12 分布于脐与耻骨联合间中点平面。 相邻两条肋间神经在皮肤上的分布是重叠的，所以当一条肋间神经受损时，感觉的缺损不明显（图 14-18）。

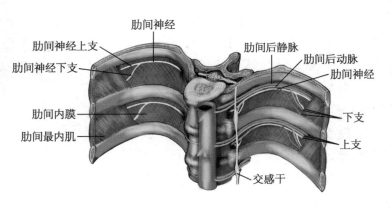

图 14-17　肋间神经

四、腰丛

腰丛（lumbar plexus）

由第 12 胸神经前支的一部分、第 1～3 腰神经前支和第 4 腰神经前支的一部分组成。 第 4 腰神经前支的余部与第 5 腰神经前支合成**腰骶干**，向下加入骶丛。 腰丛位于腹后壁腰大肌的深面，分支支配髂腰肌、腰方肌、大腿的前区和内侧区及腹股沟区。 腰丛的主要分支有以下几条。

1. 髂腹下神经（iliohypogastric nerve） 出腰大肌外缘，经肾后面和腰方肌前面行向外下，在髂嵴上方进入腹内斜肌和腹横肌之间，继而在腹内外斜肌间前行，终支在腹股沟管浅环上方穿腹外斜肌腱膜至皮下。 其皮支分布于臀外侧部、腹股沟区及下腹部皮肤，肌支支配腹壁肌。

2. 髂腹股沟神经（ilioinguinal nerve） 与髂腹下神经平行，并位于其下方，走行方向与该神经略同，在腹壁肌之间 并沿精索浅面前行，终支自腹股沟管浅环外出，分布于腹股沟部和阴囊或大阴唇皮肤，肌支支配腹壁肌。

3. 股外侧皮神经（lateral femoral cutaneous nerve） 自腰大肌外缘走出，斜越髂肌表面，达髂前上棘内侧，经腹股沟韧带深面至大腿外侧部的皮肤（图 14-19、14-20）。

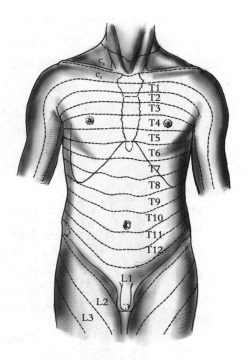

图 14-18　胸神经前支的分布

4. 股神经（femoral nerve） 在腰大肌与髂肌之间下行，经腹股沟韧带深方、股动脉的外侧进入大腿前面，随即分为数支：①**肌支**，支配耻骨肌、股四头肌和缝匠肌；②**皮支**，前皮支分布于股前区的皮肤。 另有 1 条长的皮支，称**隐神经**（saphenous nerve），在股部伴随股动脉，下降至小腿内侧面则与大隐静脉伴行，分布于髌下、小腿内侧面和足内侧缘的皮肤（图 14-20、14-21）。

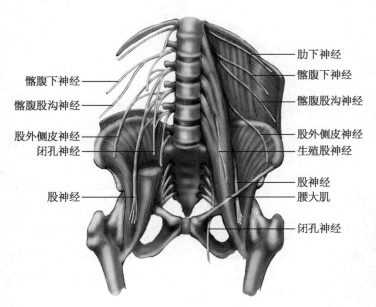

髂腹下神经　髂腹股沟神经　股外侧皮神经　闭孔神经　股神经　肋下神经　髂腹下神经　髂腹股沟神经　股外侧皮神经　生殖股神经　股神经　腰大肌　闭孔神经

图 14-19　腰丛及其分支

5. 闭孔神经（obturator nerve） 自腰大肌内侧缘下行入小骨盆，沿盆腔侧壁向前，经闭孔至大腿内侧，行于大腿内收肌群之间。发肌支支配大腿内侧肌群，皮支分布于股内侧区皮肤。闭孔神经干多在短收肌的上缘分成前支（浅支）和后支（深支）（见图14-19，图14-20、14-21）。

6. 生殖股神经（genitofemoral nerve） 自腰大肌前面穿出后在该肌浅面下降。皮支分布于阴囊（大阴唇）、股部及其附近的皮肤。股支支配提睾肌（见图14-19）。

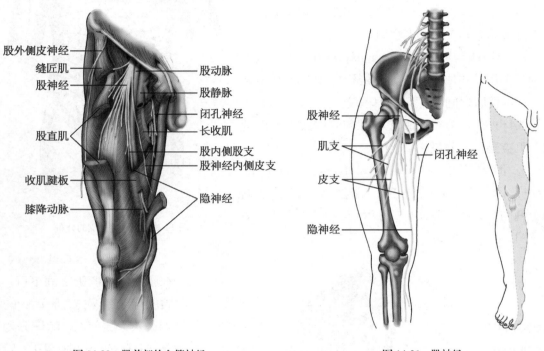

股外侧皮神经
缝匠肌
股神经
股直肌
收肌腱板
膝降动脉
股动脉
股静脉
闭孔神经
长收肌
股内侧股支
股神经内侧皮支
隐神经

图 14-20　股前部的血管神经

股神经
肌支
皮支
隐神经
闭孔神经

图 14-21　股神经

五、骶丛

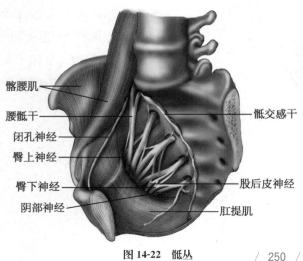

髂腰肌
腰骶干
闭孔神经
臀上神经
臀下神经
阴部神经
骶交感干
股后皮神经
肛提肌

图 14-22　骶丛

骶丛（sacral plexus）由**腰骶干**（lumbosacral trunk）、全部骶神经和尾神经前支组成，位于骶骨和梨状肌前面，分支分布于盆壁、臀区、会阴、股后区、小腿及足的肌和皮肤（图14-22～14-24）。

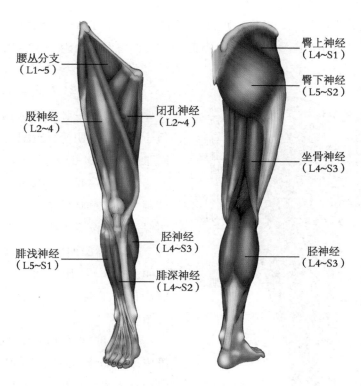

腰丛分支
（L1~5）

臀上神经
（L4~S1）

臀下神经
（L5~S2）

股神经
（L2~4）

闭孔神经
（L2~4）

坐骨神经
（L4~S3）

腓浅神经
（L5~S1）

胫神经
（L4~S3）

胫神经
（L4~S3）

腓深神经
（L4~S2）

图 14-23　下肢肌肉的神经支配

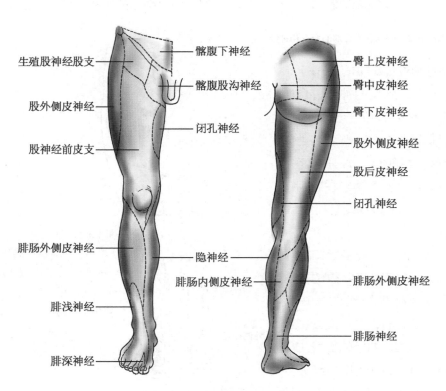

生殖股神经股支

髂腹下神经

臀上皮神经

股外侧皮神经

髂腹股沟神经

臀中皮神经

臀下皮神经

闭孔神经

股外侧皮神经

股神经前皮支

股后皮神经

闭孔神经

腓肠外侧皮神经

隐神经

腓肠内侧皮神经

腓肠外侧皮神经

腓浅神经

腓肠神经

腓深神经

图 14-24　下肢皮神经的分布

骶丛的分支分为两类：一类是短距离走行的分支，如分布于梨状肌、闭孔内肌及股方肌的神经；另一类是走行距离比较长的分支，分布于臀部、会阴、大腿后部、小腿肌、足部的肌群和皮肤，分支包括以下几条。

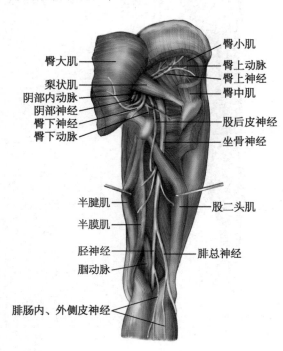

图 14-25　臀部和股后部的血管和神经

1. 臀上神经（superior gluteal nerve）
伴臀上动、静脉经梨状肌上孔出盆腔，走行于臀中、小肌间，支配臀中、小肌和阔筋膜张肌（图 14-25）。

2. 臀下神经（inferior gluteal nerve）
伴臀下动、静脉经梨状肌下孔出盆腔到臀大肌深面，支配臀大肌（图 14-25）。

3. 股后皮神经（posterior femoral cutaneous nerve）　出梨状肌下孔，至臀大肌下缘浅出，主要分布于股后部和腘窝的皮肤（图 14-25）。

4. 阴部神经（pudendal nerve）　伴阴部内动、静脉出梨状肌下孔，绕坐骨棘经坐骨小孔入坐骨直肠窝，向前分支分布于会阴部和外生殖器的肌和皮肤（见图 14-22）。

5. 坐骨神经（sciatic nerve）
是全身最粗大、最长的神经，自梨状肌下孔出骨盆后位于臀大肌深面，经股骨大转子和坐骨结节之间降至股后区，在腘窝上方分为胫神经和腓总神经。坐骨神经在股后部发出肌支支配大腿后群肌（图 14-25、14-26）。

自坐骨结节与大转子之间的中点到股骨内、外踝之间中点的连线的上 2/3 段为坐骨神经的体表投影。坐骨神经痛时，常在此投影线上出现压痛。坐骨神经的变异主要有：①分支平面（即坐骨神经分为胫神经和腓总神经的部位）差异较

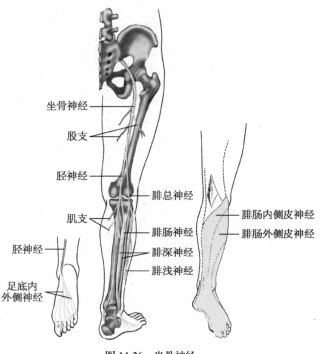

图 14-26　坐骨神经

大，有的分支平面很高，甚至在盆腔内就分为 2 支。 简言之，分叉部位可以在梨状肌与腘窝上尖之间的任何水平。 ②与梨状肌的关系多变。 根据国人统计资料，坐骨神经以单干出梨状肌下孔者占 66.3%。 而以单干穿梨状肌或以 2 根夹持梨状肌，一支出梨状肌下孔，另一支穿梨状肌等变异型者占 33.7%。 坐骨神经全部或部分从梨状肌之间穿出是导致坐骨神经痛（sciatica）的原因之一。

（1）**胫神经**（tibial nerve）：是坐骨神经的直接延续，沿腘窝中线垂直下降，经比目鱼肌深面，再下行经过内踝后方至足底，在屈肌支持带的深面分为足底内侧神经与足底外侧神经 2 个终支行向足底。 胫神经在腘窝及小腿部沿途发出肌支支配小腿肌后群和全部足底肌。 皮支分布于小腿后面和足底皮肤。 在腘窝，胫神经还发出腓肠内侧皮神经伴小隐静脉下行，在小腿下部与腓肠外侧皮神经（发自腓总神经）吻合形成腓肠神经，经外踝后方弓形向前分布于小腿后面下部、足背外侧缘和小趾外侧缘的皮肤。 胫神经损伤后主要的运动障碍表现为足内翻力弱，不能跖屈，不能用足尖站立。 由于小腿前外侧群肌过度牵拉，致使足呈背屈、外翻位，出现 **"钩状足"**（talipes calcaneus）畸形（14-27）。

（2）**腓总神经**（common peroneal nerve）：沿着股二头肌内侧缘向下外方下降至腓骨头下方达小腿前面，分为腓浅神经和腓深神经（图 14-28）。

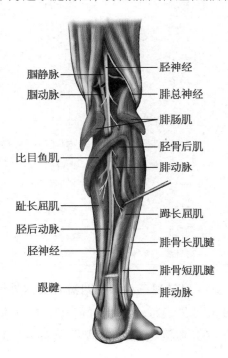

图 14-27 小腿后部的血管和神经

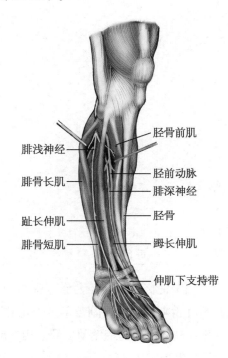

图 14-28 小腿前部（显示腓浅神经和腓深神经）

1）**腓浅神经**（superficial peroneal nerve）：分出肌支支配腓骨长、短肌，皮支分布于小腿外侧面、足背和趾背的皮肤。

2）**腓深神经**（deep peroneal nerve）：伴随胫前血管，支配小腿肌前群、足背肌及第 1

趾间隙背面的皮肤。

腓总神经在绕经腓骨颈处位置表浅，最易受损伤。受损后，足不能背屈，趾不能伸，足下垂且内翻，呈**"马蹄内翻足"**（talipes equinovarus）畸形，行走时呈**"跨阈步态"**。感觉障碍主要是在小腿外侧面和足背较为明显。

第二节 脑 神 经

脑神经（cranial nerves）共 12 对，与脑相连，并分别经颅底的孔、管、裂出入颅腔。脑神经通常用罗马数字来表示（表 14-1）。

表 14-1 脑神经的性质、连脑部位及出入颅底孔裂的部位

序 号	名 称	性 质	连脑部位	穿过颅底孔裂
I	嗅神经	感觉性	端脑	筛孔
II	视神经	感觉性	间脑	视神经管
III	动眼神经	运动性	中脑	眶上裂
IV	滑车神经	运动性	中脑	眶上裂
V	三叉神经			
	眼神经	感觉性	脑桥	眶上裂
	上颌神经	感觉性	脑桥	圆孔
	下颌神经	混合性	脑桥	卵圆孔
VI	展神经	运动性	脑桥延髓沟	眶上裂
VII	面神经	混合性	脑桥延髓沟	内耳门→茎乳孔
VIII	前庭蜗神经	感觉性	脑桥延髓沟	内耳门
IX	舌咽神经	混合性	延髓	颈静脉孔
X	迷走神经	混合性	延髓	颈静脉孔
XI	副神经	运动性	延髓	颈静脉孔
XII	舌下神经	运动性	延髓	舌下神经管

为了便于记忆，脑神经名称可总结为下列口诀：**一嗅二视三动眼，四滑五叉六外展，七面八听九舌咽，十迷一副舌下全。** 脑神经连脑部位可总结为：一端二间三四中，五桥八沟后四延（"八沟"是指第VI、VII、VIII对脑神经与脑桥延髓沟相连，"后四"为后 4 对脑神经，"延"为延髓）。

脑神经的纤维成分较脊神经复杂，含以下 7 种纤维成分。

（1）**一般躯体感觉纤维**：分布于皮肤、肌、腱和眶内、口腔、鼻腔黏膜。

（2）**特殊躯体感觉纤维**：分布于外胚层衍化来的特殊感觉器官，即前庭蜗器和视器。

（3）**一般内脏感觉纤维**：分布于头、颈、胸、腹的脏器。

（4）**特殊内脏感觉纤维**：分布于味蕾和嗅器。

（5）**一般躯体运动纤维**：分布于眼球外肌、舌肌等横纹肌。

（6）**一般内脏运动纤维**：分布于平滑肌、心肌和腺体。

（7）**特殊内脏运动纤维**：分布于咀嚼肌、面肌和咽喉肌。

为了便于记忆，这 7 种纤维成分也可以合并简化为 4 种纤维，即一般躯体感觉纤维与特殊躯体感觉纤维合并为**躯体感觉纤维**；特殊内脏运动纤维与一般躯体运动纤维均支配骨骼肌，故合并为**躯体运动**纤维；一般内脏感觉纤维与特殊内脏感觉纤维合并为**内脏感觉纤维**。

脑神经与脊神经大致相同，但也有一些具体差别。 脑神经与脊神经的差异主要有：①每对脊神经均是混合性的，但脑神经有感觉性（Ⅰ、Ⅱ、Ⅷ）、运动性（Ⅲ、Ⅳ、Ⅵ、Ⅺ、Ⅻ）和混合性（Ⅴ、Ⅶ、Ⅸ、Ⅹ）3 种。 ②头部分化出特殊的感觉器，随之也出现了与之相联系的第Ⅰ、第Ⅱ、第Ⅷ对脑神经。 ③脑神经中的内脏运动纤维属于副交感成分，且仅第Ⅲ、第Ⅶ、第Ⅸ、第Ⅹ对脑神经中含有。 而脊神经所含有的内脏运动纤维主要是交感成分，且每对脊神经中都有，仅在第 2～4 骶神经中含有副交感成分。

脑神经中的躯体感觉和内脏感觉纤维的胞体绝大多数是假单极神经元，在脑外聚集成神经节，有三**叉神经节**（第Ⅴ对）、**膝神经节**（第Ⅶ对）、**上神经节和下神经节**（第Ⅸ和第Ⅹ对），其性质与脊神经节相同。 由双极神经元胞体聚集成节的有第Ⅷ对前庭神经节和蜗神经节，它们是与平衡、听感觉传入相关的神经节。

与第Ⅲ、第Ⅶ、第Ⅸ对脑神经中的内脏运动纤维相连属的有 4 对副交感神经节，它们属于内脏运动性。 内脏运动纤维由中枢发出后，先终止于这些副交感神经节，节内的神经元再发轴突，分布于平滑肌和腺体。 与第Ⅹ对脑神经内脏运动纤维相连属的副交感神经节多位于所支配器官的壁内。

一、嗅神经

嗅神经（olfactory nerve）为感觉神经，由特殊内脏感觉纤维构成。 由上鼻甲上部和鼻中隔上部黏膜内的嗅细胞中枢突聚集成 15～20 条嗅丝，穿筛孔入颅前窝，终于嗅球，传导嗅觉冲动。 颅前窝骨折累及筛板时，可损伤嗅丝和脑膜，造成嗅觉障碍和脑脊液鼻漏。 感冒时可引起嗅细胞充血水肿，导致短暂的嗅觉迟钝（图 14-29）。

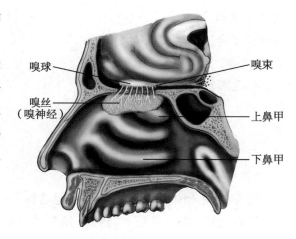

嗅球
嗅束
嗅丝
（嗅神经）
上鼻甲
下鼻甲

图 14-29　嗅神经

二、视神经

视神经（optic nerve）为感觉神经，由特殊躯体感觉纤维构成，传导视觉冲动。 视网膜节细胞的轴突向视神经盘方向汇聚，然后穿出巩膜构成视神经。 视神经于眶内行向后内，穿视神经管入颅中窝，经视交叉和视束，进入间脑。 视神经外面包裹有视神经鞘，为脑的 3 层被膜延续而来，故脑蛛网膜下隙也随之延续到视神经周围，直至视神经盘（或视神经乳头）处。 因此，颅内压升高可导致视神经盘水肿。 一侧视神经受损时，可以出现同侧的视觉障碍（图 14-30 ）。

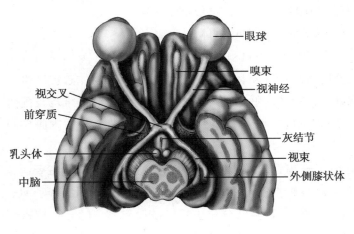

图 14-30　视神经

三、动眼神经

动眼神经（oculomotor nerve）为**运动神经**，含有 2 种纤维成分，即来自动眼神经核的躯体运动纤维和来自动眼神经副核的内脏运动纤维。 动眼神经自中脑的脚间窝出脑，经海绵窦外侧壁向前，穿眶上裂进入眶内，即分为上、下 2 支。 上支细小，支配上直肌和上睑提肌；下支粗大，支配内直肌、下直肌和下斜肌。 下斜肌支分出一小支称睫状神经节短根（又称副交感根），至睫状神经节内交换神经元，节后纤维分布于睫状肌和瞳孔括约肌，参与调节反射和瞳孔对光反射。 睫状神经节属副交感神经节，位于眶后部视神经与外直肌之间，为长方形、梭形或椭圆形的扁平小体。 一侧动眼神经完全损伤可致所支配的眼肌瘫痪，出现患侧上睑下垂、瞳孔固定性外斜视（斜向外下方）、瞳孔散大及对光反射消失等（图 14-31 ）。

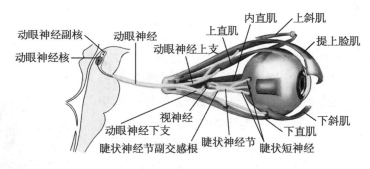

图 14-31　动眼神经

四、滑车神经

滑车神经（trochlear nerve）为**运动神经**，由躯体运动纤维组成，起自中脑，穿海绵窦，经眶上裂入眶，支配上斜肌。 滑车神经损伤可致上斜肌瘫痪，患侧眼球不能转向外下方，俯视时出现轻度内斜视和复视（图 14-32 ）。

五、三叉神经

三叉神经（trigeminal nerve）为**混合神经**，最粗大，有感觉根和运动根连于脑桥。感觉根在颞骨岩部尖端三叉神经压迹处扩展成扁半月形的三叉**神经节**（trigerminal ganglion），内含感

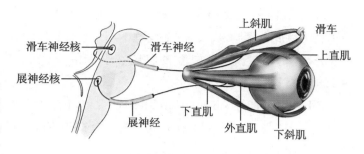

图 14-32 滑车神经和展神经

觉神经元，自节发出 3 个大分支，由上内侧向下外侧依次为眼神经、上颌神经和下颌神经。运动根细小，经三叉神经节的下面加入下颌神经。所以下颌神经为**混合神经**，眼神经和上颌神经均是**感觉神经**。这 3 条神经均发小支分布于颅内的硬脑膜（图 14-33）。

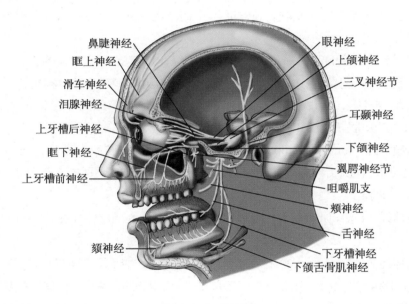

图 14-33 三叉神经

1. 眼神经（ophthalmic nerve）　为感觉神经，起自三叉神经节，向前穿海绵窦，经眶上裂入眶，分布于眼球、泪腺、结膜、上睑，鼻腔上部黏膜及额顶部皮肤等处。眼神经的重要分支有以下几条。

（1）**额神经**（frontal nerve）：从上睑提肌的上面向前行，分 2～3 支，其中眶上神经伴同名血管经眶上切迹（孔）穿出，称眶上神经，分布于额部皮肤。

（2）**泪腺神经**（lacrimal nerve）：细小，沿眶外侧壁走行于外直肌上方，分布于泪腺和上睑等。

（3）**鼻睫神经**（nasociliary nerve）：在上直肌和视神经之间前走行至眶内侧壁，分支分布于鼻腔黏膜（嗅黏膜除外）、泪囊、眼球、鼻背皮肤和眼睑等。

2. 上颌神经（maxillary nerve） 为感觉神经，自三叉神经节发出后向前穿过海绵窦，经圆孔出颅底至翼腭窝，再向前由眶下裂入眶，延续为眶下神经，出眶下孔至面部。 上颌神经分布于鼻腔下部和口腔顶黏膜、上颌的牙齿和牙龈及眼裂至口裂间的皮肤（见图 14-33）。

（1）**眶下神经**（infraorbital nerve）：为上颌神经主干的终支。 向前经眶下裂入眶，再经眶下沟、眶下管出眶下孔分为数支，分布于下睑、鼻翼和上唇的皮肤等，在行程中还发出上牙槽前、中支。

（2）**上牙槽后神经**（posterior superior alveolar nerve）：在翼腭窝内发自上颌神经主干，在上颌骨体后方穿入骨质，与上牙槽前、中支相互吻合构成上牙槽神经丛，再分支分布于上颌牙与牙龈。

（3）**颧神经**（zygomatic nerve）：细小，在翼腭窝处分出，经眶下裂入眶，分 2 支穿经眶外侧壁，分布于颧、颞区皮肤。 颧神经与泪腺神经之间有交通支，面神经的副交感纤维经此控制泪腺分泌。

3. 下颌神经（mandibular nerve） 为混合神经，是 3 支中最粗大的 1 支。 自三叉神经节发出后，经卵圆孔出颅腔达颞下窝，发肌支支配咀嚼肌等，还发感觉支和混合支，如舌神经、下牙槽神经等，这些分支分布于舌前 2/3 的黏膜、下颌的牙齿和牙龈、口腔底及颞区和口裂以下的皮肤（见图 14-33）。

（1）**耳颞神经**（auriculotemporal nerve）：以两根夹持脑膜中动脉，向后合成一干，经下颌颈内侧转折向上，伴颞浅血管穿腮腺上行，分支分布于耳屏、外耳道及颞区的皮肤，并有分支至腮腺。

（2）**颊神经**（buccal nerve）：沿颊肌外侧面前行，继而贯穿此肌，分布于颊部皮肤和黏膜。

（3）**舌神经**（lingual nerve）：在下颌支内侧下行，继而弓形转向前内侧，越过下颌下腺上方，达口底黏膜深面，分支分布于舌前 2/3 和口腔底的黏膜，传导一般感觉。

（4）**下牙槽神经**（inferior alveolar nerve）：为混合性神经，向下经下颌孔入下颌管，在管内分支构成下牙槽神经丛，分支分布于下颌牙和牙龈；其终支自颏孔穿出称**颏神经**（mental nerve），分布于颏部及下唇的皮肤和黏膜。 下牙槽神经的运动纤维支配下颌舌骨肌和二腹肌前腹。

（5）**咀嚼肌神经**（masseteric nerve）：为运动性神经。 分支有咬肌神经、颞深神经、翼内肌神经和翼外肌神经，支配全部咀嚼肌。

三叉神经在头部皮肤的分布范围大致以睑裂和口裂为界。 眼神经分布于鼻背中部、睑裂以上至矢状缝中点外侧区域的皮肤；上颌神经分布于鼻背外侧、睑裂与口裂之间，向后上至翼点处的狭长区域的皮肤；下颌神经分布于口裂与下颌底之间，向后上至耳前上方一带的皮肤（图 14-34）。

一侧三叉神经损伤时可出现同侧面部皮肤及眼、口和鼻腔黏膜感觉障碍；角膜反射消失；患侧咀嚼肌瘫痪，张口时下颌偏向患侧。 临床上常见的三叉神经痛（trigeminal neuralgia）可以波及三叉神经的全部分支或其中的某一分支。 此时，不仅疼痛的部位与三叉神经3个分支在面部的分布区相一致，而且压迫眶上孔、眶下孔或颏孔时可以诱发患支分布区的疼痛。

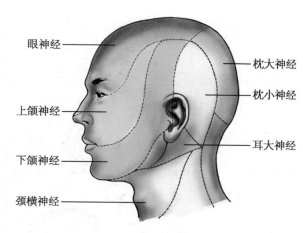

图 14-34　头面部皮神经分布图

六、展神经

展神经（abducent nerve）为运动神经，由躯体运动纤维组成，起自脑桥，向前经海绵窦及眶上裂入眶，支配外直肌。 展神经损伤后可致外直肌瘫痪，患侧眼球不能转向外侧，产生内斜视（见图 14-32）。

七、面神经

面神经（facial nerve）为**混合神经**，离脑桥后，经内耳门入内耳道，在内耳道底穿入面神经管，再由茎乳孔出颅，穿过腮腺到达面部。 含有 4 种纤维成分：①特殊内脏运动纤维，起自脑桥的面神经核，主要支配面肌；②内脏运动（副交感）纤维，起自脑桥的上泌涎核，终于相应副交感神经节，节后纤维控制泪腺、下颌下腺、舌下腺等分泌；③内脏感觉（味觉）纤维，分布于舌前 2/3 味蕾，传导味觉至孤束核上部；④躯体感觉纤维，传导耳部皮肤的躯体感觉和面肌的本体感觉。

在面神经管的起始部有膨大的**膝神经节**，是内脏感觉神经元胞体的所在。 内脏感觉纤维借三叉神经的舌神经分布于舌前 2/3 黏膜上的味蕾，传导味觉冲动（图 14-35）。

面神经的内脏运动纤维为副交感纤维，在**翼腭神经节和下颌下神经节**交换神经元后，分布于泪腺、下颌下腺、舌下腺和鼻腔、腭黏膜的腺体。 翼腭神经节位于翼腭窝内，下颌下神经节在下颌下腺上方、舌神经的下方。 两个神经节均是副交感神经节（图 14-35）。

面神经的躯体运动纤维出茎乳孔后，先发出小肌支支配枕额肌的枕腹、二腹肌后腹、茎突舌骨肌等，主干进入腮腺实质，分支交织成腮腺丛，从腮腺前缘呈辐射状发出颞支、颧支、颊支、下颌缘支、颈支，支配面肌等（图 14-36）。

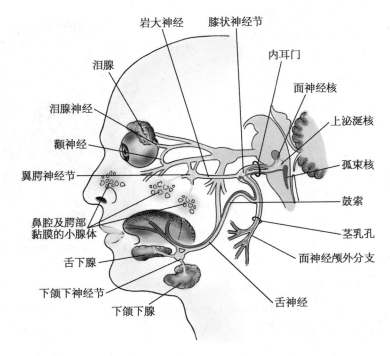

图 14-35 面神经及其分布示意图

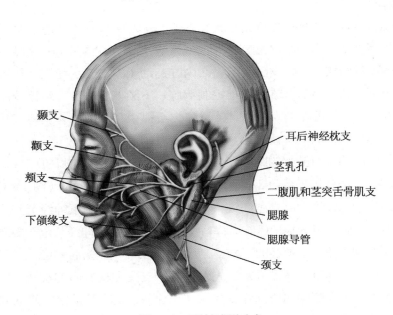

图 14-36 面神经颅外分支

1. 鼓索（chorda tympani） 在面神经出茎乳孔前约 6 mm 处发出，呈弓形穿越鼓室至颞下窝，以锐角从后方加入舌神经，并随其走行分布。鼓索含有 2 种纤维。味觉纤维分布于舌前 2/3 的味蕾，传导味觉；副交感纤维在下颌下神经节内交换神经元，其节后纤维支配下颌下腺和舌下腺的分泌。下颌下神经节为副交感神经节，位于下颌下腺与舌神经之间（见图 14-35）。

2. 岩大神经 （greater petrosal nerve）　含副交感纤维，在面神经管起始部由面神经分出，自颞骨岩部尖端穿出，经破裂孔出颅，与来自颈内动脉丛的岩深神经合成翼管神经，穿翼管向前至翼腭窝，在翼腭神经节内交换神经元，节后纤维控制泪腺和鼻、腭部黏膜腺体的分泌。　**翼腭神经节**又称蝶腭神经节，为副交感神经节，位于翼腭窝内，连于上颌神经下方（见图 14-35）。

3. 镫骨肌神经（stapedialnerve）　支配镫骨肌。

面神经行程长，与鼓室、乳突和腮腺等结构有密切的毗邻关系。　面神经主干损伤的症状有：①伤侧面肌瘫痪——额纹消失，不能皱眉，不能闭眼，鼻唇沟平坦，发笑时口角偏向健侧，不能鼓腮，不能吹口哨，说话或咀嚼时唾液和食渣常从患侧口角漏出；②角膜反射消失（因眼轮匝肌瘫痪所致）；③听觉过敏；④舌前 2/3 味觉丧失；⑤泌泪障碍，角膜干燥；⑥泌涎障碍。　在面神经管（包括茎乳管）内或在面神经管外损伤面神经时，临床表现不同。　简单地说，面神经管外的面神经损伤时，主要表现为面肌瘫痪的症状；而面神经管内的面神经损伤时，除面肌瘫痪外，还伴有味觉、听觉或泌涎障碍。

八、前庭蜗神经

前庭蜗神经（vestibulocochlear nerve）为感觉神经，含躯体感觉纤维，由蜗神经和前庭神经两部分合成。　蜗神经的感觉神经元胞体位于内耳蜗轴内的蜗神经节内，为双极神经元，其周围支布于螺旋器，中枢支在内耳道聚成蜗神经，出内耳门进入颅后窝，把听觉冲动传入脑桥。

前庭神经的感觉神经元胞体位于内耳道底的前庭神经节内，也是双极神经元，其周围支分布于内耳的球囊斑、椭圆囊斑和壶腹嵴，中枢支聚成前庭神经，与蜗神经同行，把位觉冲动传入脑桥。

蜗神经受到刺激时表现为耳鸣，受到损伤时表现为耳聋；前庭神经受到刺激时表现为眩晕，受到损伤时表现为步态不稳（图 14-37）。

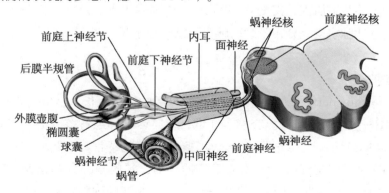

图 14-37　前庭蜗神经

九、舌咽神经

舌咽神经（glossopharyngeal nerve）为混合神经，含有 5 种纤维成分：①特殊内脏运动纤维，起自疑核，支配茎突咽肌；②一般内脏运动（副交感）纤维，发自下泌涎核，在卵圆孔下方的耳神经节内交换神经元，节后纤维控制腮腺分泌；③一般内脏感觉纤维，胞体位于下神经节，其周围突分布于舌后 1/3 黏膜及咽、咽鼓管、鼓室等处的黏膜，还有颈动脉窦和颈动脉小球等，中枢突至孤束核下部；④特殊内脏感觉纤维，胞体位于下神经节，其周围突分布于舌后 1/3 的味蕾，中枢突至孤束核上部；⑤**一般躯体感觉纤维**，胞体位于上神经节，其周围突分布于耳后皮肤，中枢突至三叉神经脊束核（图 14-38）。

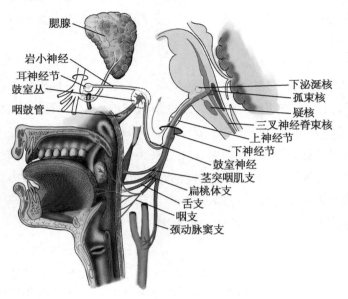

图 14-38　舌咽神经及其分布示意图

舌咽神经根丝连于延髓，与迷走神经和副神经一起出颈静脉孔。

它有上、下 2 个神经节，位于颈静脉孔内。 上神经节为躯体感觉神经元胞体所在，下神经节含内脏感觉神经元胞体。 主干在颈内动、静脉之间下行，至茎突咽肌后缘分为咽支和舌支 2 条终支。 咽支分布于咽壁黏膜，舌支分布于舌后 1/3 的黏膜，传导一般感觉和味觉。

舌咽神经沿途还发出：①**耳支**，分布到耳后皮肤。 ②**鼓室神经**，分布于鼓室、乳突小房和咽鼓管的黏膜。 此神经还含有内脏运动纤维（为副交感神经纤维），至耳神经节交换神经元后分布于腮腺，控制其分泌。 耳神经节在卵圆孔下方贴附于下颌神经的内侧，属副交感神经节。 ③**茎突咽肌支**，支配茎突咽肌。 ④**扁桃体支**，分布于腭扁桃体、软腭和咽峡的黏膜。 ⑤**颈动脉窦支**，分布于颈动脉窦和颈动脉小球（图 14-38）。

十、迷走神经

迷走神经（vagus nerve）为混合神经，是脑神经中行程最长、分布最广的神经，含有 4 种纤维成分：①一般内脏运动（副交感）纤维，起自迷走神经背核，至器官旁或壁内的副交感神经节交换神经元，节后纤维分布于颈、胸、腹部的器官，控制心肌、平滑肌和腺体的活动；②一般内脏感觉纤维，胞体位于下神经节，其周围突分布于颈、胸、腹部的脏器，传导一般内脏感觉冲动，中枢突终止于孤束核；③特殊内脏运动纤维，发自疑核，支配咽喉肌；④一般躯体感觉纤维，胞体位于上神经节，其周围突分布于硬脑膜、耳郭和外耳道的皮肤，中枢突终止于三叉神经脊束核。 由颈静脉孔出颅腔，在孔内有 1 个上神经节，为躯体感觉神经元胞体所在。 在孔的下方，还有 1 个下神经节，为内脏感觉神经元胞体聚集处。 主干在颈内静脉与颈内动脉或颈总动脉之间下行达颈根部。 再往下则左、右迷走神经的行径略有不同：①左迷走神经，在左颈总动脉与左锁骨下动脉之间跨越主动脉弓的前方，经左肺根的后方至食管前面分散为一些细支，构成左肺丛和食管前丛，在食管下端延为**迷走神经前干**。 ②右迷走神经，在右锁骨下动脉、静脉之间沿气管右侧下行，经右肺根后方达食管后面分散构成右肺丛和食管后丛，此丛向下端延为**迷走神经后干**（图 14-39）。

迷走神经沿途发出的分支有以下几条（图 14-39）。

1. 喉上神经（superior laryngeal nerve） 在颈静脉孔下方发自主干，沿颈内动脉内侧下行，于舌骨大角处分为内支和外支。 内支伴喉上动脉穿过甲状舌骨膜入喉，分布于声门裂以上的喉黏膜及会厌和舌根等处，外支支配环甲肌。

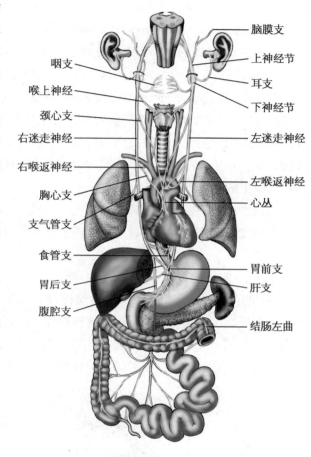

图 14-39 迷走神经

2. 颈心支（cervical cardiac branches） 有上、下两支，分别在喉上神经起点下方和第 1 肋上方分出。 在喉与气管两侧下行入胸腔，至主动脉弓下方和气管杈前面与交感神经共同构成心丛，分支分布于心传导系、心肌和冠状动脉等。 其中，颈上心支有一分支称**主动脉神经**或减压神经，分布至主动脉弓壁内，感受血压变化和化学刺激。

3. 喉返神经（recurrent laryngeal nerve） **左喉返神经**发自左迷走神经越过主动脉弓前方处，勾绕主动脉弓返回颈部；**右喉返神经**发自右迷走神经跨过右锁骨下动脉前方处，勾绕右锁骨下动脉返回颈部。 在颈部，喉返神经沿气管食管旁沟上行，至甲状腺侧叶深面、环甲关节后方进入喉内，终支称**喉下神经**。 喉返神经的感觉纤维分布于声门裂以下的喉黏膜，运动纤维支配除环甲肌以外的全部喉肌。 喉返神经在行程中还发出心支、气管支和食管支，分别参加同名内脏神经丛。

喉返神经是喉肌的重要运动神经，在其入喉前与甲状腺下动脉及其分支互相交错，关系复杂。 在甲状腺手术钳夹或结扎甲状腺下动脉时，应避免损伤此神经而导致声音嘶哑；结扎甲状腺上动脉时，应靠近甲状腺；结扎甲状腺下动脉时，应远离甲状腺，即"**上靠下离**"原则。 若两侧同时损伤，可引起呼吸困难，甚至窒息。

4. 胃前支（anterior gastric branch）和肝支（hepatic branch） 在贲门附近发自迷走神经前干。 胃前支沿胃小弯向右分布于胃前壁，其终支以"鸦爪"形分支分布于幽门部前壁；肝支向右行于小网膜内参与构成肝丛，随肝固有动脉分布于肝、胆囊等处。

5. 胃后支（posterior gastric branch）和腹腔支（celiac branch） 在贲门附近发自迷走神经后干。 胃后支沿胃小弯后面走行，沿途分支分布于胃后壁，其终支也以"鸦爪"形分支分布于幽门部后壁；腹腔支向右行与交感神经分支围绕腹腔干的根部及其周围，共同构成腹腔丛，此丛随腹腔干、肠系膜上动脉和肾动脉的分支分布于肝、胆、胰、脾、肾及结肠左曲以上的消化管。

迷走神经主干损伤后，表现为脉速、心悸、恶心、呕吐、呼吸深慢和窒息等症状。 由于咽喉感觉障碍和肌肉瘫痪，可出现声音嘶哑、语言及吞咽困难、腭垂偏向一侧等症状。

十一、副神经

副神经（accessory nerve）为**运动神经**，由颅根和脊髓根合成，含有躯体运动纤维。**颅根**起自延髓，出颈静脉孔后加入迷走神经，成为迷走神经的组成部分，支配咽喉肌。 **脊髓根**起自脊髓颈部，在椎管内上行，经枕骨大孔入颅腔，与脑根汇合，一起出颈静脉孔，然后又与脑根分开，在颈内静脉的前外侧下降，支配胸锁乳突肌和斜方肌（图 14-40）。

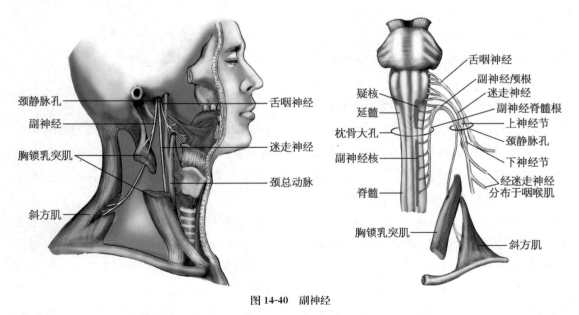

图 14-40 副神经

副神经脊髓根损伤时，由于胸锁乳突肌和斜方肌的瘫痪，患者头部会出现该二肌损伤的典型症状：头不能向患侧侧屈，也不能使面部转向对侧及患侧肩胛骨下垂。　颈静脉孔是舌咽神经、迷走神经和副神经穿出颅腔的共同通道。　因此，颈静脉孔处的病变常同时累及舌咽神经、迷走神经和副神经引起相应的症状。

十二、舌下神经

舌下神经（hypoglossal nerve）为**运动神经**，由躯体运动纤维组成，发自延髓，经舌下神经管出颅腔，下行于颈内动、静脉之间的深方，在舌骨上方，转向前内入舌，支配舌内肌和舌外肌。　一侧舌下神经完全损伤时，患侧半舌肌瘫痪。　此时，患者伸舌时，舌尖偏向患侧。　这是由于患侧颏舌肌收缩功能丧失，无力向前牵拉舌体，而健侧的颏舌肌收的牵拉力相对过大所致。

记忆时，可以将双侧的颏舌肌看成汽车的两个前轮，当一侧爆胎后，方向就会驶（偏）向爆胎的一侧。　如果舌肌瘫痪时间过长（超过 3 个月），最终会造成舌肌萎缩（图 14-41）。

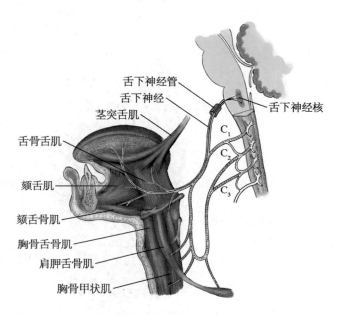

图 14-41　舌下神经

第三节　内脏神经系统

内脏神经系统（autonomic nervous system）是整个神经系统的一个组成部分，主要分布于内脏、心血管和腺体。　由于这些器官的活动一般是不随意的，似乎是自主进行，故获此名。　其实自主神经和躯体神经一样，均受大脑皮质和皮质下各级中枢的控制和调节。鉴于这部分的神经结构与内脏活动关系密切，故有人称之为**内脏神经系统**，也有人称之为**植物性神经系统**（vegetative nervous system）。　因为它主要是调节动、植物共有的新陈代谢活动，不支配动物所特有的骨骼肌。

内脏神经系统包含内脏感觉和内脏运动两种纤维成分。　内脏感觉神经元的胞体也在脑、脊神经节内。　内脏运动神经又可分为交感神经和副交感神经两部，内脏器官一般同时接受交感神经和副交感神经的双重支配（图 14-42）。

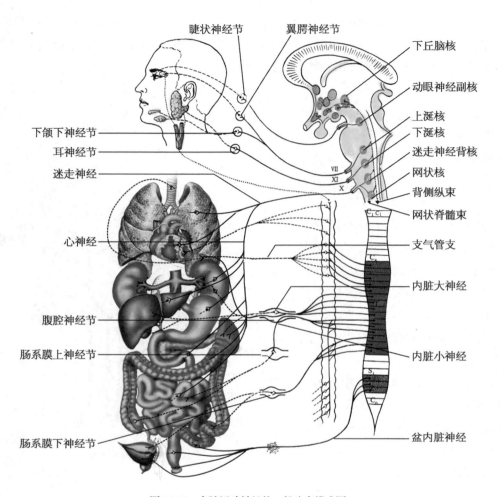

图 14-42　内脏运动神经的一般分布模式图

一、内脏运动神经

内脏运动神经（visceral motor nerve）在形态结构、分布和功能上有其特点，即与躯体运动神经有所不同，具体的区别如下。

（1）支配的器官不同：躯体运动神经支配骨骼肌并受意志支配，内脏运动神经支配平滑肌、心肌和腺体，不受意志直接控制。

（2）纤维成分不同：躯体运动神经只有 1 种纤维，内脏运动神经则有交感和副交感 2 种纤维成分，多数内脏器官同时接受交感神经和副交感神经的双重支配。

（3）神经元数目不同：躯体运动神经从中枢到效应器仅需要一级神经元。内脏运动神经由低级中枢到效应器需要经过 2 级神经元：第 1 级神经元称**节前神经元**（preganglionic neuron），胞体位于脑干和脊髓内，其轴突称**节前纤维**（preganglionic fiber）；第 2 级神经元称**节后神经元**（postganglionic neuron），胞体位于内脏运动神经节内，其轴突称**节后纤维**（postganglionic fiber）。 1个节前神经元可与多个节后神经元构成突触。

（4）分布形式不同：躯体运动纤维以神经干的形式分布，内脏运动神经的节后纤维通常是由神经丛分支至效应器。

（5）神经纤维种类不同：躯体运动神经纤维一般是比较粗的有髓纤维，内脏运动神经是较细的薄髓（节前纤维）和无髓（节后纤维）纤维。

（一）交感神经

交感神经（sympathetic nerve）可分为中枢部和周围部。 低级中枢位于胸1~腰3节段脊髓灰质侧角内，即交感神经节前神经元胞体所在处，自此发出的节前纤维经相应的前根传出。 交感神经的周围部包括经脊神经前根传出的节前纤维、交感神经节和由节发出的节后纤维（图14-43）。

交感神经节按所在的部位可分为以下两种。

1. 椎旁神经节（paravertebral ganglia） 位于脊柱两旁，各有19~24个神经节（颈部3个、胸部10~12个、腰部4~5个、骶部2~3个，尾部两侧合为1个称奇神经节）。 节内为多极神经元，部分交感神经节后纤维即起自这些神经元。 每侧椎旁神经节借节间支连成交感干，上自颅底，下达尾骨，左右2条交感干在尾骨前面会合于奇神经节。 椎旁神经节作为交感干的一个组成部分，又称**交感干神经节**（图14-44）。

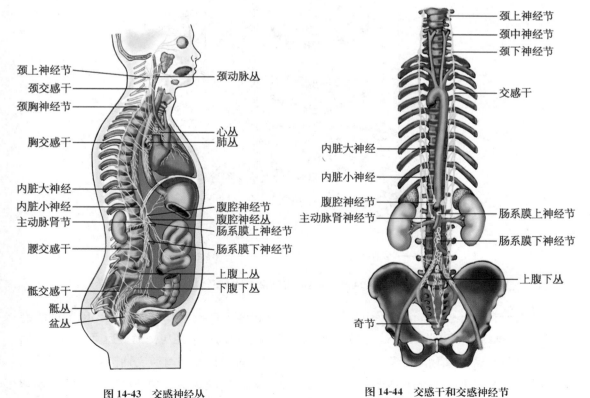

图14-43 交感神经丛

图14-44 交感干和交感神经节

2. 椎前神经节（prevertebral ganglia） 位于脊柱的前方、腹主动脉主要脏支的根部，包括腹腔神经节（2个）、主动脉肾神经节（2个）、肠系膜上神经节及肠系膜下神经节等。

交感干神经节有交通支连于相应的脊神经。 交通支分**白交通支**和**灰交通支**两种。 白交通支（white communicating branch）内含有经脊神经前根和脊神经来的具有髓鞘的节前纤维，因在新鲜标本髓鞘反光发亮，故呈白色。 交感神经节前神经元的胞体仅存在于脊髓胸1～腰3节段的侧角，所以白交通支也只见于第 1 胸神经至第3腰神经。 白交通支内的节前纤维进入交感干后，有 3 个去向：①终止于相对应的椎旁节；②在交感干内上升或下降，然后终止于上方或下方的椎旁节；③穿过椎旁节，至椎前神经节交换神经元（图 14-45）。

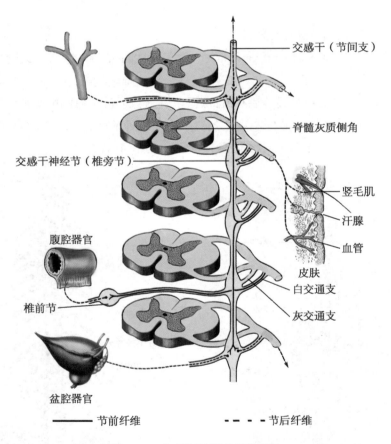

图 14-45　交感神经纤维走行模式图

灰交通支（grey communicating branch）是由椎旁节内的节后神经元发出的节后纤维组成，因无髓鞘，故颜色灰暗。 其节后纤维也有 3 个走向：①经灰交通支返回脊神经，随脊神经分布至躯干和附肢血管、汗腺、立毛肌等，31 对脊神经均有灰交通支与交感干神经节联系；②攀附动脉走行并构成神经丛称脉管丛，如颈内动脉丛、颈外动脉丛、腹主动脉丛、腹腔丛等，随同名动脉分布到所支配的器官；③由交感神经节直接发出，独立走行至所支配的器官，如咽支、心支、食管支、肺支等，直接走向咽、心、食管、肺等（见图 14-45）。

（二）副交感神经

副交感神经（parasympathetic nerve）的低级中枢位于**脑干**的副交感核和**脊髓**骶部第2～4 节段内的骶副交感核。

副交感神经的周围部包括经第Ⅲ、第Ⅶ、第Ⅸ、第Ⅹ对脑神经和第 2～4 骶神经前根传出的节前纤维、副交感神经节及由节发出的较短的节后纤维。有的副交感神经节位于所支配的器官附近称**器官旁节**，有的在器官壁内称**器官内节**。位于头部的器官旁节较大，有 4 对，它们分别是睫状神经节、翼腭神经节、下颌下神经节和耳神经节（详见本章第二节），而位于身体其他部位的副交感神经节则很小，肉眼不易辨别，如位于心丛、肺丛、盆丛等的神经节。器官内节常在管壁内，需借助显微镜才能看到。

1. 颅部副交感神经 节前纤维走行在第Ⅲ、第Ⅶ、第Ⅸ、第Ⅹ对脑神经内，已于脑神经中记述，现概括介绍如下：①随**动眼神经**走行的副交感神经节前纤维入眶后，在**睫状神经节**内交换神经元，其节后纤维穿入眼球，分布于瞳孔括约肌和睫状肌。②随**面神经**走行的副交感神经节前纤维，一部分在翼腭神经节交换神经元，节后纤维分布于泪腺和鼻腔、腭黏膜的腺体；另一部分节前纤维至下颌下神经节交换神经元，节后纤维分布于下颌下腺和舌下腺。③随**舌咽神经**走行的副交感神经节前纤维至卵圆孔下方的耳神经节交换神经元，节后纤维分布于腮腺。④随**迷走神经**走行的副交感神经节前纤维至胸、腹腔脏器附近或器官壁内的副交感神经节交换神经元，节后纤维分布于胸，腹腔脏器（降结肠、乙状结肠和盆腔脏器除外）。

2. 骶部副交感神经 节前纤维起自脊髓骶 2～4 节段内的骶副交感核，随第 2～4 骶神经出骶前孔后，构成盆内脏神经，加入直肠两侧的盆丛，再随盆丛的分支到达盆腔脏器附近或器官壁内交换神经元，其节后纤维分布于结肠左曲以下的消化管、盆腔脏器及外生殖器（图 14-46）。

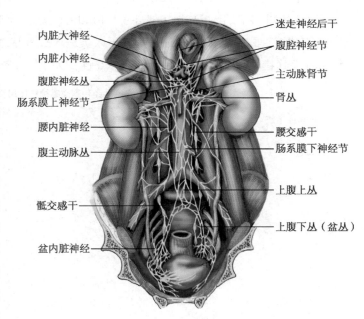

内脏大神经
内脏小神经
腹腔神经丛
肠系膜上神经节
腰内脏神经
腹主动脉丛
骶交感干
盆内脏神经

迷走神经后干
腹腔神经节
主动脉肾节
肾丛
腰交感干
肠系膜下神经节
上腹上丛
上腹下丛（盆丛）

图 14-46　腹部和盆部的交感神经

（三）交感神经和副交感神经的主要区别

交感神经和副交感神经的主要区别如表 14-2 所示。

表 14-2　交感神经与副交感神经在结构和配布上的区别

项　目	交感神经	副交感神经
低级中枢位置	脊髓胸 1 ~ 腰 2 或腰 3 节段侧柱	脑干副交感核，脊髓骶 2 ~ 4 节段的骶副交感核
周围神经节的位置	椎旁节和椎前节	器官旁节和器官内节
节前、节后纤维	节前纤维短，节后纤维长	节前纤维长，节后纤维短
神经元的联系	1 个节前神经元可与许多节后神经元形成突触	1 个节前神经元只与少数节后神经元形成突触
分布范围	广泛（全身血管、内脏、平滑肌、心肌、腺体、瞳孔开大肌和竖毛肌）	局限（大部分血管、肾上腺髓质、汗腺、竖毛肌等处无分布）

　　交感神经和副交感神经均是内脏运动神经，它们常共同支配一个器官，形成双重神经支配，对同一器官所起的作用不同，往往具有拮抗性质（表 14-3）。例如，对于心脏，迷走神经具有抑制作用，而交感神经具有兴奋作用。这种拮抗性使神经系统能够从正反两个方面调节内脏的活动，维护动态平衡，以利于人体适应内、外环境的变化。但也有作用相同的，如交感神经和副交感神经均可以促进口腔腺的分泌，但前者作用后的分泌物较黏稠，而后者作用后的分泌物较稀薄。

　　国外教科书中常用"Fight（战斗）、Flight（逃避）和 Fright（恐惧）"（3F）表示交感神经的功能，即交感神经兴奋时有利于人类进入战斗状态，逃避和对恐惧做出反应。用"Silence（静止）、Sleep（睡眠）和 Sex（性行为）"（3S）表示副交感神经的功能。

表 14-3　交感神经和副交感神经作用简表

器官或系统	交感神经	副交感神经
眼	瞳孔开大	瞳孔缩小
循环器官	心跳加快、加强 冠状动脉舒张 腹腔内脏及皮肤血管收缩 外生殖器血管收缩	心跳减慢、减弱 冠状动脉收缩 部分器官血管舒张 外生殖器血管舒张
呼吸器官	支气管舒张	支气管收缩
消化器官	胃肠道蠕动减弱 直肠内括约肌收缩 口腔腺分泌黏稠唾液 抑制肝和胰腺的分泌 抑制胆囊收缩	胃肠道蠕动加强 抑制直肠内括约肌 口腔腺分泌稀薄唾液 肝和胰腺的分泌加强 促进胆囊收缩
泌尿生殖器官	膀胱壁肌松弛，内括约肌收缩 尿潴留 受孕子宫收缩，未孕子宫舒张	膀胱壁肌收缩，内括约肌松弛 排尿 阴茎勃起
皮肤	汗腺分泌立毛肌收缩（竖毛）	

二、内脏感觉神经

内脏感觉神经（visceral sensory nerve）由内感受器接受内脏感觉性冲动传到中枢，中枢可直接通过内脏运动神经或间接通过体液调节各内脏器官的活动。

内脏感觉神经元的细胞体亦位于脑、脊神经节内，也是假单极神经元，它的周围支可以是粗细不等的有髓或无髓纤维，随交感神经、舌咽神经、迷走神经及盆内脏神经等分布于脏器、血管等处。它的中枢支进入脑和脊髓。

内脏感觉纤维的数目较少，其中细纤维占多数。内脏的痛阈较高，对于一般强度的刺激不产生主观感觉。例如，在外科手术挤压、切割或烧灼内脏时，患者并不感到疼痛。但在脏器进行比较强烈的活动时，即可产生内脏感觉，如胃的饥饿收缩可以引起饥饿感觉；直肠、膀胱的充盈可引起膨胀感觉等。一般认为，这些感觉的传入纤维在副交感神经干内。

在病理状况下或极强烈刺激下，内脏感觉神经产生痛觉。例如，内脏器官过度膨胀，受到牵张或平滑肌发生痉挛，或由于缺血而代谢产物聚积，因而对神经末梢产生化学性刺激等均可引起内脏痛。一般认为，痛觉的传入纤维与交感神经伴行。

内脏感觉的传入途径分散，即一个脏器的感觉纤维可经几个节段的脊神经进入中枢，而1条脊神经又可包含几个脏器的感觉纤维。因此，内脏痛往往是弥散的，而且定位亦不准确。

三、牵涉性痛

当某些内脏发生病变时，常在体表的一定区域产生感觉过敏或痛觉，这种现象称**牵涉性痛**（referred pain）。牵涉性痛可发生在患病内脏附近的皮肤，也可发生在与发病器官相距较远的皮肤，如心绞痛时，常在左胸前区及左臂内侧皮肤出现疼痛；肝胆疾患时，常在右肩部出现疼痛等。了解各器官病变时牵涉性痛的发生部位有一定的临床诊断意义。

关于牵涉性痛的发生机制，一般认为，发生牵涉性痛的体表部位与病变器官往往受同一节段脊神经支配，体表部位和病变器官的感觉神经进入同一脊髓节段，并在后角内密切联系。因此，从患病内脏传来的冲动可以扩散或影响到邻近的躯体感觉神经元，从而产生牵涉性通。进一步的研究表明，一个脊神经节神经元的周围突分叉至躯体部和内脏器官，并认为这是牵涉性通机制的形态学基础。

（马丽香）

第十五章　中枢神经系统

中枢神经系统由脑和脊髓组成。此外，还有被膜、脑脊液和血管等附属结构。

第一节　脊　髓

脊髓（spinal cord）起源于神经管的后部，是中枢神经的低级部分。脊髓发出 31 对脊神经，分布到躯干和四肢。脊髓与脑的各级中枢之间有着广泛的联系，来自躯干和四肢的各种刺激只有通过脊髓传导到脑才能被感受，脑也要通过脊髓来完成复杂的活动，但脊髓本身也可以完成许多反射活动。

一、脊髓的位置与外形

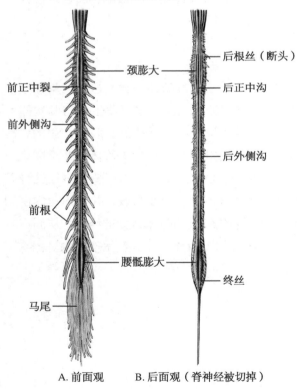

A. 前面观　　B. 后面观（脊神经被切掉）

图 15-1　脊髓的外形

脊髓呈圆柱形，前后稍扁，外包被膜，长约 45 cm，占据椎管的上 2/3，与脊柱的弯曲一致。脊髓的上端在枕骨大孔处与延髓相连，下端逐渐变细成圆锥状，称**脊髓圆锥**（conus medullaris）。圆锥向下伸出 1 根细丝，称**终丝**（filum terminale）。终丝是软脊膜，无神经组织，在第 2 骶椎水平以下被硬脊膜包裹，止于尾骨的背面（图 15-1）。

脊髓全长粗细不等，有 2 个呈梭形的膨大：①上方的**颈膨大**（cervical enlargement），自颈髓第 4 节段到胸髓第 1 节段，在颈髓第 6 节段最粗；②下方的**腰骶膨大**（lumbosacral enlargement），自腰髓第 2 节段到骶髓第 3 节段，在腰髓第 3 节段最粗。骶髓第 4、第 5 节段和尾髓逐渐变细，即为**脊髓圆锥**。颈、腰骶膨大的形成是因内部的细胞和纤维数目增

图中标注：
后根丝（断头）、颈膨大、前正中裂、后正中沟、前外侧沟、后外侧沟、前根、腰骶膨大、终丝、马尾

多所致，与四肢的出现有关。 人类的上肢功能特别发达，因而颈膨大比腰骶膨大更为明显。而袋鼠的后肢发达，故其腰骶膨大明显，蛇的脊髓无膨大（见图 15-1）。

脊髓的表面有数条平行的纵沟，前面的**前正中裂**（anterior median fissure）较深，后面的**后正中沟**（posterior median sulcus）较浅。 脊髓借这 2 条纵沟分成大致对称的左、右两半。 此外，在脊髓的后外侧，脊神经后根根丝穿入处有浅沟，称**后外侧沟**（posterolateral sulcus）；在脊髓的前外侧，脊神经前根根丝穿出的地方有浅沟，称**前外侧沟**（anterolateral sulcus）。 出前外侧沟的根丝形成 31 对**前根**（anterior or ventral root），入后外侧沟的根丝形成 31 对**后根**（posterior or dorsal root）。 后根在近椎间孔处有膨大，称**脊神经节**（spinal ganglion），内含感觉性假单极神经元。 后根一般比前根粗，前、后根在椎间孔处汇合，构成**脊神经**（spinal nerve）（见图 15-1）。

脊髓在外形上无明显的节段，可以人为地把每 1 对脊神经及其前、后根的根丝所附着的那一段脊髓称为 1 个脊髓节段。 由于脊神经有 31 对，所以脊髓也分成 31 个节段，即颈段有 8 个颈节，胸段有 12 个胸节，腰段有 5 个腰节，骶段有 5 个骶节，尾段有 1 个尾节。

胚胎前 3 个月，脊柱与脊髓的生长速度相同，脊髓与椎管等长，故每对脊神经从同序数的椎间孔穿出。 从胚胎 3 个月起，脊髓的生长速度较脊柱缓慢，而脊髓上端与脑连结，位置固定，因而脊髓在椎管内相对上升，至出生时，脊髓下端已平齐第 3 腰椎。 随年龄的增长，脊髓下端逐渐相对上移，至成人则达第 1 腰椎下缘，但女性较男性略低。 正因为脊髓下部与脊柱的对应关系不一致，腰、骶、尾部的神经根在未合成脊神经穿出相应的椎间孔之前，在椎管内几乎垂直下降，这些神经根在脊髓圆锥下方，围绕终丝，集聚成束，形似马尾，故称**马尾**（cauda equina）。 由于下 4 个腰椎和骶骨这段椎管内没有脊髓，只有马尾和终丝，故临床常在第 3、第 4 或第 4、第 5 腰椎间隙进行穿刺（图 15-2、15-3）。

了解脊髓节段与椎骨的对应关系对疾病的定位诊断和治疗具有重要的实际意义。 在成人，脊髓的节段与椎骨的椎体平面对应关系如表 15-1 所示。

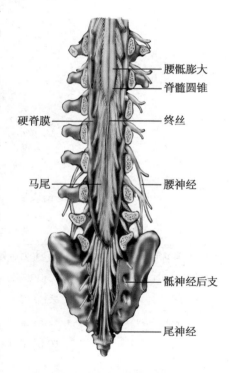

图 15-2 脊髓圆锥和马尾

腰骶膨大
脊髓圆锥
硬脊膜
终丝
马尾
腰神经
骶神经后支
尾神经

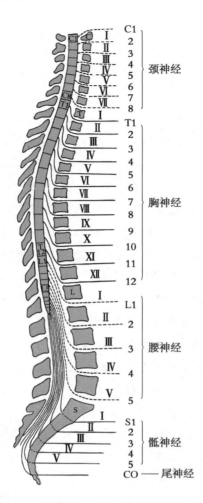

图 15-3 脊髓节段与椎骨对应位置关系模式图

表 15-1 脊髓节段与椎骨的对应关系

脊髓节	相对椎骨的椎体	推算举例
上颈髓（C1～4）	与相应椎骨同高	如第 2 颈节对第 2 颈椎
下颈髓（C5～8）	较相应椎骨高 1 个椎体	如第 5 颈节对第 4 颈椎体
上胸髓（T1～4）	较相应椎骨高 1 个椎体	如第 2 胸节对第 1 胸椎体
中胸髓（T5～8）	较相应椎骨高 2 个椎体	如第 7 胸节对第 5 胸椎体
下胸髓（T9～12）	较相应椎骨高 3 个椎体	如第 11 胸节对第 8 胸椎体
腰髓（L1～5）	平对第 10、第 11、第 12 胸椎	
骶髓（S1～5）	平对第 1 腰椎	

二、脊髓的内部结构

脊髓由中央部的**灰质**（gray matter）和外周部的**白质**（white matter）构成。

在新鲜脊髓的横切面上，可见中央管的周围有呈"H"形的灰红色区域，内有各种大小的神经细胞体，并有丰富的血管，故称灰质。"H"的两侧边的后半称**后角**（posterior horn），前半称**前角**（anterior horn），前、后角之间狭小区称**中间带**（intermediate zone）。在脊髓的胸部和上腰部，中间带向外突出形成**侧角**（lateral horn）。中央管的前后有**灰质前连合**（anteriorgray commissure）和**灰质后连合**（posterior gray commissure）。

中央管（central canal）纵贯脊髓全长，有1层室管膜上皮，内含脑脊液，此管向上通第四脑室，向下达终丝的始部，并在脊髓圆锥内呈梭形扩张，成**终室**。40岁以上的人中央管常闭塞。

灰质的外周是**白质**，主要由密集的神经纤维束组成，因含鞘磷脂较多，所以呈白色。白质借脊髓表面的纵沟左右各分成3个索。前正中裂与前外侧沟之间为**前索**（anterior funiculus），前、后外侧沟之间为**侧索**（lateral funiculus），后正中沟与后外侧沟之间为**后索**（posterior funiculus）。在灰质前连合的前方，有连接两侧白质的横行纤维，称**白质前连合**（anterior white commissure）。侧索靠近前、后角之间，有些灰质小梁突入白质区，与白质相互交织，称**网状结构**（reticular formation），在颈部比较明显。

脊髓各部横切面的形状和大小变化很大，各部灰、白质的比例也不一样，一般遵循以下两条规律：①有粗大神经根出入的地方（如臂丛、腰丛、骶丛）脊髓则增粗（如颈膨大、腰骶膨大），其中灰质的量明显增加。②距离脑越近的脊髓部分白质的量越多，因为脑和脊髓下部联系的上下行纤维必须经过脊髓上部。

（一）灰质

1. 前角　内含躯体运动神经元，位于前角内侧和外侧的躯体运动神经元分别支配躯干和四肢的骨骼肌。颈膨大和腰骶膨大处的前角支配上、下肢肌，故特别发达。

2. 中间带　位于前角和后角之间，在第1胸节至第3腰节处，可见到侧角，内含交感神经节前神经元。由胞体发出的节前纤维经前根到脊神经，再通过白交通支进入交感干。在第2~4骶节的中间带，虽无侧角，但在邻近前角偏外侧处有副交感神经节前神经元集合成**骶副交感核**，发出纤维经前根，随骶神经出骶前孔，组成盆内脏神经。

3. 后角　含有与感觉传导有关的联络神经元。这些神经元分群或分层排列，从后向前分别是**后角边缘核**（posteromarginal nucleus）、**胶状质**（substantia gelatinosa）、**后角固有核**（nucleus proprius）和**胸核**（nucleus thoracicus）。它们发出的纤维，有的联络脊髓的不同节段，有的形成上行传导束将各种感觉信息传递到脑。

4. 脊髓灰质的板层构筑　Rexed（1950年代）对猫的脊髓灰质作了较为详细的研究，发现脊髓灰质也有类似大脑皮质那样的分层现象，即 Rexed laminae 学说。在 Nissl 染色切片中，根据神经元的细胞学特征和排列的形式、密度，他把脊髓灰质分成10层。目前已发现人的脊髓灰质也可分为10层（图15-4）。

（1）**Ⅰ层**（laminaⅠ）：又称**边缘层**，比较薄，呈弧形，并绕到外侧，呈海绵状，被粗细不同的纤维穿过，含有大、中、小型神经元，此层在腰骶膨大处最清楚，相当于后角

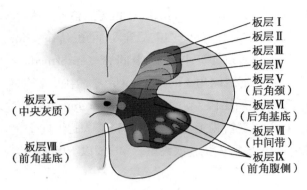

图 15-4 脊髓灰质的板层

图中标注：
板层 I
板层 II
板层 III
板层 IV
板层 V（后角颈）
板层 VI（后角基底）
板层 VII（中间带）
板层 IX（前角腹侧）
板层 X（中央灰质）
板层 VIII（前角基底）

边缘核。 接受后根的传入纤维，发出纤维参与组成脊髓丘脑束。

（2） II 层（lamina II）：占据灰质后角头之大部，由大量密集的小型神经元组成，此层几乎不含有髓纤维，在新鲜脊髓切片上呈半透明的胶状，髓鞘染色不着色，故称**胶状质**。 此层接受后根外侧部传入纤维的侧支及从脑干下行的纤维，发出纤维主要参与组成背外侧束，在白质中上、下行若干节段，与相邻节段的 I ~ IV 层神经元构成突触。 此层对分析处理脊髓的感觉信息，特别是痛觉信息起重要作用。

（3） III 层（lamina III）：与 II 层平行，细胞较大，呈圆形或梭形，排列比较疏松。该层含有许多有髓纤维。

（4） IV 层（lamina IV）：是前 4 层中最厚的一层，其细胞比 III 层稀疏，细胞的大小和形态不一、混杂排列。

IV 层和 III 层虽有内在的差异，但一般认为这两层相当于**后角固有核**，接受大量的后根传入纤维，发出的纤维联络脊髓的不同节段并进入白质形成纤维束。

（5） V 层（lamina V）：位于后角颈部，细胞大小和形态不一，分为内、外侧部。内侧部占 2/3，与后索分界明显，外侧部占 1/3，细胞较大，位于纵横交错的纤维之间，形成**网状结构**。

（6） VI 层（lamina VI）：位于后角基底部，在颈膨大和腰骶膨大处最明显，分内、外侧部。 内侧含密集深染的中、小型细胞，外侧由较大的三角形和星形细胞组成。

V 层和 VI 层接受后根本体感觉的初级传入纤维，以及自大脑皮质运动区、感觉区和皮质下结构的大量下行纤维，提示该两层与运动的调节密切相关。

（7） VII 层（lamina VII）：主要位于中间带，向后内侧可延伸至后角基底部。 此层包括胸核、中间内侧核和中间外侧核。 **胸核**（thoracic nucleus）又称**背核**（dorsal nucleus）或 Clarke 柱（Clarke column），见于 C8 ~ L3 节段，位于后角基底部内侧，靠近白质后索，接受后根的传入纤维，发出脊髓小脑后束上行到小脑。 **中间内侧核**（intermedio-medial nucleus）位于此层的最内侧，占脊髓全长，接受后根传入的内脏感觉纤维，发出纤维到内脏运动神经元并上行至脑。 **中间外侧核**（intermediolateral nucleus）位于 T1 ~ L2 或 L3 节段的侧角，是交感神经节前神经元胞体所在的部位，即交感神经的低级中枢，发出纤维经前根进入脊神经，再经白交通支到交感干。 在 S2 ~ S4 节段，VII 层的外侧部有**骶副交感核**（sacral parasympathetic nucleus），是副交感神经节前神经元胞体所在的部位，即副交感神经的低级中枢（骶部），发出纤维组成盆内脏神经。

（8）Ⅷ层（lamina Ⅷ）：在脊髓胸段位于前角基底部，在颈、腰骶膨大处局限于前角内侧部。此层细胞大小和形态各异，为中间神经元。接受邻近层的纤维终末及一些下行纤维束（如网状脊髓束、前庭脊髓束、内侧纵束）的终末，发出纤维至Ⅸ层，影响两侧的运动神经元，直接或通过兴奋 γ 运动神经元间接影响 α 运动神经元。

（9）Ⅸ层（lamina Ⅸ）：位于前角的腹侧，是一些排列复杂的核柱，由前角运动神经元和中间神经元组成。在颈、腰骶膨大处前角运动神经元可分为内、外侧群。内侧群又称**前角内侧核**，支配躯干的固有肌；外侧群又称**前角外侧核**，支配四肢肌。前角运动神经元包括大型的 α 运动神经元和小型的 γ 运动神经元。α 运动神经元的纤维支配跨关节的**梭外肌纤维**，引起关节运动；γ 运动神经元支配梭内肌纤维，其作用与肌张力调节有关。此层内一些小型的中间神经元称 Renshaw 细胞，它们接受 α 运动神经元轴突的侧支，而它们本身发出的轴突反过来与同一或其他的 α 运动神经元形成突触，对 α 运动神经元起抑制作用，形成负反馈环路。

脊髓前角运动神经元是传导通路上的下运动神经元，受到损伤时，导致所支配的骨骼肌出现弛缓性瘫痪，表现为运动丧失、肌肉萎缩、肌张力低下、腱反射消失。

（10）Ⅹ层（lamina Ⅹ）：位于中央管周围，包括灰质前、后连合，统称中央灰质。某些后根的纤维终于此处。脊髓灰质内的神经核团与各层的对应关系如表 15-2 所示。

表 15-2　脊髓灰质的分层与核团的对应关系

层	对应的核团或部位
Ⅰ	后角边缘核
Ⅱ	胶状质
Ⅲ、Ⅳ	后角固有核
Ⅴ	后角颈、网状核
Ⅵ	后角基底部
Ⅶ	中间带、胸核、中间内侧核、中间外侧核、骶副交感核
Ⅷ	前角基底
Ⅸ	前角内侧核、前角外侧核
Ⅹ	中央灰质

（二）白质

脊髓白质主要是由许多纤维束组成的。纤维束一般是按其起止命名，如皮质脊髓侧束是指起自大脑皮质，在脊髓侧索内下行的传导束。在胎儿和新生儿的脊髓切片上，由于各束生长髓鞘时间不同，染色深浅不一，比较容易分辨。而在成人的脊髓切片上，各纤维束的边界不易划分。实际上脊髓白质中的纤维束，彼此间都有一些重叠（图 15-5、15-6）。

纤维束可分为长的上行纤维束、下行纤维束和短的固有束。上行纤维束将不同的感觉信息上传到脑。下行纤维束起自脑的不同部位，把神经冲动下传到脊髓。固有束起止均在脊髓，紧贴脊髓灰质排列，参与完成脊髓节段内和节段间的反射活动。

上行传入纤维由脊神经节神经元的中枢突组成，经后根进入脊髓分内、外侧两部分。内侧部纤维粗，沿后角内侧部进入后索，升支组成薄束、楔束，主要传导本体感觉和精细触觉，降支进入脊髓灰质，参与牵张反射。 外侧部主要由细的无髓和有髓纤维组成，这些纤维进入脊髓上升或下降 1 ~ 2 节段，在胶状质背外侧聚集成**背外侧束**（dorsolateral fasciculus）或称 Lissauer 束，由此束发出侧支或终支进入后角。 后根外侧部的细纤维主要传导痛温觉、粗略触压觉和内脏感觉信息。 内侧部的粗纤维主要传导本体感觉和精细触觉。

1. 上行纤维（传导）束　又称感觉传导束，主要是将后根传入的各种感觉信息向上传递到脑的不同部位（图 15-5、15-6）。

（1）**薄束**（fasciculus gracilis）和**楔束**（fasciculus cuneatus）：位于后索内，为脊神经节内假单极神经元的中枢突经后根内侧部而成，其周围突则至四肢和躯干的肌、腱、关节的本体感受器及皮肤的精细触觉感受器。 薄束由同侧第 5 胸神经及以下各后根内侧部粗纤维构成，楔束则由同侧第 4 胸神经以上的各后根内侧部粗纤维构成。 因此，薄束传导下半身的本体感觉和精细触觉，楔束传导上半身的相同感觉。 在脊髓第 5 胸节及以下，薄束占据全部后索，在脊髓第 4 胸节以上，可以看到内侧的薄束和外侧的楔束。

（2）**脊髓小脑束**：

1）**脊髓小脑前束**（anterior spinocerebellar tract）：位于脊髓侧索周边部的腹侧份，主要起自腰骶膨大处 V ~ Ⅶ层的外侧部，即相当于后角基底部和中间带的外侧部，大部分交叉至对侧上行，小部分在同侧上行，经小脑上脚进入小脑皮质。

2）**脊髓小脑后束**（posterior spinocerebellar tract）：位于脊髓侧索周边部的背侧份，主要起自同侧Ⅶ层的胸核，也有来自对侧胸核经白质前连合交叉过来的少量纤维，上行经小脑下脚终于小脑皮质。 由于胸核位于胸髓和上腰髓，所以此束仅见于 L2 以上脊髓节段。

此 2 束传递下肢和躯干下部的非意识性本体感觉和触、压觉信息至小脑。 后束传递的信息可能与肢体个别肌的精细运动和姿势的协调有关，前束所传递的信息则与整个肢体的运动和姿势有关。

（3）**脊髓丘脑束**（spinothalamic tract）：分为**脊髓丘脑侧束**（lateral spinothalamic tract）和**脊髓丘脑前束**（anterior spinothalamic tract）。 脊髓丘脑侧束位于侧索的前半部，并与邻近的纤维束有重叠，主要传递痛、温觉信息。 脊髓丘脑前束位于前索，前根纤维的内侧，主要传递粗略触觉、压觉信息。 脊髓丘脑束主要起自脊髓灰质Ⅰ和Ⅳ ~ Ⅷ层，纤维经白质前连合时上升 1 ~ 2 节段，或先上升 1 ~ 2 节段后经白质前连合至对侧的侧索和前索上行，止于背侧丘脑。 脊髓丘脑侧束的纤维有明确定位，由外向内依次为骶、腰、胸、颈等部。 因此，当一侧脊髓丘脑侧束损伤时，损伤节段下 1 ~ 2 节段平面以下的对侧身体部位痛、温觉减退或消失。 临床上，按这种定位知识施行纤维切断手术以求消除难以忍受的疼痛，适用于皮肤痛、肌肉痛、关节痛和内脏痛，但由于内脏感觉是双侧传导的，所以必须同时切断两侧纤维束。

2. 下行纤维（传导）束　又称运动传导束，起自脑的不同部位，直接或间接地止于脊髓前角或侧角，分为锥体系和锥体外系，前者包括皮质脊髓束和皮质核束（见脑干部分），后者包括红核脊髓束、前庭脊髓束等（图15-5、15-6）。

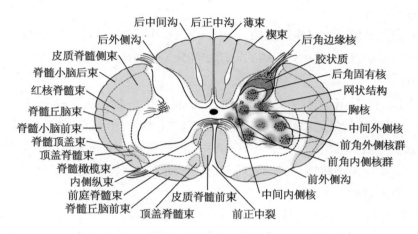

图 15-5　脊髓颈段横切面

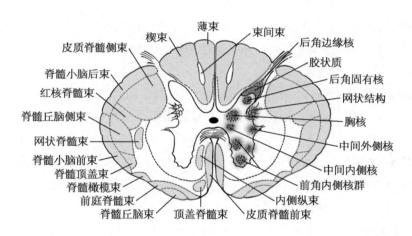

图 15-6　脊髓胸段横切面

（1）**皮质脊髓束**（corticospinal tract）：起于大脑皮质中央前回和其他一些皮质区域，下行至延髓锥体交叉处，大部分纤维交叉至对侧，称**皮质脊髓侧束**（lateral corticospinal tract），未交叉的纤维在同侧下行为**皮质脊髓前束**（anterior corticospinal tract），另有少量未交叉的纤维在同侧下行，加入至皮质脊髓侧束，称**皮质脊髓前外侧束**（anterolateral corticospinal tract）。

1）**皮质脊髓侧束**：在脊髓侧索的后部下行，直至骶髓（约S4），纤维依次经各节灰质中继后或直接终于同侧前角运动神经元，主要是前角外侧核，支配同侧肢体骨骼肌的随意运动。

2）**皮质脊髓前束**：在前索的最内侧下行，只达脊髓中胸部，大多数纤维逐节经白质前连合交叉，中继后终于对侧前角运动神经元。 部分不交叉的纤维，中继后终于同侧前角运动神经元。 支配双侧躯干骨骼肌的随意运动。

3）**皮质脊髓前外侧束**：由不交叉的纤维组成，沿侧束的前外侧部下降，大部分终于颈髓，小部分可达腰骶部。

皮质脊髓束的纤维到达脊髓灰质后，大部分纤维通过中间神经元间接地影响前角运动神经元。 也有纤维直接与前角外侧核的运动神经元（主要是支配肢体远端小肌肉的运动神经元）相突触。

脊髓前角运动神经元主要接受来自对侧大脑半球的纤维，也接受来自同侧的少量纤维。 支配上、下肢的前角运动神经元只接受对侧半球来的纤维，而支配躯干肌的前角运动神经元接受双侧皮质脊髓束的支配。 当脊髓一侧的皮质脊髓束损伤后，出现同侧损伤平面以下的肢体骨骼肌痉挛性瘫痪，表现为随意运动障碍、肌张力增高、腱反射亢进等，也称硬瘫，而躯干肌不瘫痪。

（2）**红核脊髓束**（rubrospinal tract）：起自中脑红核，纤维交叉至对侧，在脊髓侧索内下行，至上3个颈髓节段的Ⅴ～Ⅶ层。 此束有兴奋屈肌运动神经元、抑制伸肌运动神经元的作用，它对肢体远端肌肉运动发挥重要影响。

（3）**前庭脊髓束**（vestibulospinal tract）：起于前庭神经核，在同侧前索的外侧部下行，止于Ⅷ层和部分Ⅶ层。 主要兴奋伸肌运动神经元，抑制屈肌运动神经元，在调节身体平衡中起作用。

（4）**网状脊髓束**（reticulospinal tract）：起自脑桥和延髓的网状结构，大部分在同侧下行，行于白质前索和侧索的前内侧部，止于Ⅶ、Ⅷ层。 有兴奋或抑制 α 和 γ 运动神经元的作用。

（5）**顶盖脊髓束**（tectospinal tract）：起自中脑上丘，向腹侧行于中脑水管周围灰质的腹侧，经被盖背侧交叉越边，在前索内下行，终止于上段颈髓Ⅵ～Ⅷ层。 完成由光、声刺激所引起的转头等反射活动。

（6）**内侧纵束**（medial longitudinal fasciculus）：起自脑干内的前庭神经核等，向下行于脊髓前索，经中继后终于副神经核和脊髓颈段前角运动神经元，引起转头等协调运动。

3. 脊髓固有束（propriospinal tract） 脊髓固有束纤维局限于脊髓内，行于脊髓节段内、节段间，甚至脊髓全长，其上行或下行纤维的起、止神经元均位于脊髓灰质。 脊髓内的大多数神经元属于固有束神经元，多数位于Ⅴ～Ⅶ层内。 脊髓固有束完成脊髓节段内和节段间的整合和调节功能。 当脊髓横断后，此系统介导了几乎所有的内脏运动功能，如发汗、血管活动、肠道和膀胱的功能等。

三、 脊髓的功能

脊髓的功能主要有传导功能和反射功能。

（一）传导功能

脊髓白质的上、下行纤维束是完成传导功能的重要结构。 除头面部外，全身的浅、深感觉及大部分内脏感觉都通过脊髓传导到脑。 脑对躯干、四肢运动的控制和对部分脏器的管理，也要通过脊髓才能完成。 如脊髓的上、下行纤维束受损，损伤平面以下的躯体感觉和运动及部分脏器的活动都会发生功能障碍。

（二）反射功能

反射功能是指脊髓固有的反射，其反射弧不经过脑。 反射弧为：感受器、脊神经节内感觉神经元及后根传入纤维、脊髓固有束神经元及固有束、脊髓运动神经元及前根传出纤维、效应器。 随着脑的发展，脊髓在功能上处于从属地位，所以在正常情况下，脊髓的反射活动总是在脑的控制下进行的。

脊髓反射有不同的类型，反射弧只包括 1 个传入神经元和 1 个传出神经元（只经过 1 次突触）的称**单突触反射**，大多数反射弧是由 2 个以上的神经元组成的**多突触反射**；只涉及 1 个脊髓节段的反射称**节段内反射**，跨节段的反射为**节段间反射**。 脊髓反射还可以分为**躯体反射**（刺激躯体引起躯体反应）、**内脏反射**（刺激内脏引起内脏反应）、**躯体-内脏反射**（刺激躯体引起内脏反应）和**内脏-躯体反射**（刺激内脏引起躯体反应）等。

躯体反射主要是指一些骨骼肌的反射活动，如牵张反射、屈曲反射、浅反射等。

1. 牵张反射（stretch reflex） 是指有神经支配的骨骼肌，在受到外力牵拉伸长时，肌内的感受器（肌梭）受到刺激，产生神经冲动，通过肌梭，反射性地引起被牵拉的肌肉收缩。 它是最常见的一种骨骼肌反射，包括腱反射和肌紧张。 **腱反射**，又称深反射，是指快速牵拉肌腱发生的牵张反射，为单突触反射，如膝反射、跟腱反射、肱二头肌反射等。**肌紧张**是指缓慢持续牵拉肌腱发生的牵张反射，表现为受牵拉的肌肉发生持续性收缩，属多突触反射。 肌紧张是维持躯体姿势的最基本的反射活动，是姿势反射的基础。

2. 屈曲反射（flexor reflex） 是指当肢体某处皮肤受到伤害性刺激时，该肢体出现屈曲反应的现象。 屈曲反射通路至少要有 3 个神经元参加，属多突触反射，即皮肤的信息经后根传入脊髓后角，经中间神经元传递给前角的 α 运动神经元，α 运动神经元兴奋引起骨骼肌收缩。 由于肢体收缩要涉及成群的肌肉，故受到兴奋的 α 运动神经元也常是多节段的。 屈曲反射是一种保护性反射，其强度与刺激强度有关。 当刺激强度足够大时，在同侧肢体发生屈曲反射的基础上出现对侧肢体伸直的反射活动，称**对侧伸直反射**（crossed extensor reflex）。

3. 浅反射 通常是指脊髓皮肤反射，即刺激皮肤一定的区域，能使相应的肌肉发生反射性收缩。 临床上较为常用的浅反射如表 15-3 所示。

表 15-3　常用的脊髓浅反射

反射名称	刺激部位	传入传出神经	中枢节段	效应器	反应表现
上腹壁反射	腹上部皮肤	第 7、8 肋间神经	T7～8	腹肌	腹壁上部收缩
中腹壁反射	腹中部皮肤	第 9、10 肋间神经	T9～10	腹肌	腹壁中部收缩
下腹壁反射	腹下部皮肤	第 11 肋间神经肋下神经	T11～12	腹肌	腹壁下部收缩
提睾反射	大腿内上部皮肤	生殖股神经	L1～2	提睾肌	睾丸上提
跖反射	足底外侧缘皮肤	胫神经	S1～2	趾屈肌	足趾和踝关节跖屈

四、脊髓的常见损伤

（一）脊髓横断

当外伤致脊髓突然完全横断后，横断平面以下的全部感觉和运动丧失，反射消失，处于无反射状态，称**脊髓休克**。数周至数月后，各种反射可逐渐恢复。由于传导束很难再生，脊髓又失去了脑的易化和抑制作用。因此，恢复后的深反射和肌张力比正常时高，离断平面以下的感觉和随意运动不能恢复。

（二）脊髓半横断

脊髓半横断又称**布朗-塞卡尔综合征**（Brown-Séquard syndrome），表现为损伤平面以下，同侧肢体痉挛性瘫痪，位置觉、震动觉和精细触觉丧失，对侧损伤平面下 1～2 个节段以下的痛、温觉丧失。

（三）脊髓前角损伤

脊髓前角损伤主要伤及前角运动神经元，表现为这些细胞所支配的骨骼肌呈弛缓性瘫痪，无感觉异常，如脊髓灰质炎（又称小儿麻痹症）。

（四）脊髓中央部损伤

脊髓中央部损伤，如脊髓空洞症或髓内肿瘤，若侵犯了白质前连合，则阻断了脊髓丘脑束在此的交叉纤维，引起双侧对称分布的痛、温觉消失。因后索完好，本体感觉和精细触觉无障碍，这种现象称**感觉分离**。

第二节　脑

脑（brain）位于颅腔内，是由神经管的前部发生而成，形态和功能均较脊髓复杂，成人脑重平均约 1 400 g。脑可分为端脑、间脑、小脑、中脑、脑桥和延髓等 6 个部分。延髓向下经枕骨大孔连结脊髓。通常将中脑、脑桥和延髓合称为**脑干**。

一、脑干

脑干（brain stem）为一上部较粗大、下部略细小的柱状体，位于颅后窝，背侧面大部分被小脑覆盖。 脑干是连接大脑、小脑和脊髓的重要部分，脊髓的许多上、下行纤维束有的起始或终止于脑干，有的是经过脑干。 所以，当脑干受损时，可产生相应的感觉和运动障碍。 12对脑神经除第Ⅰ、第Ⅱ对以外，其余都与脑干相连，在脑干内有与这些脑神经相关的脑神经核。 所以，脑干病变与脊髓病变的主要区别在于有无脑神经症状。 此外，脑干内还有许多重要的神经中枢，如心血管中枢、呼吸中枢、吞咽中枢及视觉、听觉和平衡觉等反射中枢。

（一）脑干的外形

1. 脑干的腹侧面

（1）**延髓**（medulla oblongata）：形似倒置的圆锥体，下端平枕骨大孔处与脊髓相续，上端借横行的**延髓脑桥沟**（bulbopontine sulcus）与脑桥为界。 延髓下部的外形与脊髓相似，脊髓表面的各条纵行沟、裂向上延续到延髓。 腹侧面的正中有**前正中裂**，其两侧的纵行隆起为**锥体**（pyramid），由大脑皮质发出的下行纤维束（主要为皮质脊髓束）构成。 在锥体的下端，大部分皮质脊髓束纤维左右交叉，形成**锥体交叉**（decussation of pyramid）。 锥体上部背外侧的卵圆形隆起称**橄榄**（olive），内含下橄榄核。 锥体和橄榄之间的前外侧沟中有舌下神经根丝出脑。 在橄榄背外侧的后外侧沟内，自上而下依次有舌咽神经、迷走神经和副神经的根丝附着（图15-7）。

（2）**脑桥**（pons）：腹侧面宽阔隆起，称**脑桥基底部**（basilar part of pons），主要由大量的横行纤维和部分纵行纤维构成。 其正中线上的纵行浅沟称**基底沟**（basilar sulcus），容纳基底动脉（由左右椎动脉汇合而成）。 基底部向外后逐渐变窄形成**小脑中脚**，两者交界处连有三叉神经根（包括粗大的感觉根和位于其前内侧细小的运动根）。 脑桥基底部的上缘与中脑的大脑脚相接，下缘以延髓脑桥沟与延髓为界，沟内自中线向外侧依次连有展神经、面神经（包括中间神经）和前庭蜗神经根（图15-7）。

在延髓脑桥沟的外侧部，延髓、脑桥和小脑的结合处，临床上

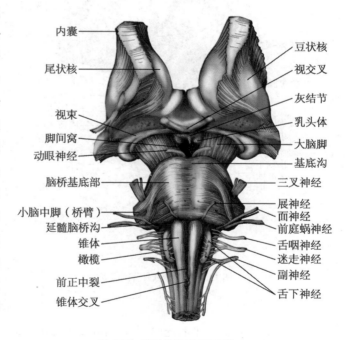

图15-7 脑干外形(腹侧面观)

图中标注：内囊、尾状核、视束、脚间窝、动眼神经、脑桥基底部、小脑中脚（桥臂）、延髓脑桥沟、锥体、橄榄、前正中裂、锥体交叉、豆状核、视交叉、灰结节、乳头体、大脑脚、基底沟、三叉神经、展神经、面神经、前庭蜗神经、舌咽神经、迷走神经、副神经、舌下神经

称**脑桥小脑三角**（pontocerebellar trigone），前庭蜗神经根恰位于此处。 患前庭蜗神经纤维瘤时，患者除了有听力障碍和小脑损伤的症状外，肿瘤还可压迫位于附近的面神经、三

叉神经、舌咽神经和迷走神经，产生相应的症状。

（3）**中脑**（midbrain）：上界为间脑的视束，下界为脑桥上缘。 两侧各有一粗大的纵行柱状隆起，称**大脑脚**（cerebral peduncle），其浅部主要由大脑皮质发出的下行纤维构成。 两侧大脑脚之间的凹陷为**脚间窝**（interpeduncular fossa），窝底称**后穿质**（posterior perforated substance），有许多血管出入的小孔。 动眼神经根连于脚间窝的下部、大脑脚的内侧（见图15-7）。

2. 脑干的背侧面

（1）**延髓**：分为上、下两部。 上部形成菱形窝的下半部，下部形似脊髓。 在后正中沟的两侧各有两个膨大，内侧为**薄束结节**（gracile tubercle），外上为**楔束结节**（cuneate tubercle），与脊髓的薄束、楔束相延续。 其深面分别含有薄束核和楔束核，是薄束、楔束的终止核。 楔束结节外上方的隆起为**小脑下脚**，其内的纤维向后连于小脑。 楔束结节与橄榄之间有一不明显的纵行隆起，称**三叉结节**，其深面有三叉神经脊束和三叉神经脊束核（图15-8）。

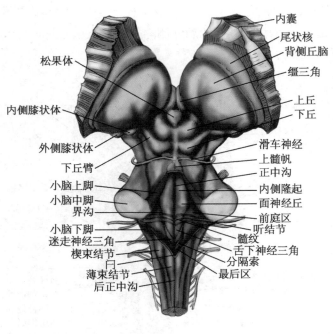

图15-8　脑干外形（背侧面观）

（2）**脑桥**：形成菱形窝的上半部，此处窝的外上界为左、右小脑上脚。 两脚间夹有薄层白质板，称上髓帆，参与构成第四脑室顶。 **丘系三角**（trigonum lemniscus）是小脑上脚上段腹外侧的三角区，其上界为下丘臂，下界为小脑上脚外侧缘，腹侧界为中脑外侧沟，内有外侧丘系通过（图15-8）。

（3）**中脑**：由上、下两对圆形的隆起构成，分别称**上丘**（superior colliculus）和**下丘**（inferior colliculus），合称为**四叠体**（corpora quadrigemina）。 其深面分别含有上丘核和下丘核，它们分别是视觉和听觉反射中枢。 在上、下丘的外侧，各自向外上方伸出1条长的隆起，称**上丘臂**（brachium of superior colliculus）和**下丘臂**（brachium of inferior colliculus），分别连于间脑的外侧膝状体和内侧膝状体。 在下丘与上髓帆之间有滑车神经根出脑，它是唯一自脑干背侧面出脑的脑神经（图15-8）。

（4）**菱形窝**（rhomboid fossa）：由延髓上部和脑桥内的中央管于后壁中线处向后敞开而形成，呈菱形，因构成第四脑室的底部，又称**第四脑室底**（floor of fourth ventricle）。 此窝的外上界为小脑上脚，**外下界**自内下向外上依次为薄束结节、楔束结节和小脑下脚。 外上界与外下界的汇合处为菱形窝的外侧角，外侧角与其背侧的小脑之间为**第四脑室外侧隐窝**（lateral recess of fourth ventricle），此隐窝绕小脑下脚转向腹侧。 菱形窝的正中线上有纵贯全长的**正中沟**（median sulcus），将此窝分为左右对称的两半。 自正中沟中部向外至外侧角的数条浅表的横行纤维束，称**髓纹**（striae medullares），为脑桥和延髓在脑干背面的分界线，将菱形窝分为上、下两部分。 在正中沟的两侧，各有一纵行的**界沟**（sulcus limitans），将每侧半的菱形窝又分为内、外侧区。 外侧区呈三角区，称**前庭区**（vestibular area），深方有**前庭神经核**。 前庭区的外侧角有一小隆起，称**听结节**（acoustic tubercle），内有**蜗背侧核**。 内侧区称**内侧隆起**（medial eminence）。 其紧靠髓纹上方的部位有一较明显的圆形隆凸为**面神经丘**（facial colliculus），内含**面神经膝**和**展神经核**。 髓纹下方的延髓部可见两个小的三角形区域，内上者为**舌下神经三角**（hypoglossal triangle），内含**舌下神经核**；外下者为**迷走神经三角**（vagal triangle），内含**迷走神经背核**。 迷走神经三角的外下缘有一斜行的窄嵴称分隔索，其与薄束结节之间有一窄带，称**最后区**。 在新鲜标本上，界沟上端的外侧可见一呈蓝灰色的小区域，称**蓝斑**（locus ceruleus），内含**蓝斑核**，为含黑色素的去甲肾上腺素能神经元聚集的部位。 在菱形窝下角处，两侧外下界之间的圆弧形移行部称**闩**（obex），与第四脑室脉络组织相连（见图 15-8）。

    3. 第四脑室（**fourth ventricle**） 位于延髓、脑桥和小脑之间，呈四棱锥形，内容脑脊液。 其底为菱形窝，两侧角为外侧隐窝，顶向后上朝向小脑蚓。

    第四脑室顶的前上部由两侧小脑上脚及上髓帆构成，后下部由下髓帆及第四脑室脉络组织形成。 **上髓帆**（superior medullary velum）为介于两侧小脑上脚之间的薄层白质板，向后下与小脑白质相连，其下部的背面被小脑蚓的小舌覆盖。 **下髓帆**（inferior medullary velum）亦为白质薄片，与上髓帆以锐角汇合，伸入小脑蚓。 下髓帆介于小脑蚓的小结与绒球之间，自小脑扁桃体的前上方，向后下方延伸很短距离后，即移行为第四脑室脉络组织。 **第四脑室脉络组织**（tela choroidea of fourth ventricle）介于下髓帆和菱形窝外下界之间，组成第四脑室顶后下部的大部分，不含神经组织，由 1 层上皮性室管膜及外面覆盖的软膜和血管共同构成。 脉络组织内的部分血管反复分支，相互缠绕成丛状，夹带着室管膜上皮和软膜突入室腔，成为**第四脑室脉络丛**（choroid plexus of fourth ventricle），产生脑脊液。 此丛呈"U"形分布，下部沿正中线两侧平行排列，上升至下髓帆附近时，分别向两侧横行，最终向外延伸至第四脑室外侧隐窝。

    第四脑室向上经中脑水管通第三脑室，向下续为延髓下部和脊髓的中央管，并借脉络组织上的 3 个孔与蛛网膜下隙相通。 单一的**第四脑室正中孔**（median aperture of fourth ventricle）位于菱形窝下角的正上方，成对的**第四脑室外侧孔**（lateral apertures of fourth ventricle）位于第四脑室外侧隐窝的尖端。 脑室系统内的脑脊液经上述 3 个孔注入蛛网膜下隙的小脑延髓池。

（二）脑干的内部结构

与脊髓相似，脑干由**灰质、白质**和**网状结构**构成，但较脊髓更为复杂，具有以下特征。

（1）在延髓下部，除中央管逐渐移向背侧外，其余结构的配布与脊髓相似。但在延髓上部和脑桥，中央管的后壁于中线处纵行敞开形成**菱形窝**，与小脑共同围成第四脑室。原中央管后部的灰质也随之向两侧展开，构成菱形窝表面的第四脑室室底灰质。如此，脊髓灰质内由前角至后角依次为躯体运动核、内脏运动核和感觉性核团的腹、背排列关系，在脑干的室底灰质内则变成了由中线向两侧的内、外侧排列关系。

脊髓的白质，在脑干中部则被推挤到脑干的腹外侧部。这样，脊髓内灰质与白质的内、外排列关系在脑干的大部分区域则变成了背、腹排列关系。

（2）脑干内的灰质不再像脊髓那样是一个连续的纵贯脊髓全长的细胞柱，而是功能相同的神经元胞体聚集成团状或柱状的神经核，断续分布于白质之中。

（3）脑干灰质内的神经核除含有与后10对脑神经相联系的脑神经核外，还出现了许多与上、下行纤维束终止或中继的相关核团——中继核。

（4）脑干的网状结构范围较脊髓明显扩大，结构和功能亦更复杂，包含许多重要的网状核及生命中枢，如心血管运动中枢、呼吸中枢等。

依据脑干内部各结构的位置排列关系，可纵向地将脑干从背侧向腹侧分为4个部分，即**顶部、室腔部、被盖**部和**基底部**。脑干的顶部位于室腔的背侧，其中中脑的顶部称顶盖（tectum），由顶盖前区、上丘和下丘组成；脑桥的顶部为上、下髓帆；延髓的顶部为第四脑室脉络丛和脉络组织及中央管后方的后索及薄、楔束。**室腔部**即中脑的中脑水管；脑桥和延髓的第四脑室和延髓的中央管。**被盖**（tegmentum）为脑干的主体，位于脑干室腔部和基底部之间的广大区域，内有脑神经核及脑神经、中继核、网状结构和上、下行传导束。**基底部**包括中脑的大脑脚底、脑桥的基底部和延髓的锥体。

1. 灰质 根据其纤维联系和功能的不同，分3类：脑神经核、中继核和网状核。后两类合称非脑神经核。

（1）脑神经核：已知脊髓灰质内含有与脊神经4种纤维成分相对应4种核团：①躯体运动纤维，起始于脊髓前角运动神经元；②内脏运动纤维，起始于脊髓侧角的交感神经核或骶副交感核；③内脏感觉纤维，终止于脊髓中间带内侧核；④躯体感觉纤维则直接或间接终止于脊髓后角的有关核团。

脑神经远较脊神经复杂，除包含以上4种纤维成分外，还含有和头部感觉器相联系的特殊躯体感觉纤维和特殊内脏感觉纤维及与鳃弓衍化物相联系的特殊内脏运动纤维，共计7种纤维成分，与此相对应的在脑干内也有7类脑神经核。7类脑神经核中，功能相同的核在脑干内有规律地纵行排列成6个功能柱：①在第四脑室室底灰质中，运动性脑神经核柱位于界沟内侧，感觉性脑神经核柱位于界沟外侧。②由中线向两侧依次为一般躯体运动核柱、一般内脏运动核柱、一般和特殊内脏感觉核柱和特殊躯体感觉核柱。③特殊内脏运动核柱和一般躯体感觉核柱则位于室底灰质（或中央灰质）腹外侧的网状结构内。

1）一般躯体运动核：位于正中沟的两侧，共 4 对。 自上而下依次是：**动眼神经核**（nucleus of oculomotor nerve）、**滑车神经核**（nucleus of trochlear nerve）、**展神经核**（nucleus of abducent nerve）和**舌下神经核**（nucleus of hypoglossal nerve）。 动眼神经核与滑车神经核分别位于中脑上丘和下丘的深面，展神经核相当于脑桥面神经丘的深面，它们都发出纤维支配眼外肌。 舌下神经核位于延髓舌下神经三角深面，发出纤维支配舌肌（图 15-9、15-10）。

2）特殊内脏运动核：位置较深，在一般躯体运动核的腹外侧，共 4 对。 自上而下依次是：①**三叉神经运动核**（motor nucleus of trigeminal nerve），位于脑桥中部的网状结构内，发出纤维支配咀嚼肌。 ②**面神经核**（nucleus of facial nerve），在脑桥中下部的网状结构内，发出纤维支配面部表情肌。 ③**疑核**（nucleus ambiguus），位于延髓的网状结构内，发出纤维支配咽喉肌。 ④**副神经核**（nucleus of accessory nerve），包括两部分：延髓部较小，实为疑核的下端；脊髓部位于疑核的下方，延伸至上 5～6 节颈髓节段，发出纤维支配胸锁乳突肌和斜方肌（图 15-9、15-10）。

3）一般内脏运动核：属于副交感核，共 4 对。 自上而下依次是：①**动眼神经副核**（accessory nucleus of oculomotor nerve，又称 Ediger-Westphal nucleus），位于动眼神经核的背侧，发出纤维支配瞳孔括约肌和睫状肌。 ②**上泌涎核**（superior salivatory nucleus），位于脑桥的最下端，发出纤维支配泪腺、下颌下腺、舌下腺及口、鼻腔黏膜腺体的分泌。 ③**下泌涎核**（inferior salivatory nucleus），位于延髓上端，发出纤维支配腮腺。 ④**迷走神经背核**（dorsal nucleus of vagus nerve），位于迷走神经三角内，发出纤维支配颈部、胸部和部分腹腔脏器的平滑肌、心肌的活动和腺体的分泌。 以上核团发出纤维到达所支配的器官前都要经过节后神经元换元（图 15-9、15-10）。

4）一般内脏感觉核与特殊内脏感觉核：**孤束核**（nucleus of solitary tract）位于延髓内，在界沟的外侧，迷走神经背核的腹外侧，为一纵长核柱，上达脑桥下部，下至内侧丘系交叉平面。 小的上部属特殊内脏感觉核，接受经面神经、舌咽神经和迷走神经传入的味觉初级纤维，又称**味觉核**。 大的下部称心-呼吸核，为**一般内脏感觉核**，主要接受经舌咽神经和迷走神经传入的一般内脏感觉初级纤维（图 15-9、15-10）。

5）一般躯体感觉核：该核位置略深，包括**三叉神经脑桥核**（pontine nucleus of trigeminal nerve）及其连续的纵长**三叉神经脊束核**（spinal nucleus of trigeminal nerve）。三叉神经脑桥核位于脑桥中部被盖外侧份、三叉神经运动核的外侧，接受头面部精细触觉与深感觉有关的纤维传入。 三叉神经脊束核起自脑桥中下部，纵贯延髓全长，下与脊髓颈段后角相续，位于孤束核的腹外侧，接受头面部皮肤和口、鼻腔黏膜的痛温觉纤维的传入。 另有一核起自脑桥核的上端，延续到中脑，称**三叉神经中脑核**（mesencephalic nucleus of trigeminal nerve）。 此核接受牙齿、牙周组织、硬腭与下颌关节的压觉与运动觉及咀嚼肌的感觉。 一般认为舌肌、面部表情肌与眼外肌的本体感觉冲动也与中脑核有关（图 15-9、15-10）。

6）特殊躯体感觉核：包括**前庭神经核**（vestibular nuclei）与**蜗神经核**（cochlear nuclei）。**前庭神经核**位于第四脑室底界沟外侧的前庭区深面，分**前庭内侧核、前庭外侧核、前庭上核和前庭下核** 4 个部分，接受平衡器官的感觉传入。**蜗神经核**亦分**蜗背侧核**和**蜗腹侧核**。 蜗背侧核位于听结节内，腹侧核在背侧核的腹侧与小脑下脚的腹外侧，接受听器的感觉传入（图 15-9、15-10）。

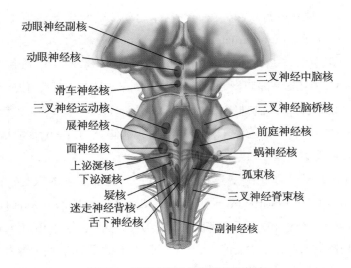

图 15-9 脑神经核模式图（背面投影图）

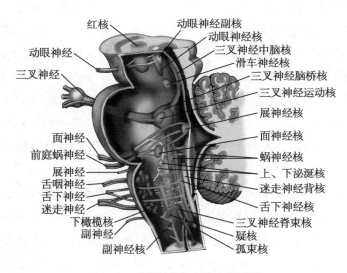

图 15-10 脑神经核模式图（内侧面观）

脑神经核记忆顺口溜：一孤二疑三动眼（2）；四滑五叉（3）六外展；七面八听（6）上下涎，十迷一副舌下完。 释义：括号内的数字代表核的数量；孤——孤束核；疑——疑核；动眼（2）——动眼神经核及动眼神经副核；滑——滑车神经核；外展——展神经核；面——面神经核；听——前庭蜗神经（6）（蜗腹侧核，蜗背侧核，前庭神经上核、下核、内侧核与外侧核）；上下涎——上泌涎核与下泌涎核；迷——迷走神经背核；副——副神经核；舌下——舌下神经核。

脑神经核在脑干各部的位置及功能如表15-4所示。

表 15-4　脑神经核在脑干各部的位置及功能简表

功能柱		一般躯体运动柱	特殊内脏运动柱	一般内脏运动柱		一般和特殊内脏感觉柱	一般躯体感觉柱	特殊躯体感觉柱
位置		中线两侧	躯体运动柱腹外侧	躯体运动柱背外侧		一般内脏运动柱外侧	内脏感觉柱腹外侧	最外侧（前庭区深面）
脑神经核所在具体断面位置	中脑 上丘	动眼神经核		动眼神经副核			三叉神经中脑核	
	中脑 下丘	滑车神经核						
	脑桥 上部							
	脑桥 中部		三叉神经运动核		界		三叉神经脑桥核	
	脑桥 下部	展神经核	面神经核	上泌涎核				
	延髓 橄榄上部			下泌涎核		孤束核（此核上部为味觉核，下部为心-呼吸核）	三叉神经脊束核	前庭神经核　蜗神经核
	延髓 橄榄中部	舌下神经核	疑核	迷走神经背核	沟			
	延髓 锥体交叉		副神经核					
功能		1. 动眼、滑车、展神经核支配眼球外肌 2. 舌下神经核支配舌内、外肌	1. 三叉神经运动核支配咀嚼肌 2. 面神经核支配面肌 3. 疑核支配咽喉肌 4. 副神经核支配胸锁乳突肌和斜方肌	1. 动眼神经副核支配睫状肌和瞳孔括约肌 2. 上泌涎核支配泪腺、下颌下腺、舌下腺的分泌 3. 下泌涎核支配腮腺的分泌 4. 迷走神经背核支配颈部、胸部和部分腹腔脏器的平滑肌、心肌的活动和腺体的分泌		1. 味觉核接受来自味蕾的特殊内脏感觉冲动 2. 心-呼吸核接受胸、腹腔器官的一般内脏感觉冲动	1. 三叉神经中脑核接受咀嚼肌的本体感觉冲动 2. 三叉神经脑桥核接受头、面、牙、口、鼻腔的触、压觉 3. 三叉神经脊束核接受头、面部的痛温觉冲动	1. 前庭神经核接受内耳球囊斑、椭圆囊斑和壶腹嵴的平衡觉冲动 2. 蜗神经核接受内耳螺旋器的听觉冲动

（2）中继核：

1）延髓的中继核：

薄束核（gracile nucleus）与**楔束核**（cuneate nucleus）：分别位于薄束结节和楔束结节的深面。 此两核分别接受薄束和楔束纤维的终止，发出的纤维在延髓中下部向腹侧绕过中央灰质外侧形成**内弓状纤维**，在中央管腹侧越中线交叉至对侧，形成**内侧丘系交叉**（decussation of medial lemniscus）。 交叉后的纤维在中线两侧、锥体束的后方转折上行，形成**内侧丘系**（medial lemniscus）。 薄束核和楔束核是传递躯干、四肢意识性本体感觉和精细触觉冲动的中继核。

下橄榄核（inferior olivary nucleus）：位于延髓橄榄的深面，在水平切面呈袋口向背内侧的囊形灰质团块。 此核广泛接受脊髓全长的上行投射纤维和脑干感觉性中继核团的传入纤维；还接受大脑皮质、基底核、丘脑、红核和中脑水管周围灰质的下行投射纤维。 发出的纤维越过中线行向对侧，与脊髓小脑后束等共同组成小脑下脚，进入小脑。 故下橄榄核可能是大脑皮质、红核等与小脑之间纤维联系的重要中继核，参与小脑对运动的调控。

2）脑桥的中继核：

脑桥核（pontine nucleus）：为大量分散分布于脑桥基底部的神经元。 接受来自同侧大脑皮质广泛区域的皮质脑桥纤维，发出脑桥小脑纤维横行越过中线至对侧，组成小脑中脚进入小脑。 因此，脑桥核是传递大脑皮质信息至小脑的重要中继核。

上橄榄核（superior olivary nucleus）：位于脑桥中下部的被盖腹侧部，内侧丘系的背外侧，脊髓丘脑束的背侧。 此核接受双侧蜗腹侧前核的传出纤维，发出纤维加入双侧的外侧丘系。 该核与蜗腹侧前核一起，根据双耳传导声音信息的时间和强度差，共同参与声音的空间定位。

外侧丘系核（nucleus of lateral lemniscus）：自脑桥中下部向上至中脑尾侧，伴随外侧丘系分布。 在上橄榄核上方散在于外侧丘系背内侧部，在脑桥上部被外侧丘系环绕。 该核接受蜗腹侧前核及外侧丘系的纤维，发出纤维越边，加入对侧的外侧丘系。

3）中脑的中继核：

下丘（inferior colliculus）：位于中脑下部的背侧，由明显的**中央核**及周围较薄的**下丘周灰质**构成。 中央核主要接受外侧丘系的纤维，传出纤维经下丘臂到达内侧膝状体，是听觉通路上的重要中继核；下丘周灰质接受下丘中央核、内侧膝状体、大脑皮质听觉区和小脑的传入纤维，参与听觉的负反馈调节和声源定位等。 下丘还是重要的听觉反射中枢，发出的纤维到达上丘深部，进而通过顶盖脊髓束完成头和眼转向声源的反射活动（即听觉惊恐反应）。

上丘（superior colliculus）：位于中脑上部的背侧，由浅入深呈灰、白质交替排列的分层结构，构成重要的视觉反射中枢。 上丘浅层经视束、上丘臂接受双侧视神经纤维，并经皮质顶盖纤维接受同侧大脑皮质视觉区和额叶眼球外肌运动中枢的投射，与追踪视野中物体的运动有关。 深层主要接受大脑皮质听觉区、下丘及其他听觉中继核和脊髓等处的传入纤维。

上丘的传出纤维主要由深层发出，绕过中脑水管周围灰质，在中脑水管腹侧越过中线交叉，称**被盖背侧交叉**（dorsal tegmental decussation），然后下行构成顶盖脊髓束至颈段脊髓的中间带和前角运动内侧核，完成头、颈部的视觉和听觉的躯体反射活动。 部分传出纤维到达脑干网状结构或顶盖的其他核团，以应答视觉和听觉刺激对眼球的位置的反射。

顶盖前区（pretectal area）：在中脑和间脑交界部，介于后连合和上丘上端之间、中脑水管周围灰质背外侧部。 后连合位于松果体下前方，由顶盖前区核团发出的交叉纤维组成。 顶盖前区内的小核团接受经视束和上丘臂来的视网膜节细胞的轴突，发出纤维经后连合或中脑水管腹侧至双侧动眼神经副核换元，完成瞳孔对光反射和晶状体调节反射。

红核（red nucleus）：位于中脑上丘高度的被盖中央部，黑质的背内侧，呈一卵圆柱状，从上丘下界向上伸入间脑尾部。 在横切面上浑圆形，略带红色。 红核由颅侧的小细胞部和尾侧的大细胞部组成。 人类红核的小细胞部十分发达，几乎占红核全部。 红核大细胞部接受对侧小脑中间核经小脑上脚传入的纤维，其传出纤维在上丘下部平面被盖腹侧部，交叉至对侧形成**被盖腹侧交叉**（ventral tegmental decussation），然后下行组成红核脊髓束，主要兴奋屈肌运动神经元，同时抑制伸肌运动神经元。 小细胞部接受对侧小脑齿状核经小脑上脚传入的纤维，发出的纤维组成同侧被盖中央束，下行投射至下橄榄主核的背侧部，继而发纤维至小脑。

黑质（substantia nigra）：位于中脑被盖和大脑脚底之间，呈半月形，占据中脑全长，并伸入间脑尾部。 黑质可分为腹侧的网状部和背侧的致密部。 致密部细胞主要为多巴胺能神经元，其合成的多巴胺经黑质纹状体纤维释放至新纹状体，以调节纹状体的功能活动。 因各种原因造成黑质多巴胺能神经元变性，致新纹状体内多巴胺含量下降到一定程度（约减少50%以上）时，致丘脑向大脑运动皮质发放的兴奋性冲动减少而引发的疾病称**帕金森（Parkinson）病**。 患者表现为肌肉强直、运动受限和减少并出现震颤。

脑干内的非脑神经核如图15-11所示。

2. 白质 主要由长的上、下行纤维束和出入小脑的纤维组成。 其中，出入小脑的纤维在脑干的背面集合成上、中、下3对小脑脚。 其次还有脑干内各核团间及各核团与脑干外结构间的联系纤维。

（1）**长的上行纤维束**（图15-12）：

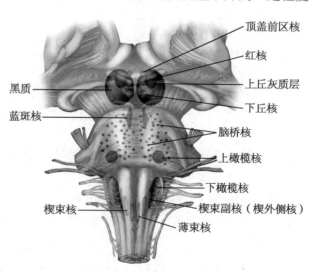

图15-11 脑干内的非脑神经核模式图（前面投影图）

1）**内侧丘系**（medial lemniscus）：由对侧薄束核和楔束核发出的第 2 感觉纤维经内侧丘系交叉后形成，向上经脑干终于背侧丘脑的腹后外侧核。 在延髓，内侧丘系位于中线的外侧，锥体的背侧；至脑桥后，略偏向腹外侧，位于基底部和被盖部之间，纵穿斜方体；在中脑则移向被盖腹外侧边缘，红核的外侧。 内侧丘系传递对侧躯干和上、下肢的意识性本体感觉和精细触觉。 其中传递躯干下部和下肢感觉的纤维由薄束核发出，在延髓走行于该系的腹侧部，在脑桥和中脑则走行于该系的内侧部；而传递躯干上部和上肢感觉的纤维由楔束核发出，在延髓走行于该系的背侧部，在脑桥以上则走行于该系的外侧部（图 15-12）。

2）**脊髓丘脑束**（spinothalamic tract）：是脊髓丘脑侧束和脊髓丘脑前束的延续，两者在脑干内逐渐靠近，又称脊丘系。 该纤维束在延髓位于外侧区，下橄榄核的背外侧；在脑桥和中脑，位于内侧丘系的背外侧。 脊髓丘脑束终于背侧丘脑的腹后外侧核，传递对侧躯干及四肢的痛、温觉和粗略触压觉（图 15-12）。

3）**三叉丘脑束**（trigeminothalamic tract）：又称三叉丘系（trigeminal lemniscus），由对侧三叉神经脊束核和双侧三叉神经脑桥核（主要为对侧）发出的第 2 级感觉纤维组成。 在脑干紧贴于内侧丘系的背外侧走行，终于背侧丘脑的腹后内侧核。 该束传导对侧头面部皮肤、牙及口、鼻腔黏膜的痛、温觉，也传递双侧同区域的触压觉（图 15-12）。

4）**外侧丘系**（lateral lemnis-cus）：主要由双侧蜗神经核发出的第 2 级听觉纤维组成，还有双侧上橄榄核发出的第 3 级听觉纤维加入。 蜗神经核发出的大部分纤维在脑桥中下部形成**斜方体**（trapezoid body），参与组成外侧丘系；小部分纤维不交叉，加入同侧外侧丘系。

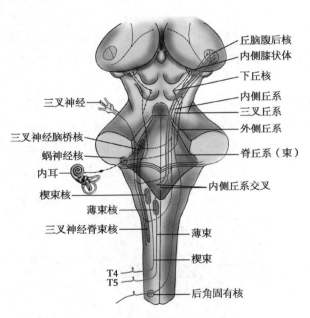

图 15-12　脑干内 4 个长上行传导束模式图

图中标注：丘脑腹后核、内侧膝状体、下丘核、内侧丘系、三叉丘系、外侧丘系、脊丘系（束）、内侧丘系交叉、三叉神经、三叉神经脑桥核、蜗神经核、内耳、楔束核、薄束核、三叉神经脊束核、薄束、楔束、T4、T5、后角固有核

该丘系在脑桥走行于被盖的腹外侧边缘部；在中脑的下部进入下丘，大部分纤维在此终止并换元，小部分纤维穿过下丘和下丘臂止于内侧膝状体换元。 一侧外侧丘系传导双侧耳的听觉冲动（图 15-12）。

5）**脊髓小脑前、后束**（anterior and posterior spinocerebellar tracts）：两束起于脊髓，行于延髓外侧的周边部，脊髓小脑后束在延髓上部经小脑下脚进入小脑；脊髓小脑前束继续上行，在脑桥上部经小脑上脚及上髓帆进入小脑。 此两束参与非意识性本体感觉的反射活动（图 15-12）。

6）**内侧纵束**（medial longitudinal tract）：是1条兼有上、下行纤维组成的复合纤维束，贯穿脑干全长，位于中脑水管周围灰质、第四脑室室底灰质和延髓中央灰质的腹侧，向下进入脊髓白质的前索，移行为内侧纵束降部，又称**前庭脊髓内侧束**，终于颈段脊髓中间带和前角内侧核，支配颈肌的运动。内侧纵束纤维包含越边和不越边的，大部分来源于前庭神经核和支配眼外肌的神经核。在内侧纵束内，有前庭神经核上行至支配两侧眼外肌神经核的纤维；眼外肌各神经核相互联系的纤维；前庭神经核下行至颈肌运动神经元的纤维等。内侧纵束的主要功能为协调眼外肌之间的运动、调节眼球的慢速运动和头部的姿势（见图15-12）。

（2）**长的下行纤维束：**

1）**锥体束**（pyramidal tract）：主要是由大脑皮质中央前回及旁中央小叶前部的巨型锥体细胞（Betz细胞）和其他类型锥体细胞发出的轴突构成的，亦有部分纤维起自额、顶叶的其他皮质区。该束经过端脑的内囊进入脑干的腹侧部，依次穿过中脑的大脑脚底中3/5、脑桥基底部和延髓的锥体（图15-13）。

锥体束由**皮质核束**（corticonuclear tract）和**皮质脊髓束**（corticospinal tract）两部分构成。皮质核束在脑干下降途中，分支终于脑干的一般躯体运动核和特殊内脏运动核。皮质脊髓束在延髓锥体的下端，经过锥体交叉后形成对侧的皮质脊髓侧束和同侧的皮质脊髓前束（图15-13）。

2）其他起自脑干的下行纤维束：①起自对侧红核的**红核脊髓束**（rubrospinal tract），在中脑和脑桥分别走行于被盖的腹侧和腹外侧，在延髓位于外侧区；②起自上丘的**顶盖脊髓束**（tectospinal tract），居脑干中线的两侧，内侧纵束的腹侧；③起自前庭核的**前庭脊髓束**（vestibulospinal tract）和起于网状结构的**网状脊髓束**（reticulospinal tract）等（图15-13）。

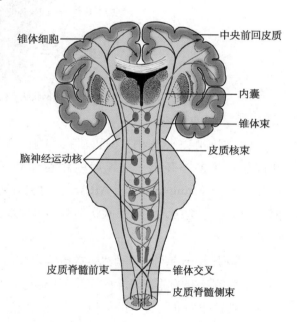

图15-13　脑干内主要下行传导束模式图

3. **脑干的网状结构**　在中脑水管周围灰质、第四脑室室底灰质和延髓中央灰质的腹外侧，脑干被盖的广大区域内，除了明显的脑神经核、中继核和长的纤维束外，尚有神经纤维纵横交织成网状，其间散在有大小不等的神经细胞核团的结构，称**脑干网状结构**（reticular formation of brain stem）。网状结构的神经元具有树突分支多而长的特点，可接受各种感觉信息，其传出纤维直接或间接联系着中枢神经系统的各级水平，参与觉醒、睡眠的周期节律、中枢内上下行信息的整合、躯体和内脏各种感觉和运动功能的调节等，并与脑的学习、记忆等高级功能有关。

（1）主要核团：网状结构核团的边界大多数彼此之间不甚分明，核团内的细胞并非紧密聚集。 其内核团大致可分为向小脑投射的核群、中缝核群、内侧（中央）核群和外侧核群（图 15-14）。

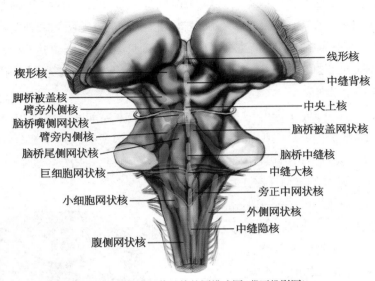

图 15-14　脑干网状结构核团模式图（背面投影图）

（2）主要功能：

1）对睡眠、觉醒和意识状态的影响：脑干网状结构通过上行网状激动系统和上行网状抑制系统参与睡眠—觉醒周期和意识状态的调节。 **上行网状激动系统**（ascending reticular activating system，ARAS）：是维持大脑皮质觉醒状态的功能系统，包括向脑干网状结构的感觉传入、脑干网状结构内侧核群向间脑的上行投射及间脑至大脑皮质的广泛区域投射。

经脑干上行的各种特异性感觉传导束均可发出侧支进入网状结构，由此发出上行纤维终止于背侧丘脑的非特异性核团及下丘脑。 如此，各种特异性的痛、温觉及视、听、嗅觉等信息被转化为非特异性的信息，广泛地投射到大脑皮质。 这种非特异性的上行投射系统称为上行网状激动系统。 该系统可使大脑皮质保持适度的意识和清醒，从而对各种传入信息有良好的感知能力。 该系统损伤会导致不同程度的意识障碍。

上行网状抑制系统（ascending reticular inhibiting system，ARIS）与 ARAS 的动态平衡决定着睡眠—觉醒周期的变化和意识的水平。 该区的上行纤维对脑干网状结构的上部施以抑制性影响。

2）对躯体运动的控制：脑干网状结构发出的网状脊髓束与脊髓中间神经元发生突触联系，最终调控脊髓前角运动神经元，对骨骼肌张力产生抑制和易化作用。

3）对躯体感觉的调节：网状结构对传入中枢的感觉信息有修正、加强和抑制等方面的影响。 初级传入纤维、蜗神经核、前庭神经核、顶盖和顶盖前区、内侧和外侧膝状体及处理感觉信息有关的丘脑核团和边缘系统等脑区都受到网状结构的影响。

4）对内脏活动的调节：在脑干网状结构中，存在着许多调节内脏活动的神经元，构成呼吸中枢和心血管运动中枢等重要的生命中枢，故脑干损伤会导致呼吸、循环障碍，甚至危及生命。

（三）脑干的代表性平面观察

要搞清脑干内主要灰质核团和白质纤维束的方位及各结构之间的位置关系，需要采用几个代表性平面来进行观察和比较，建立起立体概念，从而理解脑干局部病变所引起的临床症状（图 15-15）。

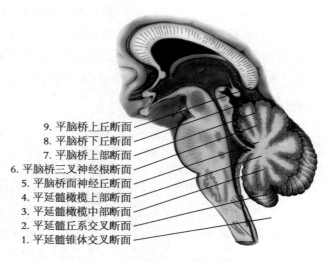

9. 平脑桥上丘断面
8. 平脑桥下丘断面
7. 平脑桥上部断面
6. 平脑桥三叉神经根断面
5. 平脑桥面神经丘断面
4. 平延髓橄榄上部断面
3. 平延髓橄榄中部断面
2. 平延髓丘系交叉断面
1. 平延髓锥体交叉断面

图 15-15　脑干横断面的部位

1. 延髓的代表性切面

（1）**锥体交叉平面**：平面的中心为中央管，周围为中央灰质。内部结构与脊髓略有不同，主要的变化是左、右锥体束在此处进行交叉形成**锥体交叉**（decussation of pyramidal），交叉后的纤维下行于脊髓侧索中，为皮质脊髓侧束，少数未交叉的纤维下降至同侧脊髓前索，为皮质脊髓前束。

由脊髓上延而来的"H"形灰质被锥体交叉纤维隔断。相当于脊髓后角的灰质，为三叉神经脊束核，它接受头面部的痛、温度觉。薄束的深面，薄束核已开始出现，薄束终止于薄束核。被隔断的前角为副神经核。其他纤维束继续保持在类似于脊髓的位置上（图 15-16）。

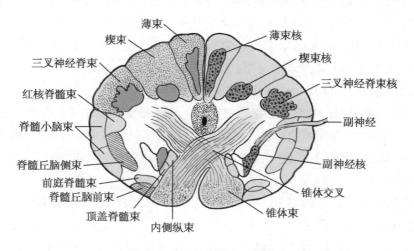

薄束
楔束
三叉神经脊束
红核脊髓束
脊髓小脑束
脊髓丘脑侧束
前庭脊髓束
脊髓丘脑前束
顶盖脊髓束
内侧纵束
薄束核
楔束核
三叉神经脊束核
副神经
副神经核
锥体交叉
锥体束

图 15-16　经延髓锥体交叉横断面

（2）**内侧丘系交叉平面**：前正中裂的两侧，锥体内为锥体束。中央管偏向背侧，薄束和楔束的纤维已减少，而其深面的薄束核和楔束核增大。两核发出的纤维绕至中央管腹侧，与对侧来的纤维进行交叉，称**内侧丘系交叉**（decussation of medial lemniscus），为本平面标志性结构。 交叉后上升的纤维，称**内侧丘系**（medial lemniscus）。 在楔束的外侧有三叉神经脊束，此束的深面为三叉神经脊束核。 围绕中央管的灰质，改称**中央灰质**。 在中央管腹侧，中线的两旁，已出现舌下神经核，它发出的纤维在锥体束的外侧穿出。 此核的背外侧为迷走神经背核，再向背侧有孤束核。 孤束核围绕着中央的孤束。 中央灰质的腹外侧区域为网状结构，其中已有疑核（图 15-17）。

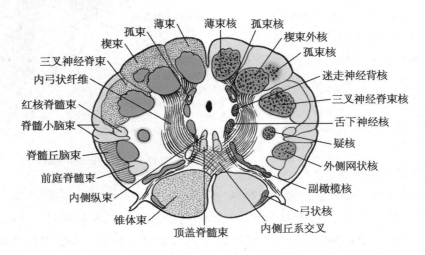

图 15-17 经延髓内侧丘系交叉横断面

（3）**橄榄中部平面**：此断面与上两个断面相比，差别很大。 在锥体束的背侧出现了新的灰质团块，为下橄榄核（inferior olivary nucleus）。 此核发出的大量纤维交叉到对侧，构成小脑下脚的主要束。 中央管敞开为第四脑室，室底的脑神经核已按内、外侧方位排列，中线旁为舌下神经核，其外侧为迷走神经背核，再向外侧为孤束核，核的中央为浑圆的孤束。 界沟的外侧，前庭区深面为前庭神经核。 疑核位于下橄榄核背侧的网状结构中。 三叉神经脊束及核仍在原位。 锥体束的背侧靠中线为内侧丘系，它的背侧为顶盖脊髓束和内侧纵束（图 15-18）。

（4）**橄榄上部平面**：为第四脑室最宽敞处，前庭神经核占室底灰质的大部分，此断面已见不到舌下神经核和迷走神经背核。 在小脑下脚的腹外侧有蜗神经根入脑，它终于小脑下脚背侧的蜗神经背侧核和小脑下脚腹外侧的蜗神经腹侧核。 孤束核很大，核内部的孤束纤维已明显减少（图 15-19）。

下橄榄核形体变小，它的背侧为网状结构，其中有散在的下泌涎核的细胞，不易辨认。 其他结构与图 15-18 所示断面大致相似。

2. 脑桥的代表性切面 脑桥内部结构以斜方体为界，分为腹侧的脑桥基底部和背侧的脑桥被盖部。

（1）**脑桥下部平面**：此平面通过面神经丘。 腹侧的脑桥基底部含纵、横走行的纤维及分散在其内的脑桥核。 横行纤维为脑桥小脑纤维，越过中线组成对侧粗大的小脑中脚。

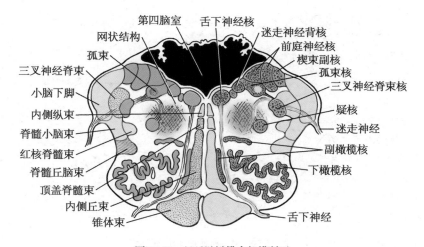

图 15-18　经延髓橄榄中部横断面

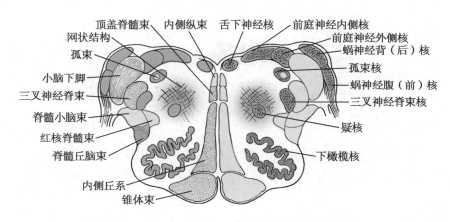

图 15-19　经延髓橄榄上端(或平蜗神经核)横断面

纵行纤维为锥体束，被横行纤维分隔成大小不等的小束。 在背侧，被盖部正中线两侧面神经丘的深面为面神经膝和展神经核，外侧为前庭神经上核。 面神经核位于被盖中央部的网状结构内，其背外侧可见三叉神经脊束和三叉神经脊束核。 内侧丘系穿经斜方体上行，其外侧有脊丘系和三叉丘系，背外侧有脊髓小脑前束、红核脊髓束。 内侧纵束和顶盖脊髓束仍居原位（图 15-20）。

（2）**脑桥中部平面**：此切面通过三叉神经根入脑处。 脑桥基底部更加膨大，而菱形窝及第四脑室比上一平面缩小，构成第四脑室外侧壁的纤维束是小脑上脚。 在被盖部的外侧部，三叉神经脑桥核和三叉神经运动核分居三叉神经纤维的内、外侧，三叉神经运动核的背侧出现了三叉神经中脑核。 脊髓小脑前束已入小脑上脚。 其余纤维束的位置无多大变化（图 15-21）。

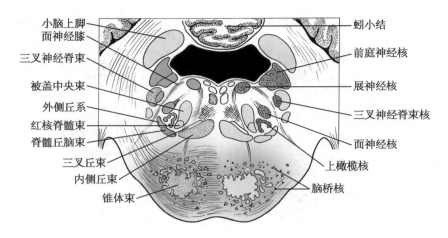

图 15-20　经脑桥面神经丘横断面

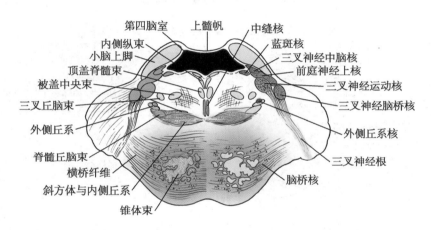

图 15-21　经脑桥三叉神经根(脑桥中部)横断面

（3）**脑桥上部平面**：此切面经过滑车神经根交叉阶段，第四脑室变得更小，室顶为薄层的上髓帆，滑车神经根在上髓帆内交叉后出脑。 室底灰质的外侧部为三叉神经中脑核，其腹内侧为蓝斑核，室底灰质腹侧，中线旁仍为内侧纵束和顶盖脊髓束，小脑上脚从室底灰质两侧沉入被盖腹侧部，并有少量纤维在中线越边，形成小脑上脚交叉。 在被盖的外侧浅表部可见外侧丘系，其腹内侧为脊髓丘脑束、三叉丘系和内侧丘系。 脑桥基底部缩小，纵行纤维聚于基底部的外侧（图 15-22）。

3. 中脑的代表性切面　中脑的内部结构借**中脑水管**（mesencephalic aqueduct），又称**大脑水管**（cerebral aqueduct），分为背侧的顶盖和腹侧的**大脑脚**。 大脑脚又被黑质分为腹侧的**大脑脚底**（crus cerebri）和背侧的被盖。

（1）**下丘平面**：位于中脑水管周围的是**中脑水管周围灰质**（又称中脑中央灰质），其腹侧部中线两旁有左、右滑车神经核，外侧边缘处可见三叉神经中脑核。 中央灰质背外侧为下丘及其深面的下丘核。 滑车神经核的腹侧有内侧纵束，在腹侧依次有小脑上脚交叉和被盖腹侧交叉，两交叉的外侧为顶盖脊髓束、脊丘系、三叉丘系及内侧丘系。 黑质位于大

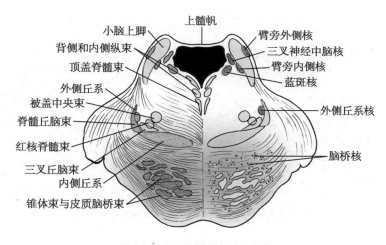

图 15-22 经脑桥上部横断面

脑脚底和中脑被盖之间，其腹侧的大脑脚底自内向外依次有额桥束、锥体束和顶枕颞桥束纤维下行（图 15-23）。

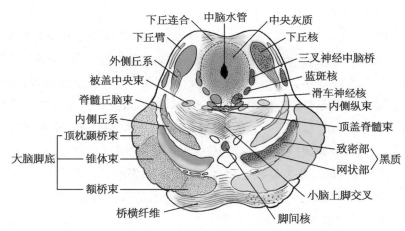

图 15-23 经中脑下丘水平横断面

（2）**上丘平面**：背侧为 1 对隆起的上丘。 中央灰质的腹侧部有左、右动眼神经核和动眼神经副核，两核发出的纤维行向腹侧，经脚间窝出脑。 红核位于被盖中央，横断面呈圆形，发出纤维左右交叉形成被盖腹侧交叉后下行，组成红核脊髓束。 黑质呈半月形，位于被盖和大脑脚底之间。 红核的背外侧自前内侧向外侧依次有内侧丘系、三叉丘系和脊丘系。 大脑脚底的结构如图 15-24 所示。

（四）代表性脑干损伤及其临床表现

脑干的损伤除少见的外伤和肿瘤占位性压迫外，多由椎-基底动脉系供血区的血管性病变（梗死或出血）所致。 典型的脑干损伤及其临床表现如下。

1. 延髓内侧综合征 为单侧脑干损伤，又称舌下神经交叉性偏瘫，通常由椎动脉的延

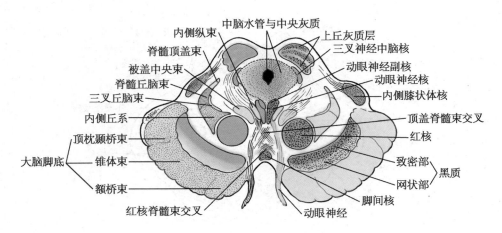

图 15-24　经中脑上丘水平横断面

髓支阻塞所致。 主要临床表现：①锥体束损伤，对侧上、下肢瘫痪；②内侧丘系损伤，对侧上、下肢及躯干意识性本体感觉和精细触觉障碍；③舌下神经根损伤，同侧半舌肌瘫痪，伸舌时舌尖偏向患侧。

2. 延髓外侧综合征 又称 Wallenberg 综合征，由椎动脉的延髓支或小脑下后动脉阻塞所致。 主要临床表现：①三叉神经脊束受损，同侧头面部痛、温觉障碍；②脊髓丘脑束受损，对侧上、下肢及躯干痛、温觉障碍；③疑核受损，同侧软腭及咽喉肌麻痹，吞咽困难，声音嘶哑；④下丘脑至脊髓中间外侧核的交感下行通路受损，又称同侧 Horner 综合征，表现为瞳孔缩小、上睑轻度下垂、面部皮肤干燥、潮红及汗腺分泌障碍；⑤小脑下脚受损，同侧上、下肢共济失调；⑥前庭神经核受损，眩晕、眼球震颤。

3. 脑桥基底部综合征 脑桥基底部综合征为脑干损伤所致，如为单侧损伤，又称展神经交叉性偏瘫，即肢体瘫痪在一侧，展神经损伤导致的外直肌瘫痪在另一侧。 由基底动脉的脑桥支阻塞所致。 主要临床表现：①锥体束受损：对侧上、下肢瘫痪；②展神经根受损：同侧眼球外直肌麻痹，眼球不能外展。

4. 脑桥背侧部综合征 脑桥背侧部综合征通常是指因小脑下前动脉或小脑上动脉的背外侧支阻塞引起一侧脑桥尾侧或颅侧部的被盖梗死所致。 以脑桥尾侧被盖损伤为例，主要临床表现：①展神经核受损，同侧眼球外直肌麻痹、双眼患侧凝视麻痹；②面神经核受损，同侧面肌麻痹；③前庭神经核受损，眩晕、眼球震颤；④三叉神经脊束受损，同侧头面部痛、温觉障碍；⑤脊髓丘脑束受损，对侧上、下肢及躯干痛、温觉障碍；⑥内侧丘系受损，对侧上、下肢及躯干意识性本体觉和精细触觉障碍；⑦下丘脑至脊髓中间带外侧核的交感下行通路受损，同侧 Horner 综合征；⑧小脑下脚和脊髓小脑前束受损，同侧上、下肢共济失调。

5. 大脑脚底综合征 如为单侧脑干损伤，又称动眼神经交叉性偏瘫（Weber 综合征），由大脑后动脉的分支阻塞所致。 主要临床表现：①动眼神经根损伤，同侧除外直肌和上斜肌以外的眼球外肌麻痹，瞳孔散大；②皮质脊髓束受损，对侧上、下肢瘫痪；③皮质核束损伤，对侧面神经和舌下神经的核上瘫。

6. 本尼迪克特综合征（Benedikt 综合征）　累及一侧中脑被盖的腹内侧部。　主要临床表现：①动眼神经根损伤，同侧除外直肌和上斜肌外的眼球外肌麻痹，瞳孔散大；②小脑丘脑纤维（为已交叉的小脑上脚纤维）和红核损伤，对侧上、下肢意向性震颤，共济失调；③内侧丘系损伤，对侧上、下肢及躯干意识性本体觉和精细触觉障碍。

二、小脑

小脑（cerebellum）位于颅后窝，上面较平坦，被大脑半球遮盖，下面中间部凹陷，容纳延髓。　第四脑室位于后上方的小脑与前下方的脑桥、延髓之间。　成人小脑的平均重量达到 150 g。

（一）小脑的外形和分叶

小脑可以分为缩窄的中间部和大而膨隆的两侧部，中间部像卷曲的蚯蚓，称**小脑蚓**（vermis of cerebellum），两侧部膨大称**小脑半球**（cerebellar hemisphere）。　小脑蚓的上面与两侧的小脑半球之间无明显分界，小脑蚓的下面以 2 条深沟与左右小脑半球分隔，从前向后依次为**小结**（nodule）、**蚓垂**（uvula of vermis）、**蚓锥体**（pyramid of vermis）和**蚓结节**（tuber of vermis）。　小结向两侧借**绒球脚**（peduncle of flocculus）与位于小脑半球前缘的**绒球**（flocculus）相连。　在枕骨大孔外上方，蚓垂两侧的小脑半球膨出，称**小脑扁桃体**（tonsil of cerebellum）。　当颅脑外伤或颅内肿瘤导致颅内压增高时，小脑扁桃体可嵌入枕骨大孔形成**小脑扁桃体疝**，压迫延髓，危及生命。　小脑的前、后缘凹陷，分别称小脑前、后切迹，前者有 3 对小脑脚由此处深入小脑白质，后者有小脑镰插入（图 15-25）。

小脑表面有许多大致平行的沟，两沟间的隆起称小脑叶片，若干个叶片组成 1 个小脑小叶。　由于脑沟和叶片在半球和蚓部是相互移行的，所以蚓部的每个小叶是与半球相对应的小叶连续的。　在小脑表面有些沟比较深，如**水平裂**（horizontal fissure），起自小脑中脚，以水平方向绕小脑的外侧缘和后缘，把小脑分成为上面和下面。　其他裂，如**原裂**（primary fissure）和**后外侧裂**（posterolateral fissure），也较明显。

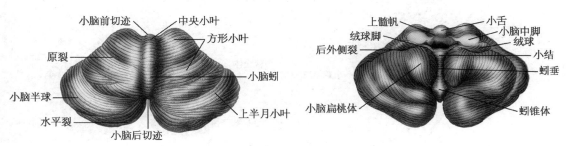

图 15-25　小脑的外形

小脑可依据进化、功能和纤维联系分为以下 3 个叶。

1. 绒球小结叶（flocculonodular lobe）　位于小脑的下面，包括半球上的左、右两个绒球和小脑蚓上的小结，绒球和小结之间以绒球脚相连。　此叶是小脑进化发生上最古老的部分，故称**原小脑**（archicerebellum），主要与前庭神经和前庭神经核密切联系，接受位觉感受器传来的信息，借以维持身体的平衡。 因此，又称**前庭小脑**（vestibulocerebellum）。

2. 前叶（anterior lobe） 在小脑上面，为原裂以前的部分，在进化发生上属于**旧小脑**（paleocerebellum），还包括后叶的蚓锥体和蚓垂。 旧小脑接受来自脊髓的本体感觉和皮肤的感觉信息，具有调节肌张力和维持姿势的功能，故又称**脊髓小脑**（spinocerebellum）。

3. 后叶（posterior lobe） 是指原裂以后的部分，占据了小脑的大部分。 除了蚓锥体和蚓垂属于旧小脑外，其余都是进化中最新部分。 因此，称**新小脑**（neocerebellum）。它随大脑皮质的发展而发展，大脑皮质通过脑桥核的中继，与新小脑联系。 新小脑参与由大脑皮质启动的精细随意运动的调节，故又称**大脑小脑**（cerebrocerebellum）。

（二）小脑的内部结构

小脑包括表面的皮质、深部的髓质和小脑核。

1. 小脑皮质（cerebellar cortex） 为小脑表面的灰质。 小脑皮质细胞由浅至深构筑为3层：分子层、梨状细胞层和颗粒层。 神经元有5类：星形细胞和篮细胞位于分子层；梨状细胞（也称Purkinje细胞）位于梨状细胞层；而颗粒层则含颗粒细胞和GolgiⅡ型细胞。 颗粒细胞为谷氨酸能的兴奋性神经元，其他4类均为γ-氨基丁酸能的抑制性神经元。 梨状神经元的轴突是小脑皮质唯一的传出纤维，其余4类神经元则均为中间神经元。 小脑外的传入纤维和小脑内的中间神经元以梨状神经元为核心，构成小脑感觉运动整合功能的神经调节环路。

2. 小脑核（cerebellar nuclei） 位于小脑内部的髓质内。 由内侧向外侧依次为**顶核**（fastigal nucleus）、**球状核**（globose nucleus）、**栓状核**（emboliform nucleus）和**齿状核**（dendate nucleus），共4对。 其中，球状核和栓状核合称为**中间核**（interposed nuclei），属于旧小脑。 顶核位于第四脑室顶的上方，小脑蚓的髓质内，属于原小脑；齿状核位于小脑半球的髓质内，最大，呈皱缩的口袋状，袋口朝向前内方，属于新小脑。 小脑核主要接受相应小脑皮质梨状神经元的轴突，其轴突构成小脑的主要传出纤维（图15-26）。

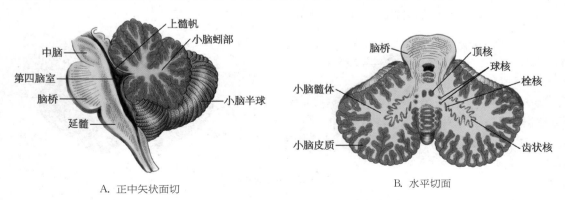

A. 正中矢状面切   B. 水平切面

图15-26 小脑核

3. 小脑髓质（cerebellar medulla）　为小脑内部的白质，由 3 类纤维构成：①小脑皮质与小脑核之间的往返纤维；②小脑叶片间或小脑各叶之间的联络纤维；③小脑的传入和传出纤维。这些纤维组成小脑上、中、下 3 对脚（图 15-27）。

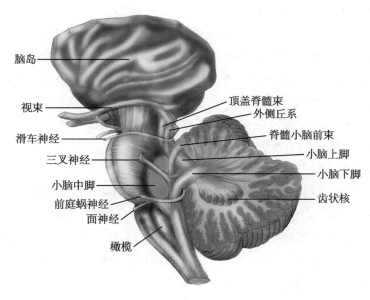

图 15-27　小脑的 3 对脚

（1）**小脑下脚**（inferior cerebellar peduncle）：又称**绳状体**，是小脑和延髓之间的通道，主要由脊髓小脑后束、橄榄小脑束、前庭小脑束等传入纤维和小脑前庭束等传出纤维组成。

（2）**小脑中脚**（middle cerebellar peduncle）：又称**脑桥臂**，连于小脑和脑桥之间，是小脑最大的传入通道，主要由脑桥小脑纤维组成，大脑皮质的冲动通过这些纤维传入小脑。

（3）**小脑上脚**（superior cerebellar peduncle）：又称**结合臂**，连于小脑和中脑之间，是小脑主要的传出通道，由小脑核发出的纤维成为此脚的主要成分。小脑上脚纤维经交叉后上行至背侧丘脑，经中继后传至大脑皮质躯体运动区，可以反馈性地影响和修正大脑皮质的活动，使随意运动协调、精细和准确。小部分小脑上脚交叉后的纤维止于红核和网状结构，通过红核脊髓束和网状脊髓束下降至脊髓，调节前角运动神经元的活动。

（三）**小脑的纤维联系和功能**

1. 前庭小脑　主要接受同侧前庭神经初级平衡觉纤维和前庭神经核经小脑下脚的传入纤维。其传出纤维经顶核中继或直接经小脑下脚终止于同侧前庭神经核和网状结构，之后发出前庭脊髓束和内侧纵束至脊髓前角运动神经元和脑干的眼外肌运动核。前庭小脑的主要作用为调节躯干肌运动、协调眼球运动及维持身体平衡。如受到损伤，患者可发生平衡失调，站立不稳，摇晃，甚至倾倒，睁眼或闭眼时均可出现。

2. 脊髓小脑　主要接受脊髓小脑前、后束经小脑上、下脚传入的本体感觉冲动。其传出纤维主要投射至顶核和中间核，中继后发出纤维到前庭神经核、脑干网状结构和红核，再经前庭脊髓束、网状脊髓束及红核脊髓束止于脊髓灰质前角运动神经元，以调节肌张力。当**出现病变时**，病变侧肢体肌张力低下，步态蹒跚，容易疲劳。

3. 大脑小脑　主要接受皮质脑桥束在脑桥核中继后经小脑中脚传入的纤维。发出纤维在齿状核中继后经小脑上脚进入对侧的红核和背侧丘脑的腹前核及腹外侧核，后者再发出纤维投射到大脑皮质躯体运动区，然后经皮质脊髓束下行至脊髓，以调控骨骼肌的随意、精细运动。运动信息从大脑皮质传至脑桥换元后至对侧小脑半球，再经背侧丘脑投射至运动皮质构成所谓的"内反馈环路"；同时小脑又接受头颈、躯干、四肢运动过程中的运动感觉信息反馈，此为"外反馈"。小脑整合两方面的信息，及时觉察运动指令与运动实施之间的误差，经小脑—大脑反馈，修正大脑皮质运动区有关的相关指令，并经小脑传出影响各级下行通路，使运动意念得以精确实现。新小脑病变后，随意运动的范围、方向、幅度和肌力及协调都出现紊乱，运动的发动和终止都较正常延迟，如让患者指鼻时，手指超越目标或未指到鼻即停止；运动着的肢体出现震颤，越近目标，震颤越明显；患者不能快速地进行前臂的旋前、旋后动作。这都表明拮抗肌群配合失灵，代偿过度，所以新小脑受损后的最明显的表现是运动性共济失调。

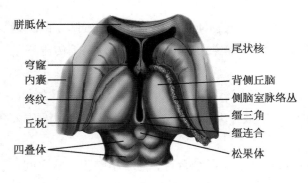

图 15-28　间脑背面观

（左图标注，自上而下）
胼胝体
穹窿
内囊
终纹
丘枕
四叠体
尾状核
背侧丘脑
侧脑室脉络丛
缰三角
缰连合
松果体

三、间脑

间脑（diencephalon）因位于中脑和端脑之间而得名，被两侧大脑半球所包绕掩盖，其外侧部与半球实质愈合。因此，间脑与端脑的边界不如其他脑部之间那样明显（图 15-28）。

间脑可分为**背侧丘脑、后丘脑、上丘脑、底丘脑和下丘脑**5 个部分。底丘脑在外表看不到，只能在切面上辨认。两侧间脑之间有一矢状位的窄腔，为**第三脑室**（third ventricle），向下接续中脑水管，向上经左、右室间孔通端脑内的两个侧脑室。

（一）背侧丘脑

背侧丘脑（dorsal thalamus）又称**丘脑**，为 1 对卵圆形的灰质团块，借丘脑间粘合相连。其前端窄而突，称**丘脑前结节**，后端膨大成**丘脑枕**，背外侧面的外侧缘与端脑尾状核之间隔有**终纹**（terminal stria）。

在背侧丘脑灰质的内部有一由白质构成的**内髓板**（internal medullary lamina），在水平面上呈"Y"字形，将背侧丘脑分为 3 个核群：前核群、内侧核群和外侧核群。外侧核群分为背、腹两层。 背层从前向后分为背外侧核、后外侧核及丘脑枕，腹层由前及后分为**腹前核**（ventral anterior nucleus）、**腹外侧核**（ventral lateral nucleus）（又称腹中间核）和**腹后核**（ventral posterior nucleus）。 腹后核又可分为**腹后外侧核**（ventral posterolateral nucleus）和**腹后内侧核**（ventral posteromedial nucleus）。 此外，在背侧丘脑内侧面，第三脑室侧壁上的薄层灰质及丘脑间黏合内的核团合称**中线核群**。 内髓板内有若干**板内核**（intralamina nuclei）。 在外侧核群与内囊之间的薄层灰质称**丘脑网状核**（reticular thalamic nucleus），网状核与外侧核群间为**外髓板**（external medullary lamina）（图 15-29）。

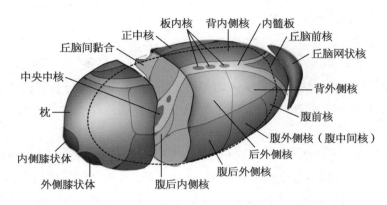

图 15-29　背侧丘脑的核群模式图

依进化的先后，背侧丘脑又可分为古、旧、新 3 类核团。

1. 非特异性投射核团（古丘脑）　包括中线核、板内核和网状核，主要接受嗅脑、脑干网状结构的传入纤维，传出纤维至下丘脑和纹状体等结构。 脑干网状结构汇聚各种感觉，组成上行激动系统。 这些上行纤维经此类核团中继，然后弥散地投射到大脑皮质广泛区域，维持机体的觉醒状态。

2. 特异性中继核团（旧丘脑）　是进化上较新的部分，包括腹前核、腹外侧核、腹后核，主要充当脊髓或脑干等结构的特异性上行传导系统的中继核，再由这些核发出纤维将感觉与运动的信息转送到大脑的特定区。 腹前核和腹外侧核主要接受小脑齿状核、苍白球、黑质的传入纤维，发出纤维至躯体运动中枢，调节躯体运动。 腹后内侧核接受三叉丘系和由孤束核发出的纤维，腹后外侧核接受内侧丘系和脊丘系的纤维，腹后核发出纤维（丘脑中央辐射）经内囊投射至大脑皮质中央后回的躯体感觉中枢。

3. 联络性核团（新丘脑）　是进化最新的部分，包括前核、内侧核和外侧核的背侧组。 此类核团接受广泛的传入纤维，尤其是与大脑皮质形成丰富的纤维联系，与脑的高级神经活动，如情感、学习与记忆等有关。

（二）后丘脑

后丘脑（metathalamus）位于丘脑枕的后下方，包括**内侧膝状体**（medial geniculate body）和**外侧膝状体**（lateral geniculate body），属特异性中继核。 前者是听觉传导通路的中继站，接受下丘来的听觉纤维，发出纤维组成听辐射投射至颞叶的听觉中枢。 后者为视觉传导通路的中继站，接受视束的传入纤维，发出纤维组成视辐射投射至枕叶的视觉中枢。

（三）上丘脑

上丘脑（epithalamus）位于第三脑室顶后部的周围，为背侧丘脑与中脑顶盖前区相移行的部分，包括**松果体**（pineal body）、缰连合、缰三角、丘脑髓纹和后连合。 松果体为内分泌腺，成年后逐渐钙化，影像学上常把它作为颅内定位标志。 缰三角内有缰核，接受丘脑髓纹的纤维，并发出纤维投射至中脑脚间核，故缰核被认为是边缘系统与中脑之间的中继站。 **丘脑髓纹**主要由来自隔区的纤维束构成，大部分终止于缰核，也有纤维至中脑水管周围灰质和其他丘脑核团。

（四）底丘脑

底丘脑（subthalamus）是间脑和中脑之间的过渡区，主要结构包括底丘脑核和未定带。 底丘脑核紧邻内囊的内侧，黑质内侧部的上方。 底丘脑核与苍白球同源，是锥体外系的重要结构，其主要功能是对苍白球起抑制作用。

（五）下丘脑

1. 位置和外形 **下丘脑**（hypothalamus）位于背侧丘脑的前下方，构成第三脑室侧壁的下部和底壁，后上方借**下丘脑沟**（hypothalamic sulcus）与背侧丘脑为界，其前端达室间孔与侧脑室相通，后端与中脑被盖相续。 从脑底面观察，**终板**（terminal lamina）和**视交叉**（optic chiasma）位于前部，向后依次为**视束**（optic tract）、**灰结节**（tuber cinereum）和**乳头体**（mamillary body）。 灰结节向前下方形成中空的圆锥状部分称**漏斗**（infundibulum），灰结节与漏斗移行部的上端膨大成正中隆起，漏斗下端与**垂体**（hypophysis）相连（图 15-30）。

2. 分区及主要核团 下丘脑神经核团边界不清，为方便定位和命名，将每侧下丘脑自前向后分为 4 区，分别为位于视交叉前缘与前连合之间的**视前区**（preoptic region）、位于视交叉上方的**视上区**（supraoptic region）、位于灰结节内及其上方的**结节区**（tuberal region）和位于乳头体内及其上方的**乳头体区**（mamillary region）。 由内向外分为 3 带，即位于第三脑室室管膜下的室周带、位于穹窿柱和乳头丘脑束内、外侧的内侧带和外侧带。

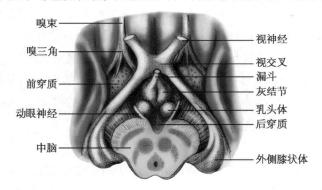

A. 下面观

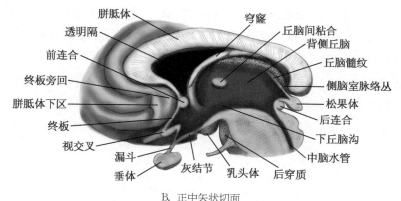

B. 正中矢状切面

图 15-30　下丘脑

下丘脑主要核团有位于视上区的有**视上核**（supraoptic nucleus）和**室旁核**（paraventricular nucleus）等。视上核和室旁核均可以合成和分泌加压素（antidiuretic hormone，ADH）（又称抗利尿激素）和缩宫素（oxytocin）。但视上核以分泌抗利尿激素为主，而室旁核以分泌缩宫素为主（可以把室旁核中的"室"字联想为产房加以记忆）。位于结节区的有**漏斗核**（infundibular nucleus）、背内侧核和腹内侧核等；位于乳头体区的乳头体核和下丘脑后核（图 15-31）。

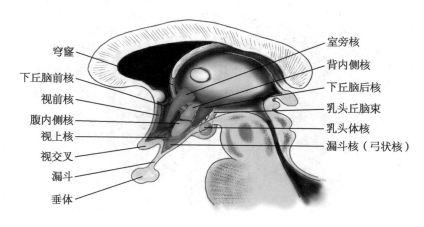

图 15-31　下丘脑核团模式图

3. 下丘脑的纤维联系　作为内脏活动的较高级中枢，下丘脑与中枢神经系统其他部位有着复杂的纤维联系，主要包括：①与垂体的联系，由视上核和室旁核合成和分泌的抗利尿激素和缩宫素分别经**视上垂体束**（supraopticohypophysial tract）和**室旁垂体束**（paraventriculohypophyseal tract）运输到垂体后叶（神经垂体），在此储存并在需要时释放入血液。由漏斗核及邻近室周区合成分泌的多种激素释放因子或抑制因子经**结节垂体束**（tuberohypophysial tract）运输到正中隆起的毛细血管，经垂体门脉系统转运至垂体前叶（腺垂体），控制前叶的内分泌功能。②与边缘系统的联系，通过穹窿将海马结构和乳头体核相联系；借终纹将隔区、下丘脑和杏仁体相联系。③与背侧丘脑、脑干和脊髓的联系，分别通过乳头丘脑束、乳头被盖束、背侧纵束、下丘脑脊髓束与丘脑前核、中脑被盖、脑干副交感核、脊髓的侧角（交感节前神经元和骶髓的副交感节前神经元）相联系。

4. 下丘脑的功能　下丘脑体积虽小，约占脑重的 0.3%，但功能却十分重要。它既是神经内分泌的调控中心，通过下丘脑与垂体之间的联系，将神经调节与体液调节融为一体，又是皮质下调节内脏活动的高级中枢，参与对体温、摄食、生殖、水盐平衡和内分泌活动等调节；同时，通过与边缘系统的联系，参与对情绪活动的调节。此外，视上核还参与调节机体的昼夜节律。

四、端脑

端脑（telencephalon）是脑的最高级部分，包括左、右**大脑半球**（cerebral hemisphere）。每个半球表面有 1 层灰质，称**大脑皮质**（cerebral cortex），皮质的深部是**大脑髓质**（cerebral medulla）。在半球的髓质内有一腔隙，称**侧脑室**（lateral ventricle），还有邻近底部的灰质核团，称**基底核**（basal nuclei）。

人类的大脑半球高度发育，遮盖着间脑和中脑，并把小脑推向后方。左、右半球之间有**大脑纵裂**（cerebral longitudinal fissure），半球和小脑之间有**大脑横裂**（cerebral transverse fissure）。在纵裂的底有连接两半球的巨大纤维束，称**胼胝体**（图 15-32、15-33）。

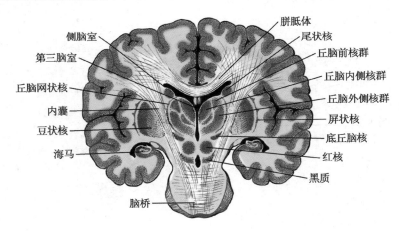

图 15-32　大脑的冠状切面

（一）端脑的外形和分叶

由于端脑的各部发育速度不均，因此，发育快的部分则隆起，发育慢的部分则陷入，形成凹凸不平的外表，凹陷处形成**大脑沟**（cerebral sulci），沟之间有大小不一的隆起，称为**大脑回**（cerebral gyri）。大脑半球的沟、回有个体差异，同一端脑的两个半球也不尽相同。

每个大脑半球分为膨隆的上外侧面、垂直的内侧面和凹凸不平的下面。上外侧面与内侧面以上缘为界，上外侧面与下面以下缘为界。

1. 主要的沟和裂　大脑半球以 3 条比较深而恒定的沟分成 5 个叶。这 3 条沟分别是：

①**中央沟**（central sulcus），起自半球上缘中点稍后方，斜向前下，下端与外侧沟隔一脑回，上端延伸至半球内侧面；②**外侧沟**（lateral sulcus），实是一个深裂，起自半球下面，行向后上方至上外侧面，再向后上方走行不远就分为短的前支、升支和长的后支；③**顶枕沟**（parietooccipital sulcus），位于半球内侧面的后部，起自距状沟，自下向上至半球上缘，并略转至上外侧面（图 15-33）。

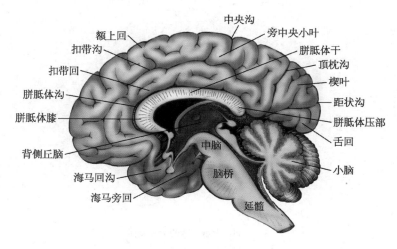

图 15-33 大脑正中矢状切面

2. 大脑半球的分叶 在外侧沟上方和中央沟以前的部分为**额叶**（frontal lobe）；外侧沟以下的部分为**颞叶**（temporal lobe）；**枕叶**（occipital lobe）位于半球后部，在内侧面为顶枕沟以后的部分；**顶叶**（parietal lobe）为外侧沟上方、中央沟后方、枕叶以前的部分；**岛叶**（insular lobe）呈三角形，位于外侧沟深面，只有把外侧沟上部的额叶、顶叶的岛盖和下部颞叶的岛盖拉开，才能暴露岛叶。 枕叶、顶叶、颞叶在半球上外侧面的分界是假设的，以顶枕沟至枕前切迹（从枕叶后端向前约5 cm处）连线作为枕叶前界，自此线的中点至外侧沟后端的连线为顶叶、颞叶的分界。

3. 半球上外侧面的沟和回 在中央沟前方，有与之平行的**中央前沟**（precentral sulcus），自中央前沟有2条向前水平走行的沟，为**额上沟**（superior frontal sulcus）和**额下沟**（inferior frontal sulcus）。 由上述3沟将额叶分成4个脑回：**中央前回**（precentral gyrus）位于中央沟和中央前沟之间；**额上回**（superior frontal gyrus）位于额上沟的上方，沿半球上缘并转至半球内侧面；**额中回**（middle frontal gyrus）位于额上、下沟之间；**额下回**（inferior frontal gyrus）位于额下沟和外侧沟之间。 额下回的后部被外侧沟的前支和升支分为3部，由前向后分别为**眶部**（orbital part）、**三角部**（triangular part）和**岛盖部**（opercular part）。 在中央沟后方，有与之平行的中央后沟，此沟与中央沟之间为**中央后回**（postcentral gyrus）。 在中央后沟后方有1条与半球上缘平行的**顶内沟**（intraparietal sulcus），沟的上方为**顶上小叶**（superior parietal lobule），下方为**顶下小叶**（inferior parietal lobule）。 顶下小叶又分为包绕外侧沟后端的**缘上回**（supramarginal gyrus）和围绕颞上沟末端的**角回**（angular gyrus）。 在外侧沟的下方，有与之平行的**颞上沟**（superior temporal sulcus）和**颞下沟**（inferior temporal sulcus）。 颞上沟的上方为**颞上回**（superior temporal gyrus），在外侧沟的下壁上有几条短的**颞横回**（transverse temporal gyrus）。 颞上沟与颞下沟之间为**颞中回**（middle temporal gyrus）。 颞下沟的下方为**颞下回**（inferior temporal gyrus）（图 15-34）。

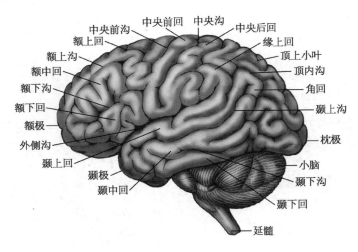

图 15-34　大脑半球的上外侧面

4. 半球内侧面的沟和回　自中央前、后回上外侧面延伸到内侧面的部分为**中央旁小叶**（paracentral lobule）。 在中部有前后方向呈弓形的**胼胝体**（corpus callosum）。 胼胝体下方的弓形纤维束为**穹窿**，两者间为薄层的**透明隔**（transparent septum）。 在胼胝体后下方，有呈弓形的**距状沟**（calcarine sulcus）向后至枕叶后端，此沟中部与顶枕沟相连。 距状沟与顶枕沟之间称**楔叶**（cuneus），距状沟下方为**舌回**（lingual gyrus）。 在胼胝体背面有胼胝体沟。此沟绕过胼胝体后方，由海马沟接续向前下延伸至颞叶。 在胼胝体沟上方，有与之平行的**扣带沟**（cingulate sulcus）。 扣带沟末端行至中央沟上端后方，弯折向上后，称**边缘支**（marginal ramus）。 扣带沟与胼胝体沟之间为**扣带回**（cingulate gyrus）（图 15-35）。

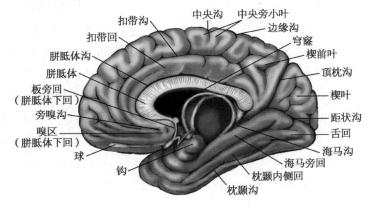

图 15-35　大脑半球的内侧面

5. 半球下面的沟和回 额叶内有纵行的沟,称**嗅束沟**(olfactory groove)。 此沟内侧部为**直回**(straight gyri),外侧部为**眶回**(orbital gyri)。 眶回又被一"H"形的沟分为4部,分别为**眶前回、眶外侧回、眶内侧回和眶后回**。 嗅束沟内有**嗅束**(olfactory tract),其前端膨大为**嗅球**(olfactory bulb),与嗅神经相连,嗅束向后扩大为**嗅三角**(olfactory trigone)。 嗅三角与视束之间为**前穿质**(anterior perforated substance),内有许多小血管穿入脑实质内。 颞叶下方有与半球下缘平行的**枕颞沟**(occipitotemporal sulcus),在此沟内侧并与之平行的为**侧副沟**(collateral sulcus)。 侧副沟的内侧为**海马旁回**(parahippocampal gyrus),前端弯曲,称**钩**(uncus)。 侧副沟与枕颞沟间为**枕颞内侧回**(medial occipito-temporal gyrus),枕颞沟的外侧为**枕颞外侧回**(lateral occipitotemporal gyrus),向外延续为颞下回。 在海马旁回的内侧为**海马沟**(hippocampal sulcus),在沟的上方有呈锯齿状的窄条皮质,称**齿状回**(dentate gyrus)。 从侧脑室内面看,在齿状回的外侧,侧脑室下角底壁上有一弓形隆起,称**海马**(hippocampus),海马和齿状回构成**海马结构**(hippocampal formation)。

在半球的内侧面可见环绕胼胝体周围和侧脑室下角底壁的结构,包括隔区(胼胝体下区和终板旁回)、扣带回、海马旁回、海马和齿状回等,加上岛叶前部、颞极共同构成**边缘叶**(limbic lobe)(图15-36)。

(二) 大脑皮质的功能定位

大脑皮质是脑的最重要部分,是高级神经活动的物质基础。 机体各种功能活动的最高中枢在大脑皮质上都有定位关系,如中央前回主要管理全身骨骼肌的运动,中央后回主要管理全身感觉。 但是,这种定位是相对的,即中央前回也接受部分的感觉信息,中央后回也可发放一些运动冲动。 当一个区域受损伤,其周围皮质具有一定的代偿能力,年龄越小,代偿能力越强。 除了具有特定功能的中枢外,大脑皮质还存在着广泛的对各种信息进行加工和整合的脑区,它们不局限于某种功能,而是完成高级的神经精神活动。 这些脑区在高等动物显著增加(图15-37、15-38)。

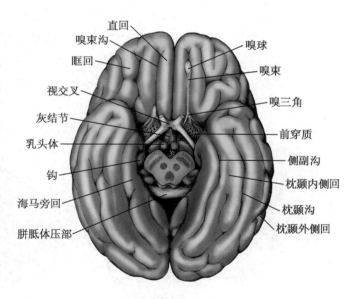

图15-36 大脑的下面

1. 第 I 躯体运动区(**first somatic motor area**) 此区位于中央前回和中央旁小叶前部(4区和6区),由此发出的纤维组成锥体束(皮质核束和皮质脊髓束)下行到脑干和脊

系统解剖学

髓,管理对侧肢体的随意运动。 该中枢对骨骼肌运动的管理有一定的局部定位关系。 其特点为:①上下颠倒,但头部是正的,中央前回最上部和中央旁小叶前部与下肢、会阴部运动有关,中部与躯干和上肢的运动有关,下部与面、舌、咽、喉的运动有关;②左右交叉,即一侧运动区支配对侧肢体的运动。 但一些与联合运动有关的肌则受两侧运动区的支配,如眼球外肌、咽喉肌、咀嚼肌等;③身体各部分投影区的大小与各部形体大小无关,而取决于功能的重要性和复杂程度。

该区接受中央后回和背侧丘脑发来的纤维,这些传入的感觉信息和反馈信息成为运动区活动的重要依据。

2. 第I躯体感觉区(first somatic sensory area) 此区位于中央后回和中央旁小叶后部(3、1、2区),接受背侧丘脑腹后核传来的对侧半身痛、温、触、压及位置和运动觉,各部投影与第I躯体运动区相似,身体各部在此区的投射特点是:①上下颠倒,但头部是正的;②左右交叉;③身体各部在该区投射范围的大小取决于该部感觉的敏感程度。 例如,手指和唇的感受器最密,在感觉区的投射范围就最大。

3. 视觉区(visual area) 位于距状沟上、下方的枕叶皮质,即上方的楔叶和下方的舌回(17区),接受来自外侧膝状体的纤维。 局部**定位关系特点**是距状沟上方的视皮质接受上部视网膜来的冲动,下方的视皮质接受下部视网膜来的冲动。 距状沟后1/3上、下方接受黄斑区来的冲动。 一侧视觉区接受双眼同侧半视网膜来的冲动,主司双眼对侧半视野的视觉,损伤一侧视觉区可引起双眼对侧视野偏盲称**同向性偏盲**。

4. 听觉区(auditory area) 位于颞横回(41、42区),接受内侧膝状体来的纤维。 每一侧的听觉区都接受两耳来的冲动。 因此,一侧听觉区受损,不致引起全聋。

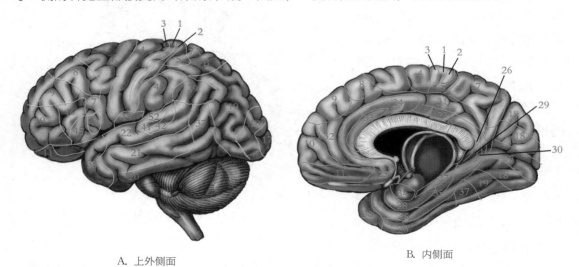

A. 上外侧面　　　　B. 内侧面

图15-37　大脑皮质分区

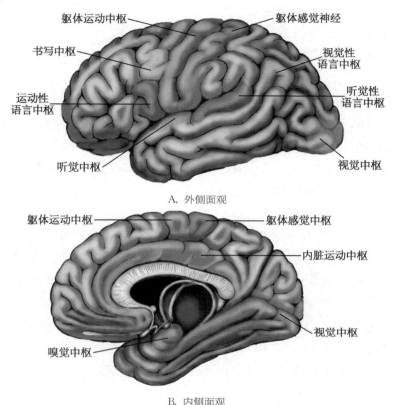

A. 外侧面观

B. 内侧面观

图 15-38 大脑皮质的主要功能区

5. 平衡觉区（vestibular area） 关于此中枢的位置存有争议。 一般认为此区位于中央后回下端，头面部感觉区的附近。

6. 嗅觉区（olfactory area） 在海马旁回钩的内侧部及其附近。

7. 味觉区（gustatory area） 在中央后回下部（43 区），舌和咽的一般感觉区附近。

8. 内脏活动的皮质中枢 位于边缘叶，在该叶的皮质区可找到呼吸、血压、瞳孔、胃肠和膀胱等内脏活动的代表区。

9. 第Ⅱ躯体运动和第Ⅱ躯体感觉中枢 均位于中央前回和中央后回下面的岛盖皮质，与对侧上、下肢运动和双侧躯体感觉（以对侧为主）有关。

10. 语言中枢 人类与动物的本质区别是能进行思维和意识等高级活动，并进行语言的表达，故在人类大脑皮质上具有相应的语言中枢。 大量临床资料表明，善用右手的人，其语言区在左半球，从语言功能上看，左半球可视为优势半球。 善于用左手的人，其语言区也多见于左半球。 右侧半球则主要感知非语言信息、音乐、图形和时空概念。 左、右大脑半球各有优势，它们互相协调和配合完成各种高级神经精神活动。

（1）**运动性语言中枢**（motor speech area）：在额下回后部（44、45 区），即三角部的后部和岛盖部，又称 Broca 语言区，主管说话功能。 如果此区受损，患者虽能发音，却不能说出有意义的语言，称**运动性失语症**。

（2）**书写中枢**（writing area）：在额中回的后部（6、8区），靠近中央前回内管理上肢特别是手肌的运动区，主管书写功能。如果此区受损，患者手虽能运动，但不能完成写字、绘图等精细动作，称**失写症**。

（3）**听觉性语言中枢**（auditory speech area）：在颞上回后部（22区），帮助调整自己的语言和听到、理解别人的语言。如果此区受损，患者虽能听到别人讲话，但不理解讲话的意思，自己讲的话也混乱而割裂，不能正确回答问题（所答非所问），称感觉性**失语症**。

（4）**视觉性语言中枢**（visual speech area）：又称阅读中枢，在顶下小叶的角回（39区），靠近视觉区，与文字的理解和认图密切相关。若此区受损，尽管视觉无障碍，但不理解文字符号的意义，称**失读症**。

研究表明，听觉性语言中枢和视觉性语言中枢之间没有明显界限，合称为Wernicke区。该区包括颞上回、颞中回后部、缘上回及角回（39、40、22、37区）。若Wernicke区受损伤，将产生严重的感觉性失语症。此外，各语言中枢不是彼此孤立存在的，它们之间密切联系，语言能力的完成需要大脑皮质有关区域的协调配合。例如，听到别人问话后用口语回答，其路径可能是：首先，听觉冲动传至听觉区，产生听觉；再由听觉区与Wernicke区联系，理解问话的意义，经过分析、综合，将信息传到运动性语言中枢，后者通过与头面部运动有关的皮质（中央前回下部）的联系，控制唇、舌、喉肌的运动而形成语言，回答问题。

（三）**端脑的内部结构**

大脑半球表层的灰质称**大脑皮质**，表层下的白质称**髓质**。埋在髓质深部的灰质核团称**基底核**（又称基底神经节）。端脑的内腔为侧脑室（图15-39）。

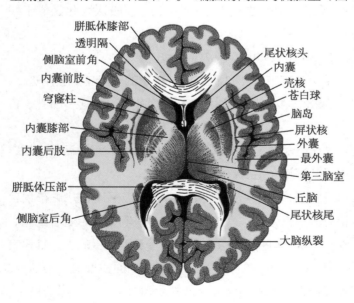

图15-39 大脑水平切面

1. 基底核 位于髓质内，靠近半球底部，包括纹状体、屏状核和杏仁体（图15-40、15-41）。

（1）**纹状体**（corpus striatum）：由尾状核和豆状核组成，其前端互相连接。**尾状核**（caudate nucleus）是由前向后弯曲的圆柱体，分为头、体和尾3部，位于背侧丘脑背外侧，延伸至侧脑室前角、中央部和下角。**豆状核**（lentiform nucleus）位于岛叶深部，借内囊与内侧的尾状核和背侧丘脑分开。此核在水平切面上呈三角形，并被两个白质的板层分隔成3部，外侧部最大，称**壳**（putamen），内侧两部分合称**苍白球**（globus pallidus）。在种系发生上，尾状核和壳是较新的结构，合称**新纹状体**。苍白球为较旧的结构，称**旧纹状体**（paleostriatum）。

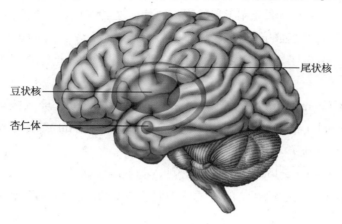

A. 在脑表面投射位置

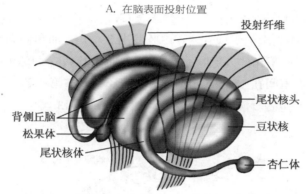

B. 后外侧面观

图 15-40　基底核的位置

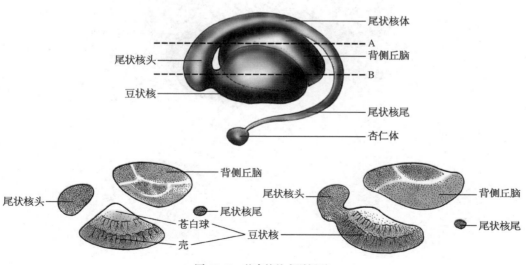

图 15-41　基底核的水平切面

纹状体是锥体外系的重要组成部分，在调节躯体运动中起重要作用。 若纹状体受到损伤，患者的主要表现可分为两大类。 一类为运动过多、肌张力下降的综合征。 这些不自主的强制性动作，可见于舞蹈征和手足徐动症，病变主要在尾状核和豆状核。 另一类为运动过少和徐缓、肌张力过强的综合征，见于震颤麻痹患者，常伴有静止性震颤。 病变最显著的部位在黑质，破坏了黑质对纹状体活动的调节，导致患者发动和执行动作的困难和缓慢。

（2） **屏状核**（claustrum）：位于岛叶皮质与豆状核之间，屏状核与豆状核之间的髓质称**外囊**（external capsule），屏状核与岛叶皮质之间的髓质称**最外囊**（extreme capsule）。 屏状核功能并不清楚。

（3） **杏仁体**（amygdaloid body）：在侧脑室下角前端的上方、海马旁回钩的深面，与尾状核的尾端相连，为边缘系统的皮质下中枢，与调节内脏活动和情绪的产生有关。

2. 侧脑室

（1） **侧脑室**（lateral ventricle）：侧脑室左右各一，位于大脑半球内，延伸至半球的脑叶内，分 4 部分。 中央部位于顶叶内，由此发出 3 个角，**前角**伸向额叶，为室间孔以前的部分；**后角**伸入枕叶；**下角**伸向颞叶，几达海马旁回的钩处。 侧脑室的脉络丛位于中央部和下角，并经左、右**室间孔**（interventricular foramen）与第三脑室的脉络丛相连，侧脑室脉络丛最发达，是产生脑脊液的主要结构（图 15-42、15-43）。

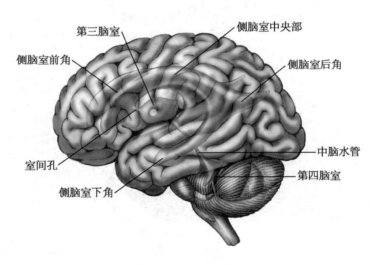

A. 侧脑室在大脑表面的投影

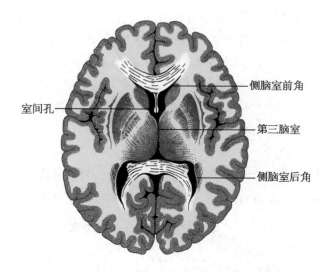

B. 大脑水平切面显示侧脑室位置

图 15-42 侧脑室

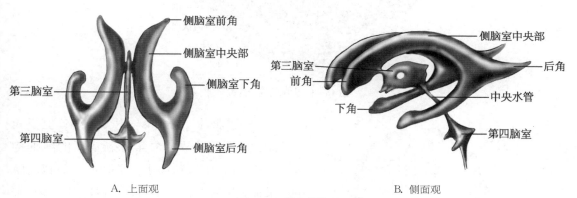

A. 上面观　　　　　　　　　　　　　　　　　　　　B. 侧面观

图 15-43 脑室的铸型

（2）第五脑室和第六脑室：第五脑室即透明隔腔，位于两侧透明隔之间的间隙，此室腔一般不通其他脑室。**第六脑室**又称 Verga 腔，为位于穹窿连合与胼胝体间的一个水平裂隙，不恒定，当它与侧脑室相通时即称第六脑室。

3. 大脑皮质 人类大脑皮质重演了种系发生的次序，可分为原（古）皮质（海马、齿状回）、旧皮质（嗅脑）和新皮质（其余大部分）。原皮质、旧皮质与嗅觉和内脏活动有关，新皮质高度发展，占大脑半球皮质的 96％以上，将原皮质和旧皮质推向半球的内侧面下部和下面。

大脑皮质的神经细胞可分为两类：**传出神经元**和**联络神经元**。它们依照一定的规律分层排列并组成一个整体。原皮质和旧皮质为 3 层结构，新皮质基本为 6 层结构，如海马可分为 3 个基本层，即分子层、锥体细胞层和多形细胞层。海马与海马旁回（内嗅区）之间有过渡区域，过渡区域逐渐变成 4、5、6 层。这一区域通常分为尖下托、下托、前下托和旁下托4个带形区。 其中，前2个带形区属海马，后2个带形区属海马旁回（内嗅区）。

新皮质典型的6层结构：第Ⅰ层为分子层；第Ⅱ层为外颗粒层；第Ⅲ层为外锥体细胞层；第Ⅳ层为内颗粒层；第Ⅴ层为内锥体细胞层；第Ⅵ层为多形细胞层。

分6层的新皮质结构只是基本型，不同区域的皮质各层的厚薄、纤维的疏密及细胞成分都不同。 依据皮质各部细胞的纤维构筑可将全部皮质分为若干区。 现在人们广为采用的是Brodmann分区，将皮质分成52区。

（四）大脑半球的髓质

大脑半球的髓质主要由联系皮质各部和皮质下结构的神经纤维组成，可分为3类。

1. 连合纤维（commissural fibers） 是指连合左右半球皮质的纤维（图15-44）。

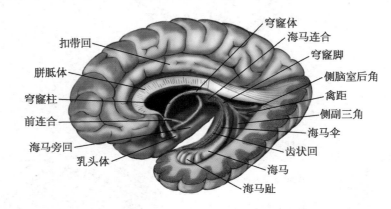

图15-44 大脑的连合纤维

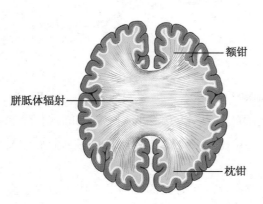

图15-45 胼胝体的水平切面

（1）**胼胝体**（corpus callosum）：位于大脑纵裂底，由连合左、右半球新皮质的纤维构成。 在脑的正中矢状面上，胼胝体为一宽而厚的纤维板，呈弓形，分4部分：后端称**压部**；中间大部分称**干**；前部弯曲称**膝**；再向后下为薄层的**嘴**。 胼胝体膝部的纤维弯向前，连接两侧额叶的前部称**额钳**；经胼胝体干的纤维连接两侧额叶的后部和顶叶；经胼胝体压部的纤维弯向后，连接两侧颞叶和枕叶，称**枕钳**。 胼胝体的下面构成侧脑室顶（图15-45）。

（2）**前连合**（anterior commissure）：是在终板上方横过中线的一束连合纤维，主要连接两侧颞叶，有小部分联系两侧嗅球。

（3）**穹窿**（fornix）和**穹窿连合**（fornical commissure）：穹窿是由海马至下丘脑乳头体的弓形纤维束，两侧穹窿经胼胝体的下方前行并互相靠近，其中一部分纤维越至对边，连接对侧的海马，称**穹窿连合**。

2. 联络纤维（association fibers） 是联系同侧半球内各部分皮质的纤维。

联系相邻脑回的短纤维称**弓状纤维**（arcuate fiber）。 长纤维联系本侧半球各叶，主要有：①**钩束**（uncinate fasciculus），呈钩状绕过外侧裂，连接同侧额极和颞极；②**上纵束**（superior longitudinal fasciculus），在豆状核与岛叶的上方，连接额、顶、枕、颞 4 个叶；③**下纵束**（inferior longitudinal fasciculus），沿侧脑室下角和后角的外侧壁走行，连接枕叶和颞叶；④**扣带**（cingulum），位于扣带回和海马旁回的深部，连接边缘叶的各部（图 15-46）。

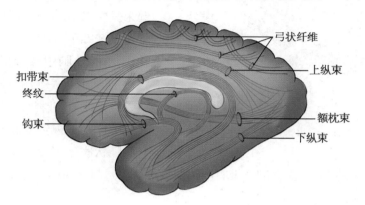

图 15-46　大脑的联络纤维

3. 投射纤维（projection fibers） 为大脑皮质和皮质下中枢相互联系的上、下行纤维，大部分经过内囊（图 15-47）。

内囊（internal capsule）位于背侧丘脑、尾状核与豆状核之间。 在水平切面上，内囊呈尖端向内侧的"＞"形。 它的前部较短，位于尾状核头部与豆状核之间，称内囊**前肢**（anterior limb）。 它的后部较长，称内囊**后肢**（posterior limb），分为豆状核和背侧丘脑之间的豆丘部、豆状核后部和豆状核下部。 前、后肢相交转角处，称内囊**膝**（genu）（图 15-48）。

（1）经过**内囊前肢**的纤维：含有**额桥束**和由背侧丘脑的背内侧核投射到前额叶的**丘脑前辐射**。

（2）经过**内囊膝**的纤维：含**皮质**

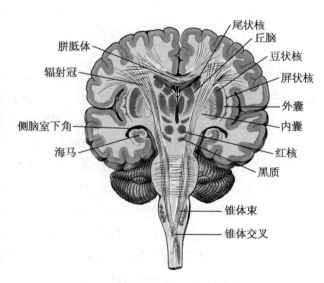

图 15-47　脑的冠状切面（显示投射纤维）

核束，它是从中央前回下 1/3 发出纤维到脑干的一般躯体运动核和特殊内脏运动核。

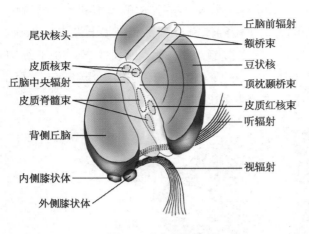

尾状核头
皮质核束
丘脑中央辐射
皮质脊髓束
背侧丘脑
内侧膝状体
外侧膝状体

丘脑前辐射
额桥束
豆状核
顶枕颞桥束
皮质红核束
听辐射
视辐射

图 15-48　内囊模式图

（3）经过**内囊后肢**的纤维：有经豆丘部的下行纤维束，为**皮质脊髓束、皮质红核束和顶桥束**等，上行纤维束是**丘脑中央辐射**（central thalamic radiations）和**丘脑后辐射**。其中，**皮质脊髓束**是中央前回中上部和中央旁小叶前部发出纤维至脊髓前角运动神经元的纤维束。而**丘脑中央辐射**是背侧丘脑的腹后核至中央后回的纤维束，传递皮肤、肌和关节的感觉。经豆状核后部向后行的纤维是视辐射及**枕桥束**，前者由外侧膝状体到视皮质，后者由枕叶至脑桥核。经豆状核下部向外侧行的纤维有**听辐射**及**颞桥束**，前者由内侧膝状体至听皮质，后者由颞叶至脑桥核。

由于内囊是许多重要纤维束集中通过的要道，所以此区域的损伤会产生较为广泛的影响。大多数内囊的损伤，是由于供应此区的血管有血栓或破裂出血，常累及一侧内囊。受损范围如较小，只引起对侧偏瘫（皮质脊髓束、皮质核束受损）和对侧偏身感觉缺失（丘脑中央辐射受损）。当损害范围较大时可伤及视辐射，则还可产生偏盲，称三**偏综合征**，即偏瘫、偏身感觉障碍和偏盲。

（五）边缘系统

边缘系统在大脑半球的内侧面，扣带回和海马旁回等脑回围绕胼胝体几成一环，加上被挤到侧脑室下角底壁上的海马和齿状回，合称**边缘叶**。因其位于端脑与间脑交接处的边缘地带，故得名。大脑半球还有些脑回，如额叶眶回，岛叶，颞极和基底核内的杏仁体，间脑的上丘脑、下丘脑，背侧丘脑的前核和中脑被盖的一些结构，在形态和功能上与边缘叶关系密切，形成一个统一的功能系统，称**边缘系统**（limbic system）。

边缘系统的功能是多方面的，与内脏活动、内分泌的调节、情绪反应和性活动等密切相关，对维持个体生存和延续后代至关重要。电刺激扣带回、海马或杏仁体可使实验动物发生广泛的内脏反应，如呼吸、胃肠运动、腺体分泌、竖毛、扩瞳等变化。这些内脏反应主要是通过下丘脑与脑干和脊髓的联系，再经交感和副交感神经把神经冲动传至效应器而产生的。切除两侧颞叶，包括海马和杏仁体，动物变得温顺驯良，正常情况下可引起恐惧和愤怒的情绪反应消失，而性活动增强。

近年还发现边缘系统与记忆有关。在临床上，切除了两侧颞叶，包括海马者记忆明显缺损，尤其是失去近期记忆的能力。

（王　劼　李文生）

第十六章 传 导 通 路

中枢神经接受内、外环境的大量传入信息，除作出简单的反射应答外，还有许多信息上升到感知和意识阶段：由感受器经周围神经，把刺激传入中枢，经过几个中间神经元中继后，才能传到大脑皮质或其他高级中枢，这种上行的传送信息的途径称**感觉（上行）传导通路**（sensory or ascending pathway）。 由大脑皮质发放的冲动，通过另一些中间神经元或直接传至脑干或脊髓的运动神经细胞，再经周围神经传到效应器，这种下行的传送信息的途径称**运动（下行）传导通路**（motor or descending pathway）。 从总体上说，它们分别是反射弧组成中的传入和传出部。

第一节　感觉传导通路

一、 本体（深）感觉传导通路

所谓本体感觉是指肌、腱、关节等器官在不同状态（运动或静止）时产生的感觉（如人在闭眼时能感知身体各部的位置），又称**深感觉**，包括位置觉、运动觉和震动觉。 皮肤精细触觉和深感觉一起，在同一通路上传导。 头面部的本体感觉传导通路尚不清楚。

躯干和四肢的本体感觉有两条传导通路：一条传至大脑皮质，产生意识性感觉；另一条传至小脑，不引起感知，而是反射性地调节肌张力和协调运动，以维持身体的姿势和平衡，称为**非意识性感觉**。

（一）躯干和四肢意识性本体感觉及精细触觉传导通路

由以下 3 级神经元组成（图 16-1）。

1. 第 1 级神经元（first order neuron）的胞体　为脊神经节内的假单极神经元，其周围突为脊神经的感觉纤维，分布于肌、腱、关节等处的深部感受器和皮肤的精细触觉感受器，中枢突经脊神经后根内侧部进入脊髓后索，形成薄束和楔束。 两束上行终止于延髓的薄束核和楔束核。

2. 第 2 级神经元的胞体　在薄束核和楔束核内，其发出的第 2 级纤维在延髓中央管的腹侧交叉，称**丘系交叉**，交叉后的纤维称**内侧丘系**，在脑干内上升，终于背侧丘脑的腹后外侧核。

3. 第 3 级神经元的胞体　在背侧丘脑的腹后外侧核，其发出的第 3 级纤维参与**丘脑中**

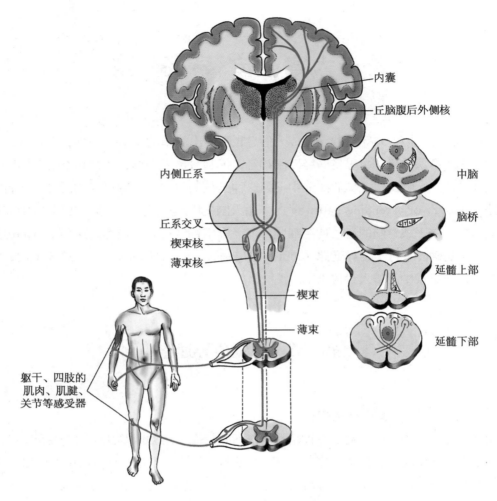

图 16-1　躯干和四肢意识性本体感觉和精细触觉传导通路

央辐射的组成，经内囊后肢投射到中央后回的中、上部及中央旁小叶的后部，部分纤维投射到中央前回。

此通路若在丘系交叉的下方或上方的不同部位损伤，则患者在闭眼时不能确定损伤同侧（交叉下方损伤）和损伤对侧（交叉上方损伤）关节的位置和运动方向及两点间距离。

（二）躯干和四肢非意识性本体感觉传导通路

躯干和四肢非意识性本体感觉传导通路实际上是传入至小脑的本体感觉，由两级神经元组成。

1. 第 1 级神经元的胞体　为脊神经节内的假单极神经元，其周围突分布的范围与上一个通路相同，中枢突经脊神经后根内侧部终于脊髓后角。

2. 第 2 级神经元的胞体　在脊髓后角内，由胸核发出的第 2 级纤维组成脊髓小脑后束，向上经小脑下脚进入旧小脑皮质；由腰骶膨大第 Ⅴ～Ⅶ 层外侧部发出的第 2 级纤维组成对侧和同侧的脊髓小脑前束，经小脑上脚进入旧小脑皮质。 上述第 2 级神经元传导躯干

（除颈部外）和下肢的本体感觉。传导上肢和颈部本体感觉的第 2 级神经元胞体位于颈膨大部第Ⅵ、第Ⅶ层和延髓的楔束副核，这两处神经元发出的第 2 级纤维也经小脑下脚进入小脑皮质。

二、痛温觉、粗略触觉和压觉（浅）传导通路

痛温觉、粗略触觉和压觉（浅）传导通路又称浅感觉传导通路，由 3 级神经元组成，传导皮肤、口、鼻腔黏膜的痛温觉、粗略触觉和压觉，可分为两条传导通路：一条传递躯干和四肢的触觉和压觉；另一条传递头面部的触觉和压觉。

（一）躯干和四肢的浅感觉传导通路

躯干和四肢的浅感觉传导通路由 3 级神经元组成（图 16-2）。

1. 第 1 级神经元的胞体

为脊神经节内的假单极神经元，其周围突分布于躯干和四肢皮肤内的感受器，中枢突经后根外侧部终于脊髓的后角。其中，传导痛、温觉的纤维（细纤维）在后根的外侧部入脊髓，经背外侧束终止于第 2 级神经元（胞体位于脊髓后角固有核）；传导粗略触觉和压觉的纤维（粗纤维）经后根内侧部进入脊髓后索，终止于第 2 级神经元。

2. 第 2 级神经元的胞体

在第Ⅰ、第Ⅳ～Ⅶ层发出的第 2 级纤维上升 1～2 个节段，经白质前连合到对侧的外侧索和前索内上行，组成**脊髓丘脑侧束**和**脊髓丘脑前束**（侧束传导痛温觉，前束传导粗略触觉和压觉），终止于背侧丘脑的腹后外侧核。

3. 第 3 级神经元的胞体 在背侧丘脑的腹后外侧核，发出的第 3 级纤维参与丘脑中央

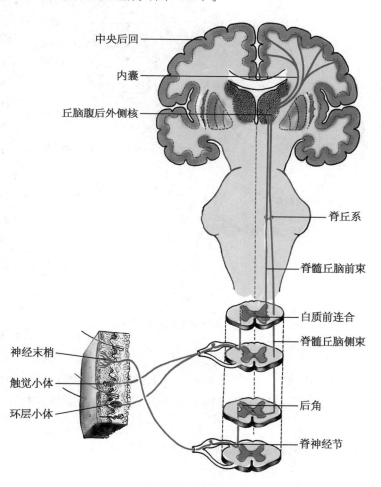

中央后回
内囊
丘脑腹后外侧核
脊丘系
脊髓丘脑前束
白质前连合
脊髓丘脑侧束
后角
脊神经节
神经末梢
触觉小体
环层小体

图 16-2 躯干和四肢的浅感觉传导通路

辐射的组成，经内囊后肢投射到中央后回中、上部和中央旁小叶的后部。

在脊髓内，脊髓丘脑束纤维的排列有一定的顺序：由外侧向内侧、由浅入深依次排列着来自骶、腰、胸、颈部的纤维。因此，当脊髓内肿瘤压迫一侧脊髓丘脑束时，痛、温觉障碍首先出现在身体对侧上半部（压迫来自颈、胸部的纤维），然后逐渐波及下半部（压迫来自腰骶部的纤维）。若受到脊髓外肿瘤压迫，则感觉障碍的发生顺序相反。

（二）头面部的浅感觉传导通路

头面部的浅感觉传导通路由3级神经元组成（图16-3）。

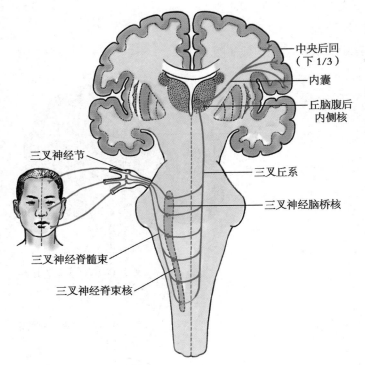

图16-3 头面部浅感觉传导通路

1. 第1级神经元的胞体

为三叉神经节内的假单极神经元，其周围突经三叉神经分布于头、面部皮肤及口、鼻腔黏膜的各种感受器。中枢突经三叉神经根入脑桥，传递触压觉的纤维终于三叉神经脑桥核；传递痛、温觉的纤维入脑后下降，组成三叉神经脊束，后止于其内侧的三叉神经脊束核。

2. 第2级神经元的胞体

在三叉神经脑桥核和脊束核，此两核发出的第2级纤维经交叉后组成**三叉丘系**，止于背侧丘脑的腹后内侧核。

3. 第3级神经元的胞体

在背侧丘脑的腹后内侧核，发出的纤维经内囊后肢投射到中央后回下部。

在此通路中，若在三叉丘系以上受损，可导致对侧头面部痛温觉和触压觉障碍；若在三叉丘系以下受损，则同侧头面部痛温觉和触压觉发生障碍。

三、视觉传导通路和瞳孔对光反射通路

（一）视觉传导通路

视觉传导通路（visual pathway）由3级神经元组成。眼球视网膜神经部最外层的视锥细胞和视杆细胞为光感受器细胞。它们能把光刺激转换成神经信息，传导至中层的双极细胞，此细胞为**第1级神经元**，最内层的节细胞为**第2级神经元**，节细胞的轴突在视神经盘处汇集成视神经。视神经由视神经管入颅腔，形成视交叉后，延续为视束。在视交叉

中，来自两眼视网膜鼻侧半的纤维交叉，加入对侧视束，来自视网膜颞侧半的纤维不交叉，进入同侧视束。 因此，左侧视束内含有来自两眼视网膜左侧半的纤维，右侧视束内含有来自两眼视网膜右侧半的纤维。 视束绕过大脑脚向后，主要终止于外侧膝状体。 **第3级神经元**的胞体在外侧膝状体内，由外侧膝状体核发出纤维组成**视辐射**（optic radiation），经内囊后肢投射到端脑距状沟上下的**视区皮质**（visual cortex），产生视觉（图 16-4）。

视束中尚有少数纤维经上丘臂终止于上丘和**顶盖前区**。 上丘发出的纤维组成顶盖脊髓束，下行至脊髓完成**视觉反射**。 顶盖前区发出纤维到中脑双侧的动眼神经副核，构成瞳孔对光反射通路的一部分。

视野（visual field）是指眼球固定向前平视时所能看到的空间范围。 由于眼球屈光装置对光线的折射作用，鼻侧半视野的物象投射到颞侧半视网膜，颞侧半视野的物象投射到鼻侧半视网膜，上半视野的物象投射到下半视网膜，下半视野的物象投射到上半视网膜。

视觉传导通路上不同的部位受到损伤可引起不同的视野缺损：①视网膜损伤引起的视野缺损与损伤的位置和范围有关，若损伤在视神经盘则视野中出现较大暗点，若黄斑部受损则中央视野有暗点，其他部位损伤则对应部位有暗点；②一侧视神经损伤可致该侧眼视野全盲；③视交叉纤维损伤（如垂体瘤压迫）可致双眼视野的颞侧半偏盲；④一侧视交叉外侧部的不交叉纤维损伤，则患侧眼视野的鼻侧半偏盲；⑤一侧视束及以后的视觉传导路（视辐射、视区皮质）受损，可致双眼病灶对侧半视野同向性偏盲（如右侧受损则右眼视野的鼻侧半和左眼视野的颞侧半偏盲）。

（二）瞳孔对光反射通路

光照一侧眼的瞳孔，引起两眼瞳孔缩小的反应称**瞳孔对光反射**（pupillary light reflex）。 直接受光刺激的眼所产生的反应称**直接对光反射**（direct light reflex）。 未被光照射的眼所产生的反应称**间接对光反射**（indirect light reflex）。

瞳孔对光反射的通路为：视网膜→视神经→视交叉→视束→上丘臂→顶盖前区→两侧动眼神经副核→动眼神经→睫状神经节→节后纤维→瞳孔括约肌收缩→两侧瞳孔缩小（图 16-4）。

当一侧视神经受损时，由于反射通路的传入部分中断，故光照患侧眼时，两侧的瞳孔均不收缩，但光照健侧眼时，双侧瞳孔都缩小。 此现象称为患侧眼的直接对光反射

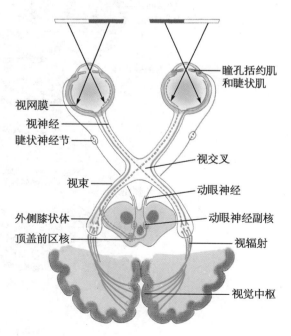

视网膜
视神经
睫状神经节
瞳孔括约肌和睫状肌
视交叉
视束
动眼神经
外侧膝状体
动眼神经副核
顶盖前区核
视辐射
视觉中枢

图 16-4　视觉和瞳孔对光反射传导通路

消失，间接对光反射存在。

当一侧动眼神经受损时，由于反射通路的传出部分中断，故不论光照哪一侧眼，患侧眼的瞳孔都不缩小，即患侧眼的直接和间接对光反射均消失，但健侧眼的瞳孔直接和间接对光反射存在。

四、听觉传导通路

听觉传导通路（auditory pathway）由 4 级神经元组成（图 16-5）。

1. 第 1 级神经元的胞体　为蜗神经节内的双极神经元，其周围突分布于螺旋器，中枢突组成蜗神经，进入脑干终于蜗腹侧核和蜗背侧核。

2. 第 2 级神经元的胞体　在蜗腹侧核和蜗背侧核内，它们发出第 2 级纤维大部分在脑桥内形成斜方体并交叉至对侧形成外侧丘系。外侧丘系的大部分纤维经中脑被盖的背外侧部止于**下丘**。

3. 第 3 级神经元的胞体　在下丘内，其纤维经下丘臂止于**内侧膝状体**。

4. 第 4 级神经元的胞体　在内侧膝状体内，发出纤维组成**听辐射**（acoustic radiation），经内囊后肢，止于大脑皮质颞横回的听觉区。

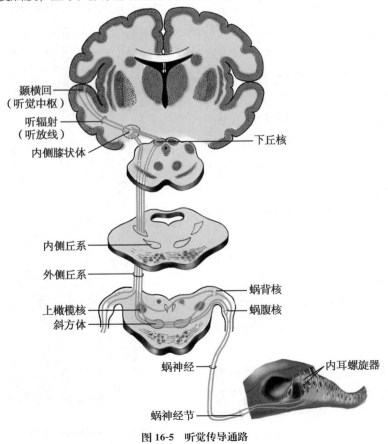

图 16-5　听觉传导通路

少数蜗腹侧核和蜗背侧核的纤维不交叉，进入同侧的外侧丘系；还有一些蜗神经核发出的纤维在上橄榄核换神经元，然后加入同侧的外侧丘系。 也有少数外侧丘系的纤维直接止于内侧膝状体。 因此，听觉冲动是双侧传导的。 若一侧通路在外侧丘系以上受损，不会产生明显症状，但若损伤了蜗神经、内耳或中耳，则将导致听觉障碍。

听觉的反射中枢在下丘。 下丘内的神经核发出纤维到上丘，再由上丘内的神经核发出纤维，经顶盖脊髓束下行至脊髓的前角运动神经元，完成**听觉反射**。

此外，大脑皮质听觉区还可发出下行纤维，经听觉通路上的各级神经元中继，影响内耳螺旋器的感受功能，形成听觉通路上的负反馈调节。

五、 平衡觉传导通路

平衡觉传导通路（equilibrium pathway）的第 1 级神经元的胞体为前庭神经节内的双极神经元，其周围突分布于内耳膜半规管的壶腹嵴及前庭内的球囊斑和椭圆囊斑，中枢突组成前庭神经，与蜗神经一起经延髓和脑桥交界处入脑，止于前庭神经核群。 第 2 级神经元胞体在脑干内，为前庭神经核群。 此核群发出的纤维向大脑皮质的投射径路尚不清，可能是在背侧丘脑的腹后核换神经元再投射到颞上回前方的大脑皮质。

由前庭神经核群发出纤维至中线两侧组成**内侧纵束**，其中上升的纤维止于动眼、滑车和展神经核，完成眼肌前庭反射（如眼球震颤）；下降的纤维至副神经脊髓核和上段颈髓前角运动神经元，完成转眼、转头的协调运动。

由前庭神经外侧核发出纤维组成**前庭脊髓束**，完成躯干、四肢的姿势反射（伸肌兴奋、屈肌抑制）。

前庭神经核群发出纤维与部分前庭神经直接来的纤维，共同经小脑下脚进入小脑，参与平衡调节。

前庭神经核群发出纤维与脑干网状结构、迷走神经背核及疑核联系，故当平衡觉传导通路或前庭器受刺激时，可引起眩晕、恶心和呕吐等症状。

第二节　运动传导通路

运动传导通路是指从大脑皮质至躯体运动和内脏活动效应器的神经联系，由上运动神经元和下运动神经元组成。 **上运动神经元**（upper motor neurons）为位于大脑皮质投射至脑干一般躯体和特殊内脏运动核及脊髓前角运动神经元的传出神经元。 **下运动神经元**（lower motor neurons）为脑神经一般躯体和特殊内脏运动核和脊髓前角运动神经元，它们的胞体和轴突构成了运动传导的最后公路。 躯体运动传导通路主要为锥体系和锥体外系。

一、锥体系

锥体系（pyramidal system）的上运动神经元由位于中央前回和中央旁小叶前部的巨型锥体细胞（Betz 细胞）和其他类型的锥体细胞及位于额、顶叶部分区域的锥体细胞组成。上述神经元的轴突共同组成**锥体束**（pyramidal tract）。其中，下行至脊髓的纤维束称**皮质脊髓束**；至脑干内一般躯体和特殊内脏运动核的纤维束称**皮质核束**。

（一）皮质脊髓束

皮质脊髓束（corticospinal tract）由中央前回上、中部和中央旁小叶前部的锥体细胞轴突集中而成，下行经内囊后肢的前部、大脑脚底中 3/5 的外侧部和脑桥基底部至延髓锥体。在锥体下端，大部分纤维交叉至对侧，形成**锥体交叉**（decussation of pyramidal）。交叉后的纤维继续在对侧脊髓侧索内下行，称**皮质脊髓侧束**（lateral corticospinal tract）。

此束沿途发出侧支，逐节终止于前角运动神经元（可达骶节），主要支配四肢肌。皮质脊髓束中小部分在锥体未交叉的纤维于同侧脊髓前索内下行，称**皮质脊髓前束**（anterior corticospinal tract）。该束终止于颈髓和上胸髓，在终止前经白质前连合逐节交叉至对侧，止于前角运动神经元，支配躯干肌和上肢近端肌的运动。皮质脊髓前束中仍有一部分纤维始终不交叉而止于同侧脊髓前角运动神经元，主要支配躯干肌。所以，躯干肌受两侧大脑皮质支配，而上、下肢肌只受对侧大脑皮质支配，故一侧皮质脊髓束在锥体交叉前受损，主要引起对侧肢体瘫痪，躯干肌运动不受明显影响；在锥体交叉以下受损，主要引起同侧肢体瘫痪（图 16-6）。

皮质脊髓束只有少部分的纤维直接终止于前角运动神经元，主要是支配肢体远端肌，大部分的纤维须经中间神经元与前角运动神

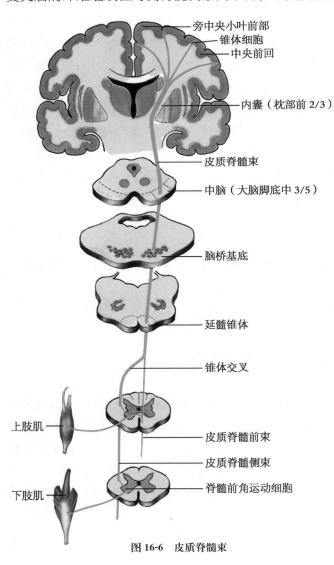

图中标注：
旁中央小叶前部
锥体细胞
中央前回
内囊（枕部前 2/3）
皮质脊髓束
中脑（大脑脚底中 3/5）
脑桥基底
延髓锥体
锥体交叉
上肢肌
皮质脊髓前束
皮质脊髓侧束
下肢肌
脊髓前角运动细胞

图 16-6　皮质脊髓束

经元联系。

（二）皮质核束

皮质核束（corticonuclear tract）主要由中央前回下部的锥体细胞的轴突集合而成，下行经内囊膝至大脑脚底中3/5的内侧部，向下陆续分出纤维，终止于双侧脑神经运动核：动眼神经核、滑车神经核、展神经核、三叉神经运动核、面神经核上部（仅支配面上部肌的细胞群）、疑核和副神经脊髓核。小部分纤维交叉到对侧，终止于面神经核下部（仅支配面下部肌的细胞群）和舌下神经核，两者发出的纤维分别支配同侧面下部肌和舌肌。因此，一侧上运动神经元受损可导致对侧眼裂以下的面肌和对侧舌肌瘫痪，表现为病灶对侧鼻唇沟消失，口角低垂并向病灶侧偏斜，流涎，不能作鼓腮、露齿等动作，伸舌时舌尖偏向病灶对侧，称为**核上瘫**（supranuclear paralysis）。一侧面神经核的神经元及面神经受损可致病灶侧所有的面肌瘫痪，表现为额部横纹消失，眼不能闭，口角下垂，鼻唇沟消失等；一侧舌下神经核的神经元及舌下神经受损可致病灶侧全部舌肌瘫痪，表现为伸舌时舌尖偏向病灶侧，两者均为下运动神经元损伤，故称**核下瘫**（infranuclear paralysis）（图16-7，表16-1）。

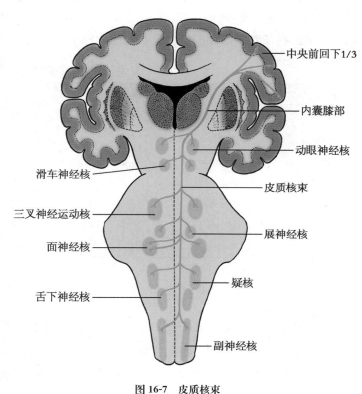

图16-7　皮质核束

中央前回下1/3
内囊膝部
动眼神经核
皮质核束
展神经核
疑核
副神经核
滑车神经核
三叉神经运动核
面神经核
舌下神经核

表16-1　面神经和舌下神经核上瘫与核下瘫的表现

瘫痪类型	面神经	舌下神经
核上瘫	对侧眼裂以下面肌瘫痪，无肌萎缩	对侧舌肌瘫痪，伸舌时舌尖偏向病灶对侧，舌肌不萎缩
核下瘫	损伤侧全部面肌瘫痪，时久后面肌萎缩	病灶侧舌肌瘫痪，伸舌时舌尖偏向病灶侧

锥体系的任何部位损伤都可引起其支配区的随意运动障碍——**瘫痪**（paralysis）。锥体系的损伤表现可分为以下两类。

1. 上运动神经元损伤　是指大脑皮质锥体细胞或其轴突组成的锥体束的损伤。表现为：①随意运动障碍。②肌张力增高，故称痉挛性瘫痪（硬瘫）。这是由于上运动神经元对下运动神经元的抑制作用丧失的缘故（脑神经核上瘫时肌张力增高不明显），但早期肌萎缩不明显（因肌未失去直接神经的支配）。③深反射亢进（因失去高级控制），浅反射（如腹壁反射、提睾反射等）减弱或消失（因锥体束的完整性被破坏）。④出现病理反射（如 Babinski 征，为锥体束损伤确凿症状之一）等，因锥体束的功能受到破坏所致。

2. 下运动神经元损伤　是指脑神经运动核和脊髓前角运动神经元及它们的轴突（脑神经和脊神经）的损伤。表现为因失去神经直接支配所致的随意运动障碍、肌张力降低，故又称弛缓性瘫痪（软瘫）。由于神经营养障碍，还可导致肌萎缩。因所有反射弧均中断，故浅反射和深反射都消失，也不出现病理反射（表 16-2）。

表 16-2　上、下运动神经元瘫痪的区别

表　现	上运动神经元瘫痪	下运动神经元瘫痪
受损结构	大脑皮质躯体运动区或锥体束	脊髓前角、脊神经或脑神经运动核、脑神经
瘫痪特点	痉挛性（硬瘫）	弛缓性（软瘫）
肌张力	增高	减低
深反射	亢进	消失
浅反射	减弱或消失	消失
病理反射	有	无
肌萎缩	不明显	明显

二、锥体外系

锥体外系（extrapyramidal system）是指锥体系以外的影响和控制躯体运动的所有传导路径，其结构十分复杂，包括大脑皮质（主要是躯体运动区和躯体感觉区）、纹状体、背侧丘脑、底丘脑、中脑顶盖、红核、黑质、脑桥核、前庭核、小脑和脑干网状结构等及它们的纤维联系。锥体外系的纤维最后经红核脊髓束、网状脊髓束等下行终止于脑神经运动核和脊髓前角运动神经元。人类锥体外系的主要功能是调节肌张力、协调肌肉活动、维持体态姿势和习惯性动作（如走路时双臂自然协调地摆动）等。锥体系和锥体外系在运动功能上是互相依赖的一个整体，只有在锥体外系保持肌张力稳定协调的前提下，锥体系才能完成一切精确的随意运动，如写字、刺绣等；而锥体外系对锥体系也有一定的依赖性，锥体系是运动的发起者，有些习惯性动作开始是由锥体系发起的，然后才处于锥体外系的管理之下，如骑车、游泳等。

下面介绍主要的锥体外系通路。

（一）皮质-纹状体系

纹状体是控制运动的一个重要调节中枢，有复杂的纤维联系，形成多条环路。主要的环路有以下几种。

1. 皮质-新纹状体-背侧丘脑-皮质环路 纹状体通过这条环路可影响发出锥体束的躯体运动中枢的活动。

2. 新纹状体-黑质环路 自尾状核和壳发出纤维，止于黑质，再由黑质发出纤维返回尾状核和壳。 黑质神经细胞能产生和释放多巴胺，当黑质变性后，纹状体内的多巴胺含量降低，与 Parkinson 病的发生有关。

3. 苍白球—底丘脑核环路 苍白球发出纤维止于底丘脑核，后者发出纤维经同一途径返回苍白球，对苍白球发挥抑制性反馈影响。 一侧底丘脑核受损，丧失对同侧苍白球的抑制，对侧肢体出现大幅度颤搐。

（二）皮质-脑桥-小脑系

此环路是锥体外系中又一重要的反馈环路，人类最为发达。 由于小脑还接受来自脊髓的本体感觉纤维，因而能更好地协调和共济肌肉运动。 上述环路的任何部位损伤都会导致共济失调，表现为行走蹒跚和醉汉步态等。

（王　劼　李文生）

第十七章　脑和脊髓的被膜、血管及脑脊液循环

第一节　脑和脊髓的被膜

脑和脊髓的表面都包有 3 层被膜，由外向内依次为硬膜、蛛网膜和软膜，有保护、支持脑和脊髓的作用（图 17-1、17-2）。

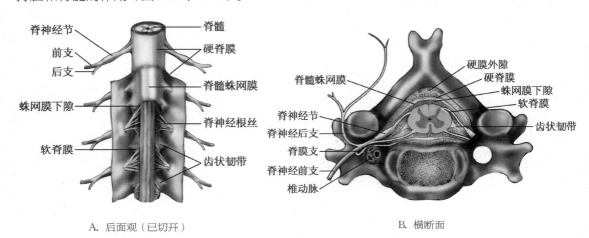

A. 后面观（已切开）　　　　　　　　B. 横断面

图 17-1　脊髓的被膜

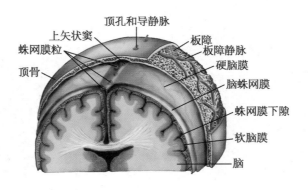

图 17-2　脑的被膜

一、硬膜

硬膜（dura mater）为致密结缔组织膜，厚而坚韧，分为包裹脊髓的硬脊膜和包被脑的硬脑膜。

（一）硬脊膜

硬脊膜（spinal dura mater）呈囊状，上端附着于枕骨大孔边缘，与硬脑膜延续，下端至第 2 骶椎水平迅速变细，包裹终丝，最后附着于尾骨。　硬脊膜与椎管内面的骨膜之间的间隙称**硬膜外隙**（epidural space），内含疏松结缔组织、脂肪、淋巴管和静脉丛，并有脊神经根通过。　临床上的**硬膜外麻醉**就是将麻醉药注入此隙内，阻滞脊神经根的神经传导。硬膜外隙略呈负压，针刺入隙内，有自动向内抽吸的现象。　由于硬脊膜在枕骨大孔边缘与骨膜紧贴，所以硬膜外隙不通入颅内。　硬脊膜在椎间孔处与脊神经的被膜相连续。

（二）硬脑膜

硬脑膜（cerebral dura mater）由两层膜紧密结合而成，外层粗糙，相当于颅骨内面的骨膜，内层光滑。　两层之间有丰富的血管和神经。　硬脑膜与颅盖骨连接疏松，易于分离，故颅盖骨损伤出血时，可形成硬膜外血肿。　硬脑膜在颅底则与骨结合紧密，故颅底骨折时，易将硬脑膜与蛛网膜同时撕裂，使脑脊液外漏；如颅前窝中部骨折时，脑脊液可流入鼻腔，形成脑脊液鼻漏，严重时可以是血性脑脊液（颅底骨折伴有血管损伤时）。　硬脑膜在脑神经出颅处移行为神经外膜。

硬脑膜内层在某些部位与外层分离，折叠成隔幕，伸入脑的裂隙内，形成一种脑的支持结构，主要由以下部分组成（图 17-3）。

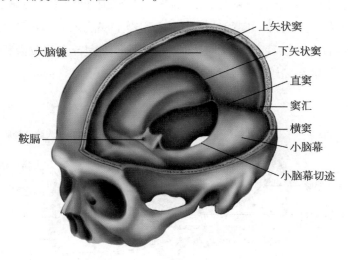

图 17-3　硬脑膜及其形成物

1. 大脑镰（**cerebral falx**）　呈镰刀形，伸入两侧大脑半球之间的纵裂内，前端连于鸡冠，后端连于小脑幕的顶，下缘游离达胼胝体的上方。

2. 小脑幕（tentorium of cerebellum） 呈半月形伸入大脑横裂，自枕骨横窦沟和颞骨岩部上缘向前内伸入大脑枕叶和小脑之间，前缘游离，呈弧形切迹，称**幕切迹**（tentorial incisure）。 切迹和鞍背之间形成一环行孔，称**小脑幕裂孔**，内有中脑通过。 当颅内压增高时，位于幕切迹上方的海马旁回和钩可经幕切迹挤入颅后窝，形成小脑幕切迹疝，压迫同侧动眼神经和大脑脚，出现同侧瞳孔散大和对侧肢体瘫痪。

3. 小脑镰（cerebellar falx） 自小脑幕下面正中伸入两侧小脑半球之间。

4. 鞍膈（diaphragma sellae） 位于蝶鞍上方，张于前床突、鞍结节和鞍背上缘之间，封闭垂体窝，中央有一小孔容垂体柄通过。

硬脑膜在某些部位两层分开，形成衬有内皮细胞的腔隙，内有静脉血流通，称**硬脑膜窦**（sinuses of dura mater）。 脑的静脉直接注入窦内。 窦内无瓣膜，窦壁无平滑肌，不能收缩，如受损，出血较多，易形成颅内血肿。 主要的硬脑膜窦（图 17-4）有：①**上矢状窦**（superior sagittal sinus），位于大脑镰上缘。 ②**下矢状窦**（inferior sagittal sinus），位于大脑镰下缘，向后注入直窦。 ③**直窦**（straight sinus），位于大脑镰与小脑幕连接处，由大脑大静脉和下矢状窦汇合而成，向后通窦汇。 ④**窦汇**（confluence of sinuses），由上矢状窦与直窦在枕内隆凸处汇合而成，向两侧移行为左、右横窦。 ⑤**横窦**（transverse sinus），成对，位于小脑幕后缘内，沿枕骨横窦沟向前外下，续行于乙状窦。 ⑥**乙状窦**（sigmoid sinus）成对，位于乙状窦沟内，在颈静脉孔处移行为颈内静脉。 ⑦**海绵窦**（cavernous sinus），位于蝶鞍两侧，内有许多结缔组织小梁，呈海绵状，血液在海绵样的空隙中流通。 两侧海绵窦有横支相连。 在窦腔靠内侧壁有颈内动脉和展神经通过，在外侧壁，自上而下有动眼神经、滑车神经、三叉神经的分支眼神经（V_1）和上颌神经（V_2）通过。 海绵窦前方接纳眼静脉，向后外经岩上窦和岩下窦注入横窦、乙状窦和颈内静脉。由于面部静脉与眼静脉交通，所以面部感染可蔓延至海绵窦，引起发炎和形成血栓，继而可累及经过海绵窦的神经，出现相应症状（图 17-5）。

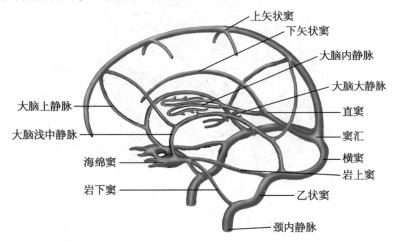

图 17-4　硬脑膜窦

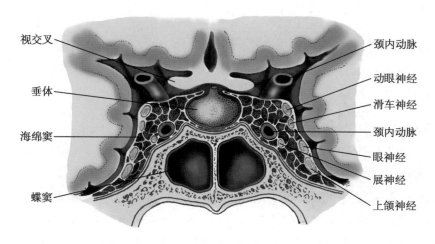

视交叉
垂体
海绵窦
蝶窦

颈内动脉
动眼神经
滑车神经
颈内动脉
眼神经
展神经
上颌神经

图 17-5　海绵窦额状切面

硬脑膜窦还借导静脉与颅外静脉相交通，故头皮感染也可蔓延至颅内。 硬脑膜窦内血液的流向如图 17-6 所示。

二、蛛网膜

蛛网膜（arachnoid mater）为薄而透明的膜，没有血管和神经，介于硬膜和软膜之间，跨越脊髓和脑的沟裂。 脊髓蛛网膜与脑蛛网膜相延续。 蛛网膜与软膜之间有很多小纤维束互相连结，其间的空隙称**蛛网膜下隙**

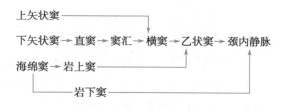

上矢状窦
下矢状窦 → 直窦 → 窦汇 → 横窦 → 乙状窦 → 颈内静脉
海绵窦 → 岩上窦
岩下窦

图 17-6　硬脑膜窦内血液流向

（subarachnoid space），隙内流动着脑脊液。 颅内血管或动脉瘤破裂出血，血液流入蛛网膜下隙，称**蛛网膜下隙出血**。 在有些地方，腔隙变大，腔内也无纤维束，称**蛛网膜下池**（subarachnoid cisterns）。 其中有**小脑延髓池**（cerebellomedullary cistern），位于小脑与延髓之间。 在脊髓下端至第 2 骶椎水平之间有**终池**（terminal cistern），此池特别扩大，内有马尾而无脊髓。 临床上，常在这两个池作穿刺，抽取脑脊液进行检验。

脑蛛网膜在硬脑膜窦，尤其是在上矢状窦两侧，形成许多绒毛状突起，称**蛛网膜粒**（arachnoid granulations）。 脑脊液经此渗入硬脑膜窦而进入静脉。

三、软膜

软膜（pia mater）很薄，富含血管，可分为软脑膜和软脊膜，紧贴脑和脊髓表面，并深入脑和脊髓的沟、裂中。 软脊膜在脊髓下端移行为终丝，在脊髓两侧，脊神经前、后根之间形成**齿状韧带**（denticulate ligament）。 该韧带呈齿状，其尖端附于硬脊膜。 脊髓借齿状韧带和脊神经根固定于椎管内，齿状韧带可作为椎管内手术的标志。 软脑膜及其血管与各脑室壁的室管膜上皮共同突入脑室，形成脉络丛，是产生脑脊液的主要结构。

第二节　脑和脊髓的血管

一、脑的动脉

人脑的血液供应非常丰富，正常人脑的平均重量约占体重的 2%，而脑的耗氧量却占全身总耗氧量的 20%。 所以，良好的血液供应是维持脑功能活动的基本条件。

脑的动脉有颈内动脉和椎动脉两个来源，此外，营养脑膜的还有上颌动脉发出的脑膜中动脉。 入颅后的左、右椎动脉合并成1条基底动脉，故可将脑的动脉分为颈内动脉系和椎-基底动脉系。 颈内动脉供应大脑半球的前 2/3 和间脑的前部，椎动脉供应大脑半球的后 1/3、间脑的后部、脑干和小脑，两者供应范围大致以顶枕沟为界。 两系动脉在大脑的分支可分为皮质支和中央支。 皮质支营养大脑皮质及其深面的髓质，中央支供应基底核、内囊及间脑等。

（一）颈内动脉

颈内动脉（internal carotid artery）起自颈总动脉，自颈部向上至颅底，经颈动脉管进入颅腔，靠近海绵窦的内侧壁穿海绵窦腔行向前上，至前床突的内侧弯行向上并穿出海绵窦。 颈内动脉按其行程可分为4部：颈部、岩部、海绵窦部和前床突上部。 其中，海绵窦部和前床突上部合称为虹吸部，常呈"U"形或"V"形，是动脉硬化的好发部位。 颈内动脉的主要分支有以下几条（图 17-7、17-8）。

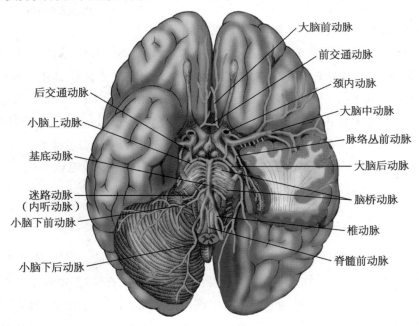

图 17-7　脑底的动脉

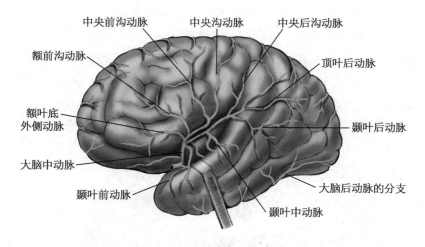

A. 上外侧面

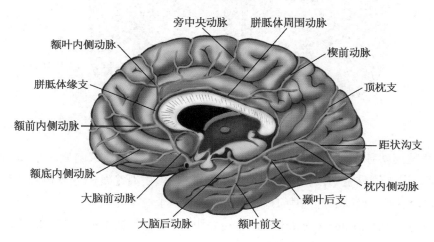

B. 内侧面

图 17-8　大脑半球的动脉（皮质支）

1. 眼动脉（ophthalmic artery） 在穿出海绵窦处发出，经视神经管入眶，分布于眼球及眼副器。

2. 大脑前动脉（anterior cerebral artery） 行于视神经上方，向前进入大脑纵裂，与对侧的同名动脉借**前交通动脉**（anterior communicating artery）相连，然后沿胼胝体沟后行分布于顶枕沟以前的大脑半球额、顶叶内侧面和上外侧面的上部。从动脉的近侧段发出中央支经前穿质入脑实质，供应尾状核、豆状核前部和内囊前肢。

3. 大脑中动脉（middle cerebral artery） 是颈内动脉的直接延续，为最易发生脑栓塞的动脉。经大脑外侧沟沿岛叶表面往后行，沿途发出许多分支分布于大脑半球上外侧面的大部分和岛叶。此区域内有躯体运动、感觉和语言中枢。如该动脉阻塞，则可产生对侧面部和上肢的瘫痪及感觉障碍，如栓塞在左侧，还可能有语言功能障碍。

大脑中动脉经前穿质时，发出一些中央支，又称**豆纹动脉**（lenticulostriate artery），垂直向上进入脑实质，营养尾状核、豆状核、内囊膝和后肢的前部。 豆纹动脉行程呈"S"形弯曲，管壁薄，发出的部位距颈内动脉近，压力较高，所以患有高血压病和血管硬化者，这些中央支易破裂出血，压迫内囊纤维，可引起对侧偏瘫、偏身感觉缺失，甚至偏盲，即**"三偏综合征"**（图17-9）。

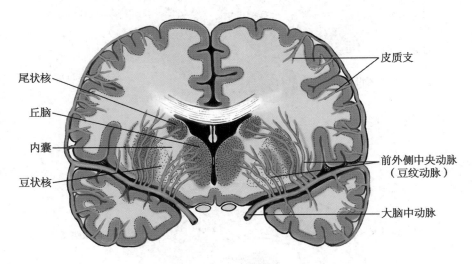

尾状核

丘脑

内囊

豆状核

皮质支

前外侧中央动脉
（豆纹动脉）

大脑中动脉

图 17-9　大脑中动脉的中央支

4. 脉络丛前动脉（anterior choroid artery） 较细小，沿视束向后行于海马旁回钩与大脑脚之间，进入侧脑室下角，参与组成侧脑室脉络丛。 沿途发出分支供应外侧膝状体、内囊后肢的后下部、大脑脚底的中1/3及苍白球等结构。

5. 后交通动脉（posterior communicating artery） 在视束下面向后行与大脑后动脉吻合，是颈内动脉系与椎-基底动脉系的吻合支。

（二）椎动脉

椎动脉（vertebral artery）起自锁骨下动脉，穿第6至第1颈椎横突孔，经枕骨大孔入颅腔。 在脑桥下缘左、右椎动脉合成1条**基底动脉**（basilar artery），沿脑桥基底沟上行，至脑桥上缘，分为左、右2条大脑后动脉。 其主要分支如下（见图17-6、17-7）。

1. 脊髓前、后动脉 详见脊髓的血管。

2. 小脑下后动脉（posterior inferior cerebellar artery） 是椎动脉的最大分支，平橄榄下端发出，向后外行经延髓与小脑扁桃体之间，分布于小脑下面的后部和延髓后外侧部。 该动脉行程弯曲，易发生栓塞，临床上称**延髓外侧综合征**（Wallenberg综合征），表现为同侧面部浅感觉障碍，对侧上、下肢及躯干的浅感觉障碍（交叉性感觉麻痹）和小脑共济失调等。

3. 小脑下前动脉（anterior inferior cerebellar artery） 发自基底动脉起始段，达小脑下面，供应小脑下部的前份。

4. 迷路动脉（internal acoustic artery）（内听动脉） 细长，多发自小脑下前动脉。 伴随面神经和前庭蜗神经进入内耳道，供应内耳迷路。

5. 脑桥动脉（potine arteries）　一些细小的动脉分支，供应脑桥基底部。

6. 小脑上动脉（superior cerebral artery）　发自基底动脉的末端处，绕大脑脚向后，供应小脑上部。

7. 大脑后动脉（posterior cerebral artery）　是基底动脉的终末分支，绕大脑脚向后，沿海马旁回钩转至颞叶和枕叶的内侧面。皮质支分布于颞叶的内侧面、底面及枕叶，中央支在起始部发出，经后穿质入脑实质，供应间脑和中脑等。大脑后动脉起始部与小脑上动脉根部之间夹有动眼神经，当颅内压增高时，海马旁回钩可移至小脑幕切迹下方，使大脑后动脉向下移位，压迫并牵拉动眼神经从而导致动眼神经麻痹。

（三）大脑动脉环

大脑动脉环（cerebral arterial circle）又称 Willis 环，由双侧大脑后动脉的起始段、双侧后交通动脉、双侧颈内动脉末端、双侧大脑前动脉起始段和前交通动脉在脑底下方、蝶鞍上方环绕视交叉、灰结节和乳头体互相吻合成一环。此环使两侧颈内动脉系与椎-基底动脉系得以沟通。当构成此环的某一动脉由于某种原因出现血流减少，甚至阻断时，血液可通过此环起代偿作用。约有半数国人大脑动脉环发育不全或异常，不正常的动脉环易导致动脉瘤，前交通动脉和大脑前动脉的连接处是动脉瘤的好发部位（见图 17-7）。

二、脑的静脉

脑的静脉无瓣膜，不与动脉伴行，分为浅、深两组，两组之间相互吻合。浅组收集脑皮质及皮质下髓质的静脉血，直接注入邻近的静脉窦；深组收集大脑深部的静脉血，最后汇成一条大脑大静脉注入直窦。两组静脉最终经硬脑膜窦回流至颈内静脉。

（一）浅组

浅组以大脑外侧沟为界分为 3 组：外侧沟以上的大脑上静脉收集大脑半球上外侧面和内侧面上部的血液，注入上矢状窦；外侧沟以下的大脑下静脉收集大脑半球上外侧面下部和半球下面的血液，主要注入横窦和海绵窦；大脑中静脉又分为浅、深两组，大脑中浅静脉收集半球上外侧面近外侧沟附近的静脉，本干沿外侧沟向前下，注入海绵窦，大脑中深静脉收集脑岛的血液，与大脑前静脉和纹状体静脉汇合成**基底静脉**（basal vein）。基底静脉注入大脑大静脉（图 17-10）。

（二）深组

深组包括大脑内静脉和大脑大静脉。

大脑内静脉（internal cerebral vein）由脉络膜静脉和丘脑纹静脉在室间孔后上缘合成，向后至松果体后方，与对侧的大脑内静脉汇合成 1 条**大脑大静脉**（great cerebral vein），又称 Galen 静脉。大脑大静脉很短，收纳大脑半球深部的髓质、基底核、间脑和脉络丛等处的静脉血，在胼胝体压部的后下方注入直窦（图 17-11）。

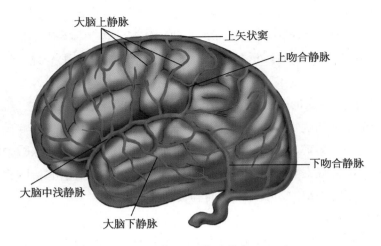

图 17-10　大脑的浅静脉

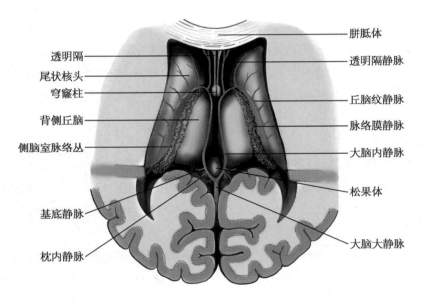

图 17-11　大脑的深静脉

三、脊髓的血管

（一）脊髓的动脉

脊髓的动脉有两个来源，即椎动脉和节段性动脉。椎动脉发出 1 条**脊髓前动脉**（anterior spinal artery）和 2 条**脊髓后动脉**（posterior spinal artery）。它们借环绕脊髓表面的吻合支互相交通，形成动脉冠，由动脉冠再发出分支进入脊髓内部。脊髓前、后动脉在下行过程中不断地得到节段性动脉（如颈升动脉、肋间后动脉、腰动脉和骶外侧动脉等）分支的增补，以保障脊髓有足够的血液供应（图 17-12、17-13）。

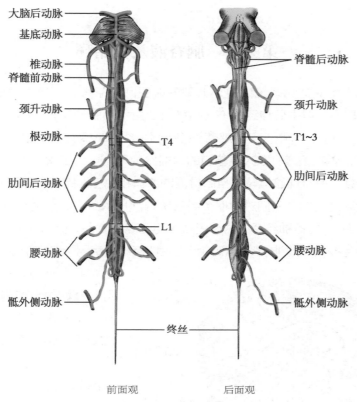

大脑后动脉
基底动脉
椎动脉
脊髓前动脉
颈升动脉
根动脉
肋间后动脉
腰动脉
骶外侧动脉

脊髓后动脉
颈升动脉
T1~3
肋间后动脉
腰动脉
骶外侧动脉

T4
L1

终丝

前面观　　　　　后面观

图 17-12　脊髓的动脉

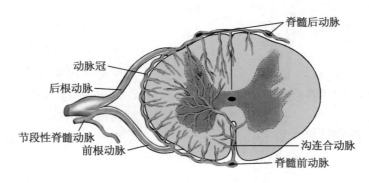

脊髓后动脉
动脉冠
后根动脉
节段性脊髓动脉
前根动脉
沟连合动脉
脊髓前动脉

图 17-13　脊髓内部的动脉分布

由于脊髓动脉的来源不同，有些节段因两个来源的动脉吻合薄弱，血液供应不够充分，容易使脊髓受到缺血损害，称**危险区**，如第 1~4 胸节（特别是第 4 胸节）和第 1 腰节的腹侧面。

（二）脊髓的静脉

脊髓的静脉较动脉多而粗。脊髓前、后静脉由脊髓内的小静脉汇集而成，通过前、后根静脉注入硬膜外隙的椎内静脉丛。

第三节　脑脊液及其循环

过去一致认为中枢神经系统内缺乏典型的淋巴回流系统，而代之为**脑脊液**（cerebral spinal fluid，CSF）。 但中枢神经系统又始终受到免疫细胞的监视，淋巴细胞是如何进出中枢神经系统的，这个问题一直困惑着许多科学家。 2015 年 7 月，美国 Virginia 大学 Louvesu. A 的团队首次报道：在人硬脑膜的内层发现了功能性的淋巴管，具有淋巴内皮细胞所有的分子特征，并且能够运输来自脑脊液的液体和免疫细胞。 中枢神经内淋巴管所处的特殊位置极大限度制约了人们对中枢神经系统内淋巴的研究，造成了中枢神经系统无淋巴系统的错误认识。 中枢神经系统内淋巴系统的发现会使人们重新考虑神经免疫学方面的许多假设，将为免疫相关的神经炎症和神经再生性疾病的病因学研究带来希望。

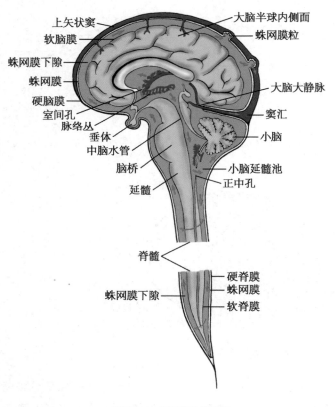

左上矢状窦　软脑膜　蛛网膜下隙　蛛网膜　硬脑膜　室间孔　脉络丛　垂体　中脑水管　脑桥　延髓

大脑半球内侧面　蛛网膜粒　大脑大静脉　窦汇　小脑　小脑延髓池　正中孔

脊髓　硬脊膜　蛛网膜　蛛网膜下隙　软脊膜

图 17-14　脑脊液及其循环

脑脊液充满脑室系统、蛛网膜下隙和脊髓中央管内，是无色透明液体，在成人总量平均约为 150 ml。它处于不断产生、循环和回流的平衡状态中，其循环途径如下（图 17-14）。

左、右侧脑室脉络丛产生的脑脊液经左、右室间孔流入第三脑室，与第三脑室脉络丛产生的脑脊液一起，经中脑水管流入第四脑室。 第四脑室顶的后部有室管膜上皮、软脑膜和血管构成的第四脑室脉络组织。 此脉络组织的部分血管反复分支成丛，夹带着软脑膜和室管膜上皮，形成绒毛状结构，成为能产生脑脊液的第四脑室脉络丛。 第四脑室脉络组织上有 1 个正中孔和 2 个外侧孔，脑脊液经此 3 孔流入蛛网膜下隙，致使脑、脊髓和神经根都浸泡于脑脊液中。

最后，脑脊液沿蛛网膜下隙流向大脑的上方，经蛛网膜粒渗入硬脑膜窦（主要是上矢状窦）内，回流入血液中。

脑脊液的循环动力有本身的压力、密度、体位等。 正常情况下，脑脊液的产生和回流是平衡的，如果脑脊液的循环通路受阻或分泌与吸收失去平衡，可引起脑积水，导致颅内压增高，产生脑疝。

脑脊液连通脑细胞间隙，与脑细胞接触，故可直接供应营养物质和运走代谢产物。因脑脊液充满在脑和脊髓周围，故可缓冲外力，减少震荡，起保护作用。

脑脊液的产生和回流的量呈动态平衡。由于某种原因导致平衡失调将会引起脑脊液循环障碍，如先天性中脑水管狭窄，会导致脑积水。脑内的占位性病变，如肿瘤压迫，也会导致脑脊液循环障碍，使脑脊液过度聚集，引起脑室扩大等。

临床上，常在腰部进行腰椎穿刺抽取少量的脑脊液进行实验室检查，以辅助诊断中枢神经系统的突发疾病。

（王　劼　李文生）

第十八章 内分泌系统

内分泌系统（endocrine system）是除了神经系统以外的另一个重要的调节系统，两者在功能上紧密联系、相互作用又互相配合，共同调节机体的生长发育和物质代谢，维持机体内环境的平衡与稳定，使之能更好地适应内、外环境的变化（图 18-1）。

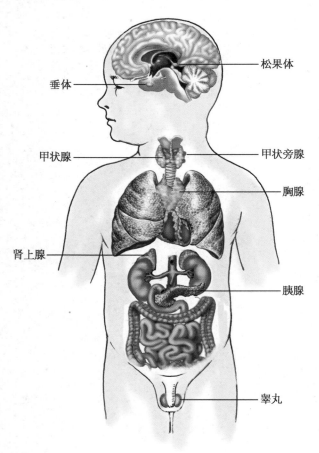

图 18-1　内分泌系统

内分泌腺（endocrine gland）可分为：独立存在的内分泌器官，包括甲状腺、甲状旁腺、肾上腺、垂体、松果体等，无导管，分泌的物质称**激素**（hormone）；分散在机体的器官或组织内的内分泌细胞，如胰腺中的胰岛、睾丸内的间质细胞、卵巢内的卵泡和黄体及胃肠等各处有内分泌功能的细胞组织。

内分泌腺的腺细胞常排列成索状、团状或囊泡状；腺体内有丰富的毛细血管和毛细淋巴管，这与其新陈代谢和激素运送的功能有关。腺细胞分泌的激素直接进入血液或淋巴，通过血流作用于特定的器官或细胞，称该激素的**靶器官**或**靶细胞**。

本章主要介绍甲状腺、甲状旁腺、肾上腺、垂体和松果体的形态和位置。至于这些腺体和其他散在的内分泌细胞的组织结构和生理功能，请参阅组织学、生理学和生物化学等课程的教材。

一、甲状腺

甲状腺（thyroid gland）质柔软，呈红棕色，形如"H"，位于颈前部，分左、右两个叶，中间连接部分称峡部。左、右叶贴于喉下部和气管上部的外侧面，两叶上端达甲状软骨中部，下端抵第 6 气管软骨环。甲状腺峡位于第 2～4 气管软骨环的前方，有时自峡部向上伸出 1 个锥状叶，长者可达舌骨，为胚胎发育的遗迹（图 18-2）。

　　甲状腺外包以两层被膜，内层是以结缔组织构成的纤维囊或称真被膜，此囊的纤维伸入腺体内将其分成许多小叶。外层为甲状腺鞘或称外科囊，有颈筋膜气管前层包绕，甲状腺被此筋膜所形成的韧带固定于环状软骨，故吞咽时，甲状腺可随喉上下移动（图 18-2）。

　　甲状腺分泌甲状腺素，可调节机体的基础代谢并影响机体的生长发育。甲状腺分泌过剩时，可引起突眼性甲状腺肿；分泌不足时，成人患黏液性水肿，小儿则患呆小症。

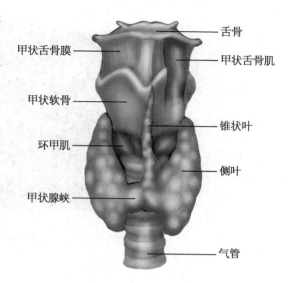

图 18-2　甲状腺（前面观）

二、甲状旁腺

　　甲状旁腺（parathyroid gland）为扁椭圆形的黄豆大小的腺体，呈棕黄色，附着于甲状腺左、右叶后缘的甲状腺纤维囊上，偶尔也有埋入甲状腺组织中。通常有上、下两对：一对靠上，称上甲状旁腺，常位于左叶和右叶后缘中部处；另一对靠下，称下甲状旁腺，位于左、右叶后缘下部，在甲状腺下动脉旁。甲状旁腺分泌的激素能调节体内钙的代谢，维持血钙平衡。分泌不足时，或因手术甲状旁腺被切除过多时，可导致**手足搐搦症**，甚至死亡（图 18-3）。

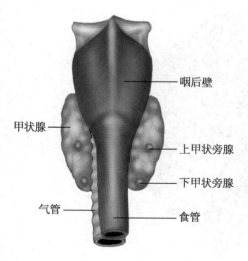

图 18-3　甲状旁腺（后面观）

三、肾上腺

　　肾上腺（suprarenal gland）位于肾上方，与肾脏共同包被在肾筋膜内，属腹膜外位器官。左肾上腺近似半月形，右肾上腺呈三角形。有肾上腺门（图 18-4）。

　　肾上腺的实质分为皮质和髓质两部分。皮质在外层，呈浅黄色，髓质在内层，呈棕色。两者的分泌功能不同。肾上腺皮质分泌多种激素可分为 3 类：①调节体内水盐代谢的**盐皮质激素**；②调节碳水化合物代谢的**糖皮质激素**；③影响性行为及副性征的**性激素**。髓质分泌肾上腺素和去甲肾上腺素。肾上腺髓质分泌的激素称肾上腺素和去甲肾上腺素，能使心跳加快、心脏收缩力增强、小动脉收缩，维持血压和调节内脏平滑肌活动，对机体代谢也起一定作用。

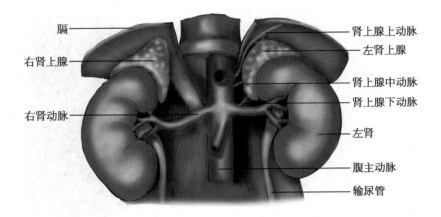

图18-4 肾上腺

四、垂体

垂体（hypophosis）位于颅底蝶鞍垂体窝内，呈椭圆形，灰红色，借漏斗与下丘脑相连。 根据其发生和结构特点，可以分为前份的腺垂体和后份的神经垂体。 **腺垂体**由许多腺细胞组成，可以分为远侧部、结节部和中间部；**神经垂体**可分为神经部和漏斗。 神经垂体是由下丘脑延伸发育而成，所以神经垂体和下丘脑实为结构与功能的统一体。 神经垂体属神经组织，主要由无髓神经纤维和神经胶质细胞组成。 无髓神经纤维发自下丘脑的视上核和室旁核（图18-5）。

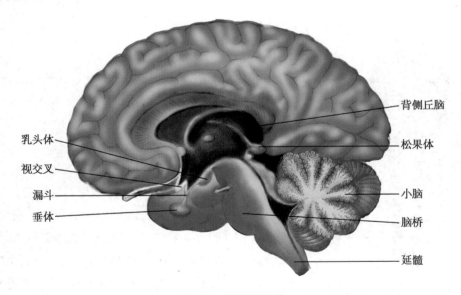

图18-5 垂体和松果体

垂体在神经系统与内分泌腺的相互作用中有重要的功能。 垂体分泌的激素作用复杂。远侧部和结节部合称垂体前叶，能分泌生长激素、催乳素、黑素细胞雌激素、促激素包括促甲状腺激素、促肾上腺皮质激素和促性腺激素。 中间部和神经部合称垂体后叶。 神经垂体能储存和释放加压素（抗利尿激素）及缩宫素。

五、松果体

松果体（pineal body）位于上丘脑的后方，以细柄连于第三脑室顶的后部，为淡红色椭圆形小体，合成和分泌褪黑素（见图 18-5）。

儿童时较发达，一般 7 岁后逐渐萎缩，成年后不断有钙盐沉着，常可在 X 线片上看到。 腺体表面包有结缔组织被膜，并深入实质内将其分成小叶。

松果体可以合成和分泌褪黑激素等多种活性物质。

六、胰岛

胰岛（pancreatic islets）是胰的内分泌部分，是许多大小不等和形状不定的细胞团，分布在胰的各处，以胰尾最多。 胰岛产生的激素称胰岛素，可以控制碳水化合物的代谢。如胰岛素分泌不足或糖代谢障碍，则出现糖尿病。

七、胸腺

详见淋巴系统。

八、性腺

性腺（gonads）的内分泌组织有性别差异。 男性睾丸的间质细胞分泌雄性激素，促进男性生殖器和男性性征的正常发育。 女性卵巢内的卵泡细胞和黄体分泌雌性激素。 卵泡细胞分泌的激素可刺激子宫、阴道和乳腺发育及出现女性第二性征。 黄体分泌的激素能使子宫内膜增厚，准备受精卵的植入，同时使乳腺逐渐发育，以备授乳。

（高静琰）

附　　录

一、 复旦大学人体解剖与组织胚胎学学科简介

复旦大学人体解剖与组织胚胎学学科主要包括人体解剖与组织胚胎学系和数字医学中心，以及以本学科为主组建的"上海市医学图像处理与计算机辅助手术重点实验室"。 本学科于 1981 年被批准为博士学位授权学科；1989 年被批准为国家重点学科；1998 年进入"211 工程"建设学科（神经生物学）；2001 年进入"985 工程"、"211 工程"建设学科。 解剖学与组织胚胎学系积极参与复旦大学基础医学院形态学研究平台建设，实验室总面积逾1 500平方米，包括图像获取与分析实验室、组织制片与染色实验室、细胞培养实验室、现代化的临床解剖实验室和人体科学馆。 此外，还拥有激光共聚焦显微镜、体视荧光显微镜、冰冻切片机等大型设备，为校内外科研提供服务。 90％以上的教师拥有博士学位，80％的教师有国外留学经历。

人体解剖与组织胚胎学系为大学各专业层次的学生开设系统解剖学、局部解剖学、组织胚胎学、正常人体形态与功能、人体奥秘、发育神经生物学、高级局部解剖学、断层解剖学、神经解剖学等近 20 多门课程。 其中，局部解剖学荣获国家级精品课程和资源共享课程；人体奥秘 2011 年荣获上海市教委重点建设课程；组织胚胎学 2004 年荣获上海市精品课程；教研室还为六年制临床医学专业留学生（MBBS）开设了全英语课程 Systematic Anatomy、Regional Anatomy、Histology & Embryology 课程。 其中 Histology & Embryology（全英文）与 Systematic Anatomy（全英文）2014 年被评为复旦大学精品课程和上海高市高校留学生全英文授课示范性课程；Regional Anatomy 2015 年被评为复旦大学精品课程。

人体解剖与组织胚胎学科主要研究方向包括：生殖与发育基础研究、临床应用解剖与数字医学和心血管重构及再生医学。 2009～2014 年至今共获批 863、国家科技支撑项目、973 子课题、上海市重大科技项目、国家自然科学基金等各类国家和省部级项目 68 项，总计经费金额 2 000 余万元。 被 SCI 收录论著 81 篇，其中影响因子在 3.0 分以上论文 28 篇，有的论文还发表在 *Nature*、*Biotechology*、*ARS* 和 *Journal of Neuroscience* 等国际顶级期刊上。 科研成果 3 次获得上海市级以上科技进步奖。 2012 年，"人脑动态建模、定位与功能保护新技术及其在神经导航中的应用"获得国家技术发明二等奖。 获得国家专利7 项。

二、 复旦大学人体科学馆简介

复旦大学人体科学馆（human museum）位于复旦大学枫林校区东院（东安路 131 号 9 号楼 4 楼），占地近 300 平米，是 2013 年在旧馆的基础上改建而成。 是人体解剖与组织胚胎学系几代人经过半个多世纪精心研究和积累的成果。 它既是立体的教科书，又是特殊的艺术品，更是探索人体奥秘的有益窗口和攀登医学高峰的重要阶梯。 人体科学馆展示手段先进，集教学、科研、临床、科普于一体。 馆藏珍品中，齐登科教授绘制于 20 世纪 30 年代备课手稿，王有琪教授 1940 年从美国留学带回的实验记录；郑思竞教授的毕业证书及在哈佛大学的博士毕业论文；还有外籍专家谭忧黎、雷门教授制作于 20 世纪 30 年代的标本、切片；1951 年手工制作的胎儿模型；以及我系的古典切片机、显微镜等、参与毛主席纪念堂 09 工程研究的奖状，每件展品的背后都有它的传奇故事。

博物馆共 4 个展区：第 1 展区为"人体发生之旅"，主要介绍胚胎发生发育的过程，以及一些变异或畸形。 还有人体的运动系统。 第 2 展区为"人体结构探秘"，包含消化、呼吸、泌尿、生殖、脉管、神经等系统。 第 3 展区为"解剖在临床医学中的应用"，展出的断层标本包含完整人体的横断面和矢状切面，还有局解部分的头颈部、胸腹部、盆部、四肢的相关标本。 第 4 展区为"多媒体演示区"，安装有先进的全高清超宽弧形投影设施，备有上百套专业教学影片，该展区还展示了解剖学与组织胚胎学系的发展历程及文化建设与传承。 人体博物馆已经成为上海市科普教育基地。 大学生业余时间学习解剖学的好去处，为同学们的学习提供了方便。 大家除了可以参观实体馆外，在校外还可以通过网络参观浏览网上人体科学馆，网址：http://medicine. fudan. edu. cn/medicine/flash/tourviewer. html。

三、 解剖学书籍及杂志介绍

解剖学书籍众多，除了人民卫生出版社、高等教育出版社、科学出版社、人民军医出版社等出版的系列教材外，相关的参考书主要有：杨琳和高英茂主译的《格式解剖学》（第 38 版）；张朝佑主编的《人体解剖学》（第 3 版）；左焕琛主译的《Grant 解剖学图谱》；顾晓松主编的 *Human Anatomy*（英文版）（第 2 版）；高士濂主编的《实用解剖图谱》（第 2 版）；丁自海为总主编的《临床解剖学丛书》（第 2 版）；李瑞祥主编的《实用人体解剖彩色图谱》；郭光文主编的《人体解剖彩色图谱》（第 2 版）；刘树伟主编的《人体断层解剖学图谱》。 国际上最著名的解剖学书籍是 *Gray's Anatomy*，*Grant's Anatomy*，*Netter's Atlas of Human Anatomy*，*Grant's Atlas of Anatomy* 等。 解剖学相关网站有很多，如复旦大学基础医学院解剖组胚系的局部解剖学为国家级精品课程，网址为：*http://jiepou. shmu. edu. cn/gjjp/index. html*；为留学生开设的 Systematic Anatomy（全英文课程）已经获得上海市留学生示范课程和复旦大学精品课程，网址为：http://jpkc. fudan. edu. cn/s /445/main. htm；为留学生开设的 Regional Anatomy（全英文课程）

已获得复旦大学校级精品课程，网址为：Http：//fdjpkc. fudan. edu. cn/jbjpx2015。

国外较知名的解剖学网站有 http://www. webanatomy. com/；http://www. anatomyat lases. org/；http://home. comcast. net/~ wnor/homepage. htm；http://pathology. mc. duke. edu/ neuropath/ nawr/blood-set. html♯arteries 等。 国内的解剖学杂志主要有《解剖学报》、《中华解剖与临床杂志》、《解剖学杂志》、《临床解剖学杂志》、《神经解剖学杂志》《解剖科学进展》等。 国际上解剖学杂志主要有 *Anatomical Record*，*American Clinical Anatomy*，*Journal of Anatomy*，*American Journal of Anatomy* 等。

中英文名词对照索引

Y

参 考 文 献

1. 钟世镇. 系统解剖学. 北京：高等教育出版社，2003

2. 林奇. 人体解剖学图谱及纲要. 北京：北京大学医学出版社，2012

3. 柏树令，应大君. 系统解剖学. 第 8 版. 北京：人民卫生出版社，2014

4. 柏树令. 系统解剖学（供八年制及七年制临床医学专业）. 第 2 版. 北京：人民卫生出版社，2014

5. 顾晓松. 人体解剖学. 第 4 版. 北京：科学出版社，2014

6. 顾晓松. Human anatomy. 第 2 版. 北京：科学出版社，2014

7. 吴先国. 人体解剖学. 北京：人民卫生出版社，2000

8. 柏树令. 系统解剖学. 北京：人民卫生出版社，2005

9. 张朝佑. 人体解剖学. 第 3 版. 北京：人民卫生出版社，2009

10. 高英茂，李和. 组织学与胚胎学. 北京：人民卫生出版社，2013

11. 戴正寿. 解剖学标本制作技术. 上海：复旦大学出版社，2008

12. 柏树令. 系统解剖学. 第 6 版. 北京：人民卫生出版社，2004

13. 成令忠，钟翠平，蔡文琴. 现代组织学. 上海：上海科学技术文献出版社，2003

14. 于彦铮. 局部解剖学. 上海：复旦大学出版社，2005

15. 高英茂，李和. 组织学与胚胎学. 北京：人民卫生出版社，2013

16. 全国科学技术名词审定委员会. 人体解剖学名词. 第 2 版. 北京：科学出版社，2014

17. 李忠华，王兴海. 解剖学技术. 第 2 版. 北京：人民卫生出版社，1998

18. 谢幸. 妇产科学. 第 8 版. 北京：人民卫生出版社，2013

19. 葛坚. 眼科学. 第 2 版. 北京：人民卫生出版社，2010

20. 韩卉，牛朝诗. 临床解剖学（头颈部分册）. 第 2 版. 北京：人民卫生出版社，2014

21. 丁自海，张系. 临床解剖学（胸部分册）. 第 2 版. 北京：人民卫生出版社，2014

22. 刘树伟，杨晓飞，邓雪飞. 临床解剖学（腹盆部分册）. 第 2 版. 北京：人民卫生出版社，2014

23. 林心如，徐永清. 临床解剖学（脊柱四肢分册）. 第 2 版. 北京：人民卫生出版社，2014

24. 王根本，金宝纯. 临床解剖学. 北京：人民卫生出版社，1988

25. 刘树伟. 人体断层解剖学图谱. 济南：山东科学技术出版社，2009

26. 刘树伟，李瑞锡. 局部解剖学. 第 8 版. 北京：人民卫生出版社，2013

27. Inderbir Singh. Textbook of human histology. New Delhi: Jaypee Brothers Medical Publishers Ltd，2011

28. Louveau A，Smirnov I，Keyes TJ，et al. Structural and functional features of central nervous system lymphatic vessels. Nature，2015，523（7560）：337-341

图书在版编目(CIP)数据

系统解剖学/张红旗主编.—上海:复旦大学出版社,2015.9(2022.8 重印)
(复旦博学)
基础医学本科核心课程系列教材
ISBN 978-7-309-11622-9

Ⅰ.系… Ⅱ.张… Ⅲ.系统解剖学-医学院校-教材 Ⅳ.R322

中国版本图书馆 CIP 数据核字(2015)第 159648 号

系统解剖学
张红旗 主编
责任编辑/魏 岚

复旦大学出版社有限公司出版发行
上海市国权路 579 号   邮编:200433
网址:fupnet@ fudanpress.com   http://www.fudanpress.com
门市零售:86-21-65102580   团体订购:86-21-65104505
出版部电话:86-21-65642845
常熟市华顺印刷有限公司

开本 787×1092   1/16   印张 23.75   字数 507 千
2015 年 9 月第 1 版
2022 年 8 月第 1 版第 5 次印刷

ISBN 978-7-309-11622-9/R·1483
定价:78.00 元

复旦大学出版社向使用本社《系统解剖学》作为教材进行教学的教师免费赠送多媒体课件。欢迎完整填写下面表格来索取多媒体课件。

教师姓名：

任课课程名称：

任课课程学生人数：

联系电话(O)   (H)   手机：

e-mail 地址：

所在学校名称：

邮政编码：

所在学校地址：

学校电话总机(带区号)：

学校网址：

系名称：

系联系电话：

每位教师限赠多媒体课件一份。

邮寄多媒体课件地址：

邮政编码：

请将本页完整填写后,剪下邮寄到上海市国权路 579 号

复旦大学出版社魏岚收

邮政编码:200433

联系电话:(021)55522638，65107337

e-mail:1738155509@qq.com

复旦大学出版社将免费邮寄赠送教师所需要的多媒体课件。